冠心病防治问答

第 3 版

主　编　马建林　马向杰　袁梁炎
副主编　周　燕　董小莉
编　委　（按姓氏汉语拼音排序）
　　　　陈颖妹　李施勇　林明宽
　　　　刘华义　刘时武　马瑞松
　　　　倪丹萍　孙　涌　曾广民
　　　　张丽红

科学出版社

北　京

内 容 简 介

本书在第 2 版基础上修订而成,共分为 7 章,简要介绍冠心病的最新概念及诊断要点;重点阐述冠心病的治疗原则、常用药物、介入治疗方法和注意事项,以及目前较受关注的介入治疗效果,解答相关争议问题;围绕冠心病患者的护理及饮食、睡眠、运动等日常生活问题,介绍了冠心病的预防措施,同时增加了近年来心血管疾病诊疗进展等内容。另外,本书参考了《2018中国稳定性冠心病诊断与治疗指南》、2019 年《冠心病合理用药指南》(第 2版)、《中国经皮冠状动脉介入治疗指南 (2016)》、《中国成人血脂异常防治指南 (2016 年修订版)》、《2018 ESC/EACTS 心肌血运重建指南》、《2019ACC/AHA 心血管疾病一级预防指南》及《2021 ESC 心血管病预防临床实践指南》等内容,重点介绍了新型抗血小板药物、新型调脂药物、循证医学研究内容及最新冠心病检查手段。

本书内容丰富、新颖,由浅入深,通俗易懂,可供各级医院心内科医师、基层全科医师参考,亦可供冠心病患者及其家属阅读查询。

图书在版编目(CIP)数据

冠心病防治问答 / 马建林,马向杰,袁梁炎主编. —北京:科学出版社,2021.12
    ISBN 978-7-03-070790-1

Ⅰ.①冠… Ⅱ.①马… ②马… ③袁… Ⅲ.①冠心病–防治–问题解答 Ⅳ.①R541.4-44

中国版本图书馆 CIP 数据核字(2021)第 250004 号

责任编辑:马晓伟 / 责任校对:张小霞
责任印制:李 彤 / 封面设计:龙 岩

科 学 出 版 社 出版
北京东黄城根北街 16 号
邮政编码:100717
http://www.sciencep.com

北京中科印刷有限公司 印刷
科学出版社发行 各地新华书店经销
*
2021 年 12 月第 一 版 开本:720×1000 1/16
2023 年 2 月第 三 次印刷 印张:15 1/4
字数:232 000

定价:49.00 元
(如有印装质量问题,我社负责调换)

第一主编简介

马建林　男，1996年毕业于同济医科大学，获医学博士学位，海南省人民医院心血管内科中心一级主任医师、教授，硕士研究生导师，海南省有突出贡献的优秀专家，中国医师协会高血压专业委员会常委，中国高血压联盟理事，中国老年医学学会高血压分会委员，中华预防医学会心脏病预防与控制专业委员会委员，中华医学会心血管病学分会代谢性心脏病学组委员，中国医师协会心血管内科医师分会委员，国家心血管病专家委员会心力衰竭专业委员会委员，海南省医学会心血管病专业委员会副主任委员，海南省21世纪最具有社会价值的专业技术人才。发表论文118篇，主编专著12部，主持国家自然科学基金项目3项、省自然科学基金项目5项、厅基金项目4项（其中重点项目1项），国家"十二五"科技支撑项目1项（海南片区负责人）。获国家级专利1项。以第一完成人获省科技进步奖一等奖1项、省科技进步奖三等奖4项。参与主持多项国际国内多中心药物临床试验。从医35年，具有丰富的临床经验，善于处理各种心血管疑难复杂病例和危重病例。

前　言

近年来，尽管各种治疗手段及新药不断问世，但我国冠心病发病率仍在迅速升高，其根源主要在于我国冠心病防治的健康教育普及不到位，人们的健康意识淡薄；冠心病的一、二级预防不到位，未按照指南合理用药，造成了不必要的浪费和不合理用药，也耽误了患者的治疗。因此，冠心病防治工作仍是一项艰巨而复杂的系统工程，还需要全社会共同努力。医学工作者更有义务和责任通过各种形式加强对大众的健康教育，采取积极有效的防治措施，控制心血管疾病风险的蔓延，从而遏制我国冠心病发病率的增长。

本书在第 2 版基础上修订而成，主要介绍了冠心病的预防和治疗原则，包括：①生活习惯的改变，如合理饮食、戒烟限酒，适当体育运动、控制体重等；②药物治疗，如抗栓治疗、溶栓治疗、减轻心肌氧耗、缓解症状、抑制心肌重构、调脂稳定斑块等；③血运重建治疗，如经皮冠状动脉介入治疗、外科冠状动脉搭桥术等；④血运重建术前后的护理康复。同时将近几年心血管领域的各种指南和建议引入本书，以便广大读者及时了解最新相关信息。本书内容丰富、实用、新颖、通俗易懂。希望本版像前两版那样受到广大读者的欢迎和喜爱，能更好地普及冠心病防治知识，达到遏制冠心病发病率的增长、减轻患者病情、降低死亡率的目的。

本书得到我国著名心血管病专家胡大一教授的悉心指导，在此向他表示衷心的感谢！

本书获海南省自然科学基金计划项目资助出版（项目编号：20158328）。

由于作者水平有限，书中可能存在错漏之处，敬请广大读者批评指正。

马建林

2021 年 9 月 10 日

第 2 版前言

近年来，与欧美国家相比，尽管我国介入治疗数量呈倍数增加，但我国的冠心病死亡率仍然呈上升趋势，而欧美国家的冠心病死亡率早已出现下降的拐点，其根本原因在于我国冠心病防治的健康教育普及不到位，尤其是广大冠心病患者缺乏冠心病相关基本知识。笔者倡导广大冠心病患者要做到人人懂得预防、人人了解治疗，积极配合医生，防患于未然。本书第 1 版倡导冠心病患者以预防为基本原则，配合合理的药物治疗、适宜的介入治疗，长期坚持控制饮食、坚持运动，干预危险因素，并适当掌握国内外最新诊疗动态。第 1 版深入细致地介绍了冠心病的预防、分类、治疗原则等，并结合国内外最新指南和大规模临床试验，以问答形式对冠心病相关知识进行了详解，深受广大患者喜爱，已经收到多封读者来信，要求再版。近 5 年，随着各种新指南的出现，新药及各种药物临床试验的涌现，以及广大医务工作者临床经验的积累，人们对于各种新药及新技术也有了新的认识。本书第 2 版遵循上述原则，在国内外最新指南和大量文献的基础上，综合了近年来多项大规模药物临床试验，对第 1 版进行了修改和补充，增加了血管内皮功能检测、新的抗血小板药物应用、女性冠心病特点和治疗、强化降脂治疗的争议、介入治疗新进展和再评价、ACC/AHA 2014 年冠心病治疗指南、2014 年心血管疾病防治指南和共识，以及 2014 年他汀药物安全性评价专家共识等新的内容。希望本版能同样受到广大读者的喜爱。

第 2 版仍采用问答形式，语言尽量通俗易懂，结合当今冠心病研究话题展开讨论。希望本书能够为广大冠心病患者和医务人员提供一定的新知识、新内容和新的有价值的信息资料，帮助他们共同做好冠心病防治工作，提高冠心病防治效果。

本书再次得到我国著名心血管病专家胡大一教授的悉心指导并为之作序，在此向他表示衷心的感谢！

由于笔者水平有限，书中错漏之处，敬请读者批评指正。

马建林

2015 年 6 月 2 日

第 1 版前言

冠心病是心血管系统的常见病、多发病，近年来其发病率和病死率均呈上升趋势。在我国，冠心病的患病率为 6.49%，是居民死因中上升最快的疾病，已成为威胁人民健康的严重疾病之一。初步统计，我国冠心病年死亡人数超过了 100 万，已超过癌症成为第一大致死原因，预计未来 10 年，我国冠心病发病率仍将呈快速上升趋势，并且其发病年龄也有年轻化的趋势。尽管经过广大医务工作者和科研人员的共同努力，冠心病诊疗技术水平不断提高，但由于宣传和教育的相对滞后以及人们的健康意识相对淡薄，尤其是对高血压、高胆固醇、糖尿病、肥胖、不良生活方式（如吸烟）等危险因素的认识不足，使得我国极有可能在不久的将来冠心病发病率和病死率均超过西方国家，故冠心病防治工作迫在眉睫，是一项艰巨而复杂的系统工程，需要全社会的共同努力。

冠心病防治应以预防为主，采取积极有效的措施，并配合恰当的治疗手段，对心血管疾病的各种危险因素进行控制，以达到遏制冠心病发病率增长的目的。笔者长期从事心血管临床工作，在总结冠心病防治实践经验的基础上，查阅国内外大量文献，收集了冠心病防治的相关信息，编写出版《冠心病防治问答：冠心病合理治疗答疑》一书。本书采用问答形式，语言尽量通俗易懂，适当结合当今心血管界的热门话题展开讨论，主要向读者介绍了冠心病的概念、危险因素、临床表现、诊断要点、药物治疗、介入治疗及其进展、饮食疗法、日常起居、预防措施等内容，尤其对冠心病的预防进行了详细、重点的描述，以期帮助广大冠心病患者和医务人员共同做好做细冠心病防治工作，提高冠心病的防治效果。同时希望本书也能为心血管专业医护人员提供有价值的参考资料。

中华医学会心血管病学分会主任委员、北京大学人民医院心脏中心主任、国际著名心血管病专家胡大一教授在百忙之中对本书进行了仔细的审阅、指导，并为之作序，在此笔者代表全体编者对胡教授表示衷心的感谢！

由于作者的水平有限，书中错漏之处，敬请读者批评指正。

马建林

2010 年 5 月 2 日

目　录

第一章　冠心病的最新概念及相关问题 ………………………………… 1

　1. 什么是冠心病？冠心病与冠状动脉疾病有什么区别 ……………… 2

　2. 冠状动脉粥样硬化是如何形成的 ………………………………… 2

　3. 血脂异常的原因及其危害性如何 ………………………………… 2

　4. 心肌缺血和冠心病有什么区别 …………………………………… 3

　5. 我国冠心病的发病概况如何 ……………………………………… 3

　6. 冠心病的常见发病原因是什么 …………………………………… 4

　7. 冠心病的危险因素有哪些 ………………………………………… 6

　8. 上述危险因素对我国心血管疾病的作用特征 …………………… 7

　9. 女性冠心病的发病机制是什么 …………………………………… 7

　10. 女性冠心病的发病特点如何 ……………………………………… 8

　11. 心肌缺血症状存在性别差异吗 …………………………………… 8

　12. 肥胖会导致冠心病吗 ……………………………………………… 9

　13. 冠心病有遗传性吗 ………………………………………………… 9

　14. 经常熬夜易导致冠心病吗 ………………………………………… 10

　15. 颈动脉超声检查的重要性如何？颈动脉粥样硬化的预测因子有哪些 … 10

　16. 冠心病有哪几种类型 ……………………………………………… 10

　17. 中青年冠心病有哪些典型临床特征 ……………………………… 11

　18. 心绞痛的诱发因素有哪些 ………………………………………… 11

　19. 心绞痛有哪几种类型 ……………………………………………… 12

　20. 从病理学角度看，不稳定型心绞痛的发病因素有哪些 ………… 13

　21. 不稳定型心绞痛的危险度如何分层 ……………………………… 13

　22. 心绞痛的严重程度是如何分级的 ………………………………… 14

　23. 影响不稳定型心绞痛预后的因素有哪些 ………………………… 14

　24. 什么是变异型心绞痛？变异型心绞痛有何特点 ………………… 15

25. 除冠心病外，还有哪些因素会引起胸痛·······15

26. 稳定性冠心病患者的冠状动脉斑块稳定性可以随时转化吗？如何判断斑块的稳定性·······16

27. 《2018 中国稳定性冠心病诊断与治疗指南》中稳定性冠心病的定义是什么·······17

28. 什么是 X 综合征·······17

29. 什么是急性冠脉综合征·······17

30. 为什么要提出非 ST 段抬高型急性冠脉综合征的概念·······17

31. 什么是急性心肌梗死·······18

32. ST 段抬高型与非 ST 段抬高型心肌梗死有什么区别·······18

33. 急性心肌梗死常见的诱发因素有哪些·······19

34. 急性心肌梗死的发病机制是什么·······19

35. 心肌梗死如何分类·······20

36. 什么是心肌顿抑·······20

37. 什么是心肌冬眠·······21

38. 心肌冬眠的机制是什么·······21

39. 心肌顿抑与心肌冬眠的区别是什么·······22

40. 如何认识青年心肌梗死·······22

41. 如何认识老年心肌梗死·······23

42. 青年与老年心肌梗死的危险因素有何差异·······24

43. 妊娠会增加心肌梗死的风险吗·······24

第二章 冠心病的诊断·······26

1. 典型心绞痛的基本特征有哪些·······27

2. 为什么典型心绞痛是胸骨后疼痛和左肩、臂内侧放射痛·······27

3. 如何自我判断是否患冠心病·······28

4. 我国急性心肌梗死患者发病时的主要表现及影响因素是怎样的·······29

5. 冠心病诊断的临床标准是什么·······30

6. 如何诊断冠状动脉痉挛·······31

7. 如何规范诊断冠心病·······31

8. 女性冠心病的临床特征如何·······33

9. 女性冠心病相应检查的意义如何 ……………………33

10. 冠心病患者的心电图显示会正常吗 ……………………34

11. CT 冠脉造影对诊断冠心病有何价值 ……………………34

12. CT 冠脉造影对预后有何影响 ……………………34

13. 冠脉 CT 检查提示的"心肌桥"有何含义 ……………………35

14. CT 检查提示"冠状动脉钙化积分"有何意义 ……………………35

15. "冠状动脉分布为右优势型"有何意义 ……………………35

16. 为什么冠脉 CT 与冠脉造影结果可能会不一致 ……………………35

17. 为什么有些患者需要做冠脉 CT，而有些则直接住院行冠脉造影 ……36

18. CT 和 MRI 检查在排除冠心病方面，哪个更精确 ……………………36

19. 冠心病患者支架置入术后能否进行 MRI 检查 ……………………37

20. 什么是血管内超声？其有哪些优势 ……………………37

21. 什么是光学相干断层扫描 ……………………38

22. 什么是冠状动脉血流储备分数 ……………………38

23. 如何评价 FFR 在冠心病诊断中的应用价值 ……………………39

24. 如何诊断不稳定型心绞痛？诊断时应注意什么 ……………………39

25. 不稳定型心绞痛发作时的心电图特征有哪些 ……………………40

26. 冠脉造影的大致过程是怎样的 ……………………41

27. 冠脉造影的适应证和禁忌证各有哪些 ……………………41

28. 冠脉造影在冠心病诊断中的价值如何 ……………………42

29. 冠脉造影的风险如何 ……………………43

30. 如何才能早期发现不典型心肌梗死 ……………………43

31. 心肌梗死如何分型 ……………………44

32. 为什么有些心肌梗死患者的心电图显示正常 ……………………44

33. 为什么有些心肌梗死患者的冠脉造影显示正常 ……………………44

34. 急性心肌梗死常有哪些发病先兆 ……………………45

35. 急性心肌梗死常有哪些典型临床表现 ……………………45

36. 急性心肌梗死可能有哪些不典型临床表现 ……………………46

37. 急性心肌梗死心电图特征及其诊断价值如何 ……………………46

38. 心肌梗死与心绞痛的鉴别要点有哪些 ……………………47

39. 心肌梗死的具体部位有哪些？每个部位的心肌梗死后果一样吗 …48

40. 急性心肌梗死后血清酶学的变化如何 ……………………………48

41. 诊断急性冠脉综合征的心肌标志物有哪些 ……………………49

42. 如何判断急性心肌梗死患者的危险程度 ………………………50

43. 高敏 cTnI 是否可有效评估急诊可疑急性冠脉综合征患者 30 天预后 …50

44. 急性心肌梗死应与哪些疾病鉴别 ………………………………50

45. 急性心肌梗死的并发症有哪些 …………………………………51

46. 什么是心源性休克？其有哪些临床特点 ………………………51

47. 临床诊断急性心肌梗死合并心源性休克的依据是什么 ………52

48. 室壁瘤是怎样形成的 ……………………………………………52

49. 什么是真性室壁瘤和假性室壁瘤 ………………………………52

50. 室壁瘤对心脏的影响有哪些 ……………………………………53

51. 室壁瘤需要治疗吗？有哪些治疗方法 …………………………53

52. 什么是梗死后心绞痛 ……………………………………………53

53. 如何诊断梗死后心绞痛 …………………………………………54

54. 梗死后心绞痛的预后如何 ………………………………………54

55. 何谓心肌梗死后综合征？其与心肌梗死后反应性心包炎如何
    鉴别 ………………………………………………………………54

56. 《2018 中国稳定性冠心病诊断与治疗指南》提及稳定性冠心病的
    定义是什么 ………………………………………………………55

57. 《2018 中国稳定性冠心病诊断与治疗指南》提及验前概率用于
    诊断稳定性冠心病的具体内容是什么？其意义如何 …………55

58. 《2018 中国稳定性冠心病诊断与治疗指南》是如何推荐心电图
    运动负荷试验的 …………………………………………………56

59. 《2018 中国稳定性冠心病诊断与治疗指南》是如何推荐运动或
    药物负荷影像学检查的 …………………………………………56

60. 《2018 中国稳定性冠心病诊断与治疗指南》是如何推荐冠状动脉
    CT 检查的 ………………………………………………………57

第三章 冠心病的治疗 ………………………………………………58
一、治疗原则及相关知识 …………………………………………59

1. 如何正确防治冠心病 …………………………………………59

2. 心绞痛的治疗原则是什么 …………………………………60

3. 冠状动脉痉挛应如何治疗 …………………………………61

4. 急性心肌梗死的治疗原则是什么 …………………………61

5. 中华医学会关于冠心病治疗适应证的建议有哪些 ………62

6. ST 段抬高型急性心肌梗死的治疗策略有哪些……………62

7. 如何做好急性心肌梗死的院前急救 ………………………64

8. 什么是直接 PCI？其优势如何 ……………………………65

9. 什么是易化 PCI？其局限性如何 …………………………65

10. 什么是冠状动脉搭桥术…………………………………66

11. 冠状动脉搭桥术的适应证有哪些 ………………………66

12. 不稳定型心绞痛如何选择介入或外科手术治疗 ………66

13. 为什么要积极治疗不稳定型心绞痛？应怎样治疗 ……67

14. 急性冠脉综合征治疗进展如何…………………………67

15. 完全血运重建可以改善冠状动脉多支血管病变患者的预后吗 ……68

16. 冠心病患者如何选择支架 ………………………………69

17. 什么是冠状动脉钙化……………………………………69

18. 冠状动脉钙化影像学检查有哪些 ………………………70

19. 什么是冠状动脉斑块旋磨术？其价值是什么……………70

20. 稳定型心绞痛介入治疗与药物治疗的效果比较如何 …………70

21. 冠状动脉慢性闭塞一定要开通吗 ………………………72

22. 置入支架的数量有限制吗………………………………72

23. 心肌梗死患者行急诊冠脉造影提示多支血管病变，为什么不一次
做完介入治疗 …………………………………………73

24. 心绞痛患者行择期冠脉造影发现三支血管同时存在严重狭窄，为什
么不能一次做完介入治疗………………………………73

25. 《中国经皮冠状动脉介入治疗指南（2016）》的主要内容是什么……74

26. 《中国经皮冠状动脉介入治疗指南（2016）》提及的危险评分
系统的特点是什么………………………………………74

27. 《中国经皮冠状动脉介入治疗指南（2016）》提及的稳定性冠心病

血运重建策略选择是什么 ························· 75

28. 《中国经皮冠状动脉介入治疗指南（2016）》提及的非 ST 段抬高型急性冠脉综合征血运重建策略选择是什么 ········ 75

29. 《中国经皮冠状动脉介入治疗指南（2016）》提及的 ST 段抬高型急性心肌梗死血运重建策略选择是什么 ·········· 76

30. 《中国经皮冠状动脉介入治疗指南（2016）》对血管内超声的推荐如何 ························· 76

31. 《中国经皮冠状动脉介入治疗指南（2016）》对冠状动脉血流储备分数的推荐如何 ···················· 77

32. 《中国经皮冠状动脉介入治疗指南（2016）》对光学相干断层成像检查效果如何评价 ·················· 77

33. 《中国经皮冠状动脉介入治疗指南（2016）》对药物洗脱球囊的推荐如何 ······················ 78

34. 《中国经皮冠状动脉介入治疗指南（2016）》对冠状动脉斑块旋磨术的建议如何 ···················· 78

35. 《中国经皮冠状动脉介入治疗指南（2016）》对特殊人群的抗栓治疗有何建议 ····················· 79

36. 《中国经皮冠状动脉介入治疗指南（2016）》对 PCI 后患者的康复治疗有何建议 ···················· 79

37. 《中国经皮冠状动脉介入治疗指南（2016）》对 PCI 后患者的调脂治疗有何建议 ···················· 80

38. 《2018 中国稳定性冠心病诊断与治疗指南》对稳定性冠心病的治疗流程是如何建议的 ·················· 80

39. 《2018 中国稳定性冠心病诊断与治疗指南》关于 SCAD 的优化药物治疗是如何推荐的 ················· 81

二、药物治疗 ······························· 82

40. 冠心病治疗的常用药物有哪几类 ··············· 82

41. 急性心肌梗死患者应怎样选择治疗方法 ············ 83

42. 心肌梗死合并心源性休克的用药原则如何 ··········· 84

43. 在心绞痛治疗中如何做到合理用药 ·············· 84

44. 不稳定型心绞痛的药物治疗选择是什么 ················· 86

45. K_{ATP} 通道开放剂可以成为抗心绞痛的核心药物吗 ················· 87

46. PCI 治疗后常规应该服用哪些药物 ················· 88

47. 硝酸酯类药物为什么对冠心病有益 ················· 88

48. 硝酸甘油的缓释制剂主要有哪几种 ················· 89

49. 如何正确使用硝酸酯类药物 ················· 90

50. 硝酸酯类药物为什么会产生耐药性 ················· 90

51. 如何预防硝酸酯类药物的耐药性 ················· 90

52. 抗血小板药物主要有哪几种？其作用机制是什么 ················· 91

53. 抗血小板药物使用需注意哪些问题 ················· 91

54. 阿司匹林对冠心病的防治效果如何 ················· 92

55. 阿司匹林预防心血管疾病的最佳剂量是多少 ················· 93

56. 什么是阿司匹林抵抗 ················· 94

57. 如何评价替格瑞洛在急性冠脉综合征治疗中的价值 ················· 94

58. 如何评价血小板膜糖蛋白 Ⅱb/Ⅲa 受体拮抗药在冠心病治疗中的
价值 ················· 95

59. 冠心病患者常用抗凝药物有哪些 ················· 96

60. 为什么有些急性心肌梗死患者需抗凝治疗 ················· 96

61. 使用抗凝药物时常可出现哪些不良反应 ················· 97

62. 如何正确选择、使用抗凝药物与抗血小板药物 ················· 97

63. 溶栓药物有哪几种？分别有什么特点 ················· 97

64. 为什么要溶栓？什么患者适合静脉溶栓疗法 ················· 98

65. 判断急性心肌梗死溶栓后冠状动脉再通的指标有哪些 ················· 99

66. 什么是心肌缺血-再灌注损伤 ················· 100

67. 什么是再灌注性心律失常 ················· 100

68. 再灌注性心律失常的产生机制是什么 ················· 100

69. 心肌梗死患者溶栓治疗的禁忌证有哪些 ················· 101

70. 急性心肌梗死溶栓过程中应注意观察哪些情况 ················· 101

71. 为什么非 ST 段抬高型心肌梗死不主张溶栓 ················· 102

72. β-受体阻滞药有哪几类 ················· 102

73. β-受体阻滞药治疗冠心病的机制是什么 ················ 102

74. 如何使用 β-受体阻滞药 ······························· 103

75. 如何理解 β-受体阻滞药的选择性和缓释剂型 ··········· 103

76. β-受体阻滞药的禁忌证有哪些 ······················· 104

77. 哪些急性心肌梗死患者适合用 β-受体阻滞药 ··········· 104

78. 冠心病患者服用 β-受体阻滞药，心率控制在多少为宜 ··· 104

79. 怎样预防 β-受体阻滞药首剂综合征和撤药综合征 ······· 105

80. 常用钙拮抗药有哪几类？如何服用 ····················· 105

81. 钙拮抗药治疗冠心病的机制是什么 ····················· 106

82. 血管紧张素转换酶抑制药和受体拮抗药对冠心病患者的益处
    有哪些 ··· 106

83. 临床常用血管紧张素转换酶抑制药和受体拮抗药的用法是什么 ····· 106

84. 常用降脂药物有哪些 ································· 107

85. 常用他汀类药物有哪些 ······························· 107

86. 不同他汀类药物的特点有哪些 ························· 107

87. 《中国成人血脂异常防治指南（2016 年修订版）》中血脂异常患者
    调脂达标值是多少 ··································· 108

88. 为什么调脂应达标 ··································· 109

89. 积极调脂治疗有何益处 ······························· 109

90. 什么是强化降脂 ····································· 110

91. 《中国成人血脂异常防治指南（2016 年修订版）》对于强化降脂
    治疗的观点及策略是什么 ····························· 111

92. 怎样看待相关指南提及的强化降脂与我国的实际差距 ········· 111

93. 为什么我国人群不需要强化降脂 ····················· 112

94. 怎样看待他汀类药物治疗冠心病的长期疗效 ··········· 112

95. 中国胆固醇教育计划巅峰辩论的意义是什么 ··········· 113

96. 《中国成人血脂异常防治指南（2016 年修订版）》对于其他血脂
    异常的干预如何 ····································· 114

97. 《中国成人血脂异常防治指南（2016 年修订版）》对于调脂治疗的
    安全性评价如何 ····································· 114

98. 临床常用心肌营养药物有哪些 ……………………………………… 115

99. 怎样处理冠心病合并心律失常 ……………………………………… 115

100. 雌激素替代疗法在女性冠心病患者中可行吗 …………………… 116

三、药物治疗的注意事项 …………………………………………………… 116

101. 急性心肌梗死时应用吗啡止痛应注意什么 …………………… 116

102. 使用钙通道阻滞药应注意什么 ………………………………… 117

103. 使用硝酸酯类药物应注意什么 ………………………………… 117

104. 使用血管紧张素转换酶抑制药和血管紧张素受体拮抗药应注意
     什么 …………………………………………………………… 118

105. 使用肾上腺素类药物应注意什么 ……………………………… 118

106. 使用阿托品应注意什么 ………………………………………… 119

107. 使用利多卡因应注意什么 ……………………………………… 119

108. 使用维拉帕米应注意什么 ……………………………………… 119

109. 使用碳酸氢钠应注意什么 ……………………………………… 119

110. 使用儿茶酚胺药物应注意什么 ………………………………… 120

111. 使用硝普钠应注意什么 ………………………………………… 120

112. 使用酚妥拉明应注意什么 ……………………………………… 120

113. 使用乌拉地尔应注意什么 ……………………………………… 121

114. 使用腺苷类药物应注意什么 …………………………………… 121

115. 使用洋地黄类药物应注意什么 ………………………………… 121

116. 使用利尿药应注意什么 ………………………………………… 121

117. 使用抗心律失常药物应注意什么 ……………………………… 122

118. 使用β-受体阻滞药应注意什么 ………………………………… 122

119. 使用抗血小板药物应注意什么 ………………………………… 122

120. 使用低分子肝素应注意什么 …………………………………… 123

121. 使用溶栓药物应注意什么 ……………………………………… 123

122. 使用胺碘酮应注意什么 ………………………………………… 123

123. 使用他汀类药物应注意什么 …………………………………… 124

四、介入治疗 ………………………………………………………………… 124

124. 如何看待冠状动脉介入治疗的优缺点 ……………………… 124

125. 经皮冠状动脉腔内血管成形术的具体过程是怎样的 …………… 125

126. 为什么要在冠状动脉内置入支架 ……………………………… 125

127. 血管狭窄至什么程度需要置入支架 …………………………… 126

128. 置入的支架还能取出吗 ………………………………………… 126

129. 置入的支架会移动吗 …………………………………………… 126

130. 置入支架的结果如何？生物可吸收支架有何优缺点 ………… 126

131. 冠心病患者置入支架后可能出现哪些异常症状 ……………… 127

132. 常用支架有几种 ………………………………………………… 127

133. 冠状动脉内旋磨术的临床效果如何及其存在的问题是什么 …… 127

134. 冠状动脉内旋磨术的适应证和禁忌证有哪些 ………………… 128

135. 何谓冠状动脉介入治疗后血管再狭窄 ………………………… 129

136. 冠状动脉介入治疗后何种情况下易出现血管再狭窄 ………… 129

137. 如何对冠状动脉支架内血管再狭窄进行分型 ………………… 129

138. 冠状动脉支架内血管再狭窄的危险因素有哪些 ……………… 130

139. 药物洗脱支架可以预防支架内血管再狭窄吗 ………………… 130

140. 如何处理冠状动脉支架内血管再狭窄 ………………………… 130

141. 冠状动脉支架内血管再狭窄的防治进展如何 ………………… 131

142. 冠心病合并糖尿病患者的血运重建策略有哪些 ……………… 131

143. 为什么合并糖尿病的急性心肌梗死患者宜置入药物洗脱支架 … 132

144. 经皮冠状动脉介入治疗的糖尿病患者血糖管理的方法有哪些 … 133

145. 药物洗脱支架临床应用现状如何 ……………………………… 134

146. 如何看待国产支架和进口支架 ………………………………… 135

147. 经桡动脉途径介入治疗对老年人有益吗 ……………………… 136

148. 无症状性心肌缺血患者适合行介入治疗吗 …………………… 136

149. 如何治疗心肌冬眠 ……………………………………………… 136

150. 阿司匹林在预防支架置入后血栓事件中的作用如何 ………… 137

151. 什么是主动脉内气囊反搏术？其原理如何 …………………… 137

152. 如何评价和比较药物、介入治疗、搭桥术的治疗效果 ……… 138

五、中医药治疗及其他 ……………………………………………… 139

153. 中医药治疗对于冠心病的疗效如何 …………………………… 139

154. 冠心病治疗常用的中成药有哪些 …………………………… 140

155. 针灸可以治疗冠心病吗 ………………………………… 141

156. 针灸治疗的注意事项是什么 ……………………………… 141

157. 干细胞移植治疗冠心病效果如何 ………………………… 141

158. 什么是体外反搏，其原理是什么 ………………………… 141

159. 体外反搏的适应证有哪些 ………………………………… 142

160. 体外反搏对于冠心病患者康复治疗效果如何 …………… 142

第四章　冠心病患者的护理 …………………………………… 144

1. 急性心肌梗死患者住院后要注意哪些问题 ……………… 145

2. 影响急性心肌梗死预后的因素有哪些 …………………… 145

3. 急性心肌梗死患者在什么情况下应严格限制运动 ……… 145

4. 急性心肌梗死早期如何安排康复运动 …………………… 146

5. 急性心肌梗死患者在哪些情况下应停止康复运动 ……… 146

6. 预防急性心肌梗死患者便秘的方法有哪些 ……………… 147

7. 探视急性心肌梗死患者时要注意什么问题 ……………… 147

8. 长期卧床对急性心肌梗死患者有何危害 ………………… 148

9. 为什么急性心肌梗死患者需要吸氧 ……………………… 148

10. 如何护理行溶栓治疗的急性心肌梗死患者 …………… 149

11. 对于置入临时起搏器的急性心肌梗死患者需注意什么 … 149

12. 对于急性心肌梗死合并心律失常患者需注意什么 …… 150

13. 对于急性心肌梗死合并糖尿病患者需注意什么 ……… 150

14. 对于急性心肌梗死合并心源性休克患者需注意什么 …… 151

15. 如何处理冠状动脉介入治疗后患者常见的症状 ……… 151

16. 如何掌握冠状动脉介入治疗后限制活动患者的活动量 ……… 152

17. 冠状动脉介入治疗患者拔鞘管前、中、后应注意什么 … 152

18. 如何安排冠状动脉急诊介入治疗患者第 1～9 天的活动 ……… 153

19. 支架置入体内后患者常有哪些顾虑 …………………… 154

20. 硝酸酯类药物对介入治疗患者有效吗 ………………… 154

21. 对于冠状动脉介入治疗患者应注意哪些问题 ………… 154

22. 为什么冠心病患者介入治疗后需要进行冠脉造影复查 … 154

23. 应如何护理冠状动脉介入治疗引起假性动脉瘤的患者 ·········· 155

24. 急性心肌梗死患者的饮食护理如何 ············ 155

25. 发生心肌梗死后多久可以恢复体育锻炼 ············ 156

26. 如何正确掌握冠心病患者的输液速度 ············ 156

27. 如何从心理上调护冠心病患者 ············ 157

28. 如何恰当地向患者告知药物不良反应以避免不利的心理影响 ···· 157

第五章 冠心病患者的日常生活 ············ 159

1. 冠心病患者应如何安排作息时间 ············ 160

2. 冠心病患者在日常生活中应注意什么 ············ 160

3. 冠心病患者的饮食原则是什么 ············ 161

4. 冠心病患者如何控制饮食 ············ 162

5. 冠心病患者的食物选择及饮食方法应注意什么 ············ 162

6. 冠心病患者的主食选择应注意什么 ············ 163

7. 冠心病患者应怎样合理搭配早餐 ············ 164

8. 冠心病患者的营养配餐及食谱举例 ············ 164

9. 急性心肌梗死患者的饮食有哪些特殊性 ············ 165

10. 冠心病患者怎样才能做到低脂低盐饮食 ············ 166

11. 五谷杂粮对冠心病的防治有何价值 ············ 166

12. 蔬菜、水果对冠心病的防治有何价值 ············ 167

13. 冠心病患者可经常选用的蔬菜、水果有哪些特性 ············ 167

14. 硬果类食物对冠心病的防治有何价值 ············ 168

15. 牛奶对冠心病的防治有何价值 ············ 169

16. 蛋类对冠心病的防治有何价值 ············ 169

17. 肉类对冠心病的防治有何价值？患者应如何选用 ············ 169

18. 冠心病患者应该怎样选择海产品类食物 ············ 170

19. 饮茶可防治冠心病吗 ············ 171

20. 冠心病患者如何饮茶 ············ 171

21. 如何看待冠心病患者饮酒 ············ 172

22. 饮酒对冠心病风险的影响存在性别差异吗 ············ 173

23. 冠心病患者为什么要戒烟？可通过哪些方式戒烟 ············ 173

24. 冠心病患者便秘的危害如何 ······················ 174

25. 冠心病患者应如何安排睡眠 ······················ 174

26. 冠心病患者如何进行洗浴 ························· 175

27. 冠心病患者为什么要坚持运动 ···················· 175

28. 冠心病患者的运动原则及注意事项是什么 ··········· 176

29. 什么是有氧运动、乏氧运动？冠心病患者应如何选择 ··· 178

30. 为何提倡冠心病患者以散步作为主要运动方式？其应如何散步 ··· 178

31. 如何掌握正确的运动方法 ························· 179

32. 如何判断不同类型冠心病患者的运动量 ············· 179

33. 为什么冠心病患者不宜屏气和深呼吸 ·············· 180

34. 户外活动时气候变化会对冠心病患者身体造成哪些影响 ··· 180

35. 冠心病患者在冬季应该注意什么 ·················· 181

36. 冠心病患者在夏季应该注意什么 ·················· 181

37. 冠心病患者进行娱乐活动时应注意什么 ············· 181

38. 冠心病患者进行性生活时应注意什么 ·············· 182

39. 哪些冠心病患者不能乘坐飞机 ···················· 182

40. 情绪激动和过度劳累对冠心病患者的影响如何 ······· 183

41. 稳定性冠心病患者每周高强度运动的最佳频率是多少 ··· 183

42. 如何安排冠心病患者的居住环境 ·················· 183

43. 如何看待冠心病患者服用滋补品 ·················· 184

44. 置入起搏器的冠心病患者应注意什么 ·············· 184

45. 心肌梗死患者如何进行家庭疗养 ·················· 184

46. 如何安排疗养康复后心肌梗死患者的工作 ··········· 185

47. 老年冠心病患者血压控制的目标值如何 ············· 185

第六章　冠心病的预防 ······························· 187

1. 冠心病可以预防吗 ····························· 188

2. 为什么冠心病的防治工作刻不容缓 ················· 188

3. 冠心病预防应从何时着手 ························· 189

4. 什么是冠心病的一级预防、二级预防、三级预防 ········· 189

5. 为什么阿司匹林对动脉粥样硬化性心血管疾病具有重要的防治

作用 ··· 190

6. 使用阿司匹林进行动脉粥样硬化性心血管疾病防治是否需长期
服药 ··· 191

7. 冠心病二级预防的策略是什么 ··· 191

8. 在冠心病的他汀类药物预防性治疗中，女性同样可以获益吗 ····· 192

9. 不稳定型心绞痛患者在二级预防中应注意什么 ·············· 192

10. 怎样才能有效预防心肌梗死 ·· 193

11. 如何预防心肌梗死患者再梗死 ·· 193

12. 心肌梗死的诱发因素有哪些？怎样预防这些危险因素 ····· 194

13. 冠心病患者家庭应必备哪些药物 ·· 194

14. 冠心病患者应该如何应对心脏病事件发生 ······················ 195

15. 海鱼对预防冠心病有益处吗 ·· 195

16. 海藻类食物对预防冠心病有益处吗 ···································· 196

17. 低热量饮食和低脂饮食在降低冠心病风险方面哪个更优 ····· 196

18. 如何判断冠心病患者的预后 ·· 197

19. 为什么说心脏性猝死是一个不容忽视的临床问题 ·········· 197

20. 心肌梗死后猝死可以预防吗 ·· 198

21. 如何预防猝死 ··· 199

22. 如何紧急救护猝死者 ·· 199

23. 心肌梗死患者入院后应注意什么 ·· 200

24. 心肌梗死患者出院后应注意哪些事项 ································ 200

25. 心肌梗死患者如何实施康复计划 ·· 201

26. 血脂异常患者的饮食应注意什么 ·· 202

27. 坚果具有降脂作用吗 ·· 203

28. 常见食物中的胆固醇含量如何 ·· 204

29. 科学饮水是否有益于冠心病防治 ·· 205

30. 预防冠心病的药食两用中草药有哪些 ································ 205

第七章 国际上关于心血管疾病一级预防和冠心病血运重建的新观点 ········· 207

1. 2019 年 ACC/AHA 指南提及的 10 个信息要点是什么 ·············· 208

2. 2019 年 ACC/AHA 指南关于心血管风险评估的建议如何 ········· 208

3. 2019 年 ACC/AHA 指南关于改善 ASCVD 患者生活方式中营养和
饮食的建议如何 ……………………………………………………… 209

4. 2019 年 ACC/AHA 指南关于控制 ASCVD 患者生活方式中体育运动
的建议如何 ………………………………………………………… 209

5. 2019 年 ACC/AHA 指南对于 2 型糖尿病成年患者的建议如何 ……210

6. 2019 年 ACC/AHA 指南对于高胆固醇血症成年患者的建议如何 ……210

7. 2019 年 ACC/AHA 指南对于高血压成年患者的建议如何 ……………211

8. 2019 年 ACC/AHA 指南对于吸烟的建议如何 ……………………… 212

9. 2019 年 ESC 提及的慢性冠脉综合征的概念及定义是什么 ……… 212

10. 慢性冠脉综合征的血运重建术较最佳药物治疗的临床效果
更佳吗 ……………………………………………………………… 213

11. ESC 关于慢性完全闭塞病变的处理策略是怎样的 ……………… 213

12. ESC 关于新型支架的推荐研究如何 ……………………………… 214

13. 关于 PCI 患者抗血小板治疗策略和持续时间的研究近况如何 …… 214

14. 2021 年《ESC 心血管疾病预防临床实践指南》是怎样推荐调脂
治疗的 ……………………………………………………………… 215

15. 2021 年《ESC 心血管疾病预防临床实践指南》推荐调脂治疗
具体对象有哪些 …………………………………………………… 215

16. 2021 年《ESC 心血管疾病预防临床实践指南》推荐调脂治疗的
意义如何 …………………………………………………………… 216

第一章

冠心病的最新概念及相关问题

- 冠心病大多是由冠状动脉粥样硬化引起,少数由炎症、痉挛、栓塞及先天畸形所致。冠心病多发生于40岁以上的中老年人,但近年来发病年龄提前。
- 稳定性冠心病包括慢性稳定性劳力型心绞痛、缺血性心肌病和急性冠脉综合征之后稳定的病程阶段。
- 急性冠脉综合征(ACS)包括不稳定型心绞痛、非 ST 段抬高型心肌梗死、ST 段抬高型心肌梗死、猝死。
- 非 ST 段抬高型急性冠脉综合征(NSTE-ACS)的概念替代了不稳定型心绞痛和非 ST 段抬高型心肌梗死,采用 NSTE-ACS 这个术语,是为了强调不稳定型心绞痛和非 ST 段抬高型心肌梗死在病理生理学上的连续性。
- 临床上根据心电图ST段的变化特点将急性心肌梗死分为ST段抬高型和非 ST 段抬高型两种类型,这两种类型的病理学特点、治疗措施、临床转归等均存在差异。

1. 什么是冠心病？冠心病与冠状动脉疾病有什么区别

冠心病（coronary heart disease，CHD）是冠状动脉性心脏病的简称。冠心病多数是由冠状动脉粥样硬化引起的，也有少数由炎症、痉挛、栓塞及先天畸形所致。

既往将冠脉造影显示冠状动脉狭窄≥50%（即冠状血管腔内径狭窄程度超过原来正常时的一半）者诊断为冠心病。有文献报道，大约2/3的急性心肌梗死患者中，与梗死相关的冠状动脉狭窄不到50%，并且有一些冠脉造影显示冠状动脉狭窄<50%的患者，经冠状动脉内超声检查，其狭窄程度可能会超过50%。因此，仅用冠脉造影诊断冠心病具有一定的片面性。

目前冠心病的定义：冠状动脉结构和（或）功能异常引起的冠状动脉狭窄、痉挛和（或）闭塞，导致心肌缺血和（或）梗死的一组疾病。而对于临床上无心肌缺血和（或）梗死的主、客观证据，冠状动脉狭窄<50%的患者，应该诊断为冠状动脉疾病（coronary artery disease，CAD）。一旦出现了心肌缺血和（或）梗死的证据（心绞痛、心肌梗死），冠状动脉疾病便转变为冠心病。然而，冠心病应该同时也是冠状动脉疾病。冠心病是中老年人最常见的一种心血管疾病。

2. 冠状动脉粥样硬化是如何形成的

冠状动脉粥样硬化是血液中脂质、钙质、复合糖类等形成粥样物质并逐渐在冠状动脉壁沉积，同时伴有冠状动脉平滑肌细胞增生及纤维化，引起冠状动脉血管壁硬化的病理过程。这一过程具体表现为受累冠状动脉病变，从内皮损伤开始，一般先有脂质氧化和沉积及复合糖类积聚，再有出血及血栓形成、纤维组织增生及钙质沉着，并有动脉中层的逐渐退变和硬化。动脉粥样硬化病变常累及大、中动脉，有时可以阻塞动脉血管腔，最终导致所供应的组织或器官缺血甚至坏死。从病理学角度来讲，冠状动脉内膜积聚的脂质外观呈黄色粥样，故称之为冠状动脉粥样硬化。

3. 血脂异常的原因及其危害性如何

血脂包括甘油三酯、胆固醇、磷酸和游离脂肪酸，来源主要有两条途径，一是食物，二是体内合成。通常所说的血脂主要指血中的甘油三酯和胆固醇。由于甘油三酯和胆固醇都不溶于水，它们必须被能溶于水的磷脂和蛋白质包裹才能在血液中循环运输，其中的蛋白质称为载脂蛋白；密度高、颗粒小的脂蛋白称为高密度脂蛋白（HDL），能降低心血管事件发生率；而密度低、颗粒稍大的脂蛋白称为低密度脂蛋白（LDL），可增加心血管事件的发生率。

人体内大部分胆固醇依靠自身合成。肝是胆固醇的主要合成部位，胆固醇合成的原料主要来自糖和食物脂肪及体内脂肪的分解。肝脏和小肠是合成甘油三酯的主要场所，脂肪组织如皮下脂肪及肌肉间的脂肪也是合成甘油三酯的重要部位。

除遗传基因外，饮食也是影响血胆固醇水平的重要因素，可提供胆固醇合成所需的原料。中国人以淀粉类食物为主食，甘油三酯的主要来源是淀粉。猪肥肉、烤鸭、各种煎炸食品、奶油糕点均含大量饱和脂肪酸。

此外，不良生活方式，如长期静坐、酗酒、吸烟、精神紧张或焦虑等，均能引起血脂升高。通过控制饮食和体重、运动、戒烟等自我调节，可消除以上有害因素。

血脂是人体中重要的物质，具有许多非常重要的功能，但是其水平不能超过一定的范围。如果血脂过多，容易造成"血稠"，血脂在血管壁上沉积，逐渐形成小"斑块"（就是我们常说的"动脉粥样硬化"），这些"斑块"增多、增大，逐渐堵塞血管，使血流中断。这种情况如果发生在心脏，就会引起冠心病，如发生在其他部位，也会引发相应的疾病。

4. 心肌缺血和冠心病有什么区别

心肌缺血是指由于冠状动脉循环改变引起的冠状动脉血流和心肌需求不平衡而导致的心肌损害。冠心病是引起心肌缺血最主要、最常见的病因，其他原因还包括炎症（风湿性、梅毒性、川崎病和血管闭塞性脉管炎等）、痉挛、栓塞、结缔组织疾病、创伤和先天性畸形等多种疾病，因此不能简单地将心肌缺血和冠心病划为等号。

5. 我国冠心病的发病概况如何

冠心病是心血管系统的常见病、多发病，其发病率各国均不相同，其中美国与芬兰的发病率最高，我国与日本的发病率较低。就我国而言，冠心病总的发病率较低，但近年有上升趋势，其特点为北方发病率高于南方，其中华北地区发病率最高，男性高于女性，脑力劳动者高于体力劳动者。美国等心血管疾病高发国家的冠心病病死率为 130/10 万～200/10 万，占总的心脏病病死率的 60%。根据 2013 年第五次国家卫生服务调查数据，我国城市地区≥15 岁居民冠心病患病率为 1.23%，农村地区为 0.81%，城乡合计为 1.02%。与 2008 年第四次国家卫生服务调查数据相比，城市患病率有所下降，农村和城乡合计患病率升高。以此数据为基础，根据 2010 年第六次全国人口普查主要数据推算，2013 年我国大陆≥15 岁居民冠心病的总患者数约为 1139.6 万人。

根据《中国卫生健康统计年鉴 2018》，2017 年我国城市居民冠心病死亡率为 115.32/10 万，农村居民冠心病死亡率为 122.04/10 万，农村地区高于城市地区，男性高于女性。2017 年冠心病死亡率继 2012 年以来仍呈上升趋势，农村地区冠心病死亡率上升明显，至 2016 年已经超过城市水平。

6. 冠心病的常见发病原因是什么

冠心病病因复杂，目前我们对冠心病的认识尚处于初级阶段，有些方面并不十分清楚，比较明确的病因有以下几点。

（1）冠状动脉粥样硬化：尤其是心肌壁外冠状动脉的粥样硬化，从解剖学研究可以看出，由于冠状动脉近侧段靠近心室，承受最大的收缩压冲击，冠状动脉血管分支还可因心脏的形状而有多数方向改变，较其他器官承受了较大的血流剪应力，故较其他部位更易产生动脉粥样硬化。除这些解剖学因素外，体内存在的其他危险因素也可导致冠状动脉粥样硬化，这些因素包括：

1）脂质代谢异常：是引起动脉粥样硬化的重要危险因素。流行病学证明，血浆低密度脂蛋白胆固醇（LDL-C）、极低密度脂蛋白（vLDL）水平与动脉粥样硬化的发病率呈正相关。最近几年，一部分学者开始改用纯的脂蛋白颗粒进行研究，如脂蛋白（a）[Lp（a）]是一种混合颗粒，这种颗粒富含糖类，其通过影响脂质代谢参与动脉粥样硬化的发生。目前在我国，人们仍多以淀粉类为主食，其中糖类的比例最大，而高糖膳食容易引发高甘油三酯血症，后者是动脉粥样硬化的独立危险因素。而高密度脂蛋白胆固醇（HDL-C）可通过胆固醇逆向转运机制清除动脉壁的胆固醇，并且有抗氧化作用，尤其可防止 LDL 被氧化，它还可通过竞争性抑制阻抑 LDL 与内皮细胞的受体结合，从而减少内皮细胞摄取的 LDL，故 HDL-C 有抗动脉粥样硬化的作用。

2）高血压：也是动脉粥样硬化的危险因素。高血压时血流对血管壁的剪应力相对较高，同时，高血压还可导致内皮损伤及（或）功能障碍，造成血管张力增高、脂蛋白渗入血管内膜、单核细胞黏附并迁入血管内膜、血小板黏附及刺激中膜平滑肌细胞（SMC）增生等一系列变化，加速动脉粥样硬化的发生。高血压还常伴有脂质及胰岛素代谢异常。有研究认为，高血压患者脂质异常较血压正常者多见，高血压患者伴高胰岛素血症及胰岛素抵抗（胰岛素作用的细胞受体对胰岛素的敏感性下降）都会引发动脉粥样硬化。

3）吸烟：与不吸烟者相比，吸烟者冠心病的发病率和病死率增高 2～6 倍，大量吸烟会导致体内 LDL 易于被氧化，并引起血内一氧化碳浓度升高，造成血管内皮缺氧性损伤。香烟内含有一种糖蛋白，可激活凝血因子Ⅶ及某种致突变物质，后者可引发血管壁 SMC 增生。吸烟可导致血小板聚集功能增强及血液中儿茶酚胺浓度升高，降低不饱和脂肪酸及 HDL-C 水平。烟草所含尼古丁可直接作用于冠状动脉和心肌，引起冠状动脉痉挛和心肌受损。以上这些均会促进动脉粥样硬化的发生。

4）性别：女性血浆 HDL 水平高于男性，而 LDL 水平却比男性低，故绝经期前女性动脉粥样硬化的发病率低于同龄组男性，但在绝经期后这种性别差异很快消失，这是因为雌激素可影响脂类代谢，降低血浆胆固醇水平。

5）糖尿病和高胰岛素血症：糖尿病患者血浆 HDL 水平相对较低，并且由于高血糖可致 LDL 糖基化及高甘油三酯血症，后者可产生小而密的 LDL，这种 LDL 极易被氧化，氧化后的 LDL 有利于血液单核细胞迁入内膜及转变为泡沫细胞。研究证明，高胰岛素血症也与动脉粥样硬化的发生密切相关。胰岛素水平越高，冠心病的发病率及病死率越高，反之，冠心病的发病率及病死率越低。高胰岛素血症还可促进动脉壁 SMC 增生，降低 HDL 含量。

6）遗传因素：也是冠心病的危险因素。家族中有在年龄小于 50 岁时患冠心病者，其近亲的患病风险高于无这种情况的家族 5 倍。家族性高胆固醇血症患者的基因是这些家族成员容易发生高胆固醇血症的主要因素，因为细胞的 LDL 受体基因缺陷导致它的功能部分丧失，从而使血浆 LDL 水平极度升高。目前至少有 20 种遗传性脂蛋白疾病，除家族性高胆固醇血症外，还有家族性高乳糜微粒血症、家族性脂蛋白脂酶缺乏症、家族性高甘油三酯血症及家族性联合高脂血症等。

（2）冠状动脉痉挛：指在心率及血压未见增加的情况下，冠状动脉腔径发生一过性缩小导致心肌缺血。它是诱发心绞痛或心肌梗死的重要因素。有人从心肌梗死死亡病例尸检中发现，由冠状动脉血栓形成引起的只有 30%，在心肌梗死发作后 12h 内死亡的病例中，冠状动脉血栓形成的仅占 50%，所以至少有相当部分病例是由冠状动脉痉挛导致的。心血管造影技术的开展已经证明了冠状动脉痉挛可能导致心绞痛及心肌梗死。

（3）炎性冠状动脉狭窄：冠状动脉的炎症也会导致冠状动脉狭窄，甚至完全闭塞而导致缺血性心脏病，例如结节性多动脉炎、巨细胞性动脉炎、大动脉炎、韦格纳肉芽肿病等均可累及冠状动脉。除此之外，梅毒性主动脉炎也会导致冠状动脉口狭窄，但不多见。

7. 冠心病的危险因素有哪些

冠心病的危险因素可概括为两大类，即可变的危险因素和不可变的危险因素，其中可变的危险因素既可预防，也可治疗与控制；而不可变的危险因素虽无法控制，但应提醒人们加以注意。

（1）可变的危险因素。①脂质代谢紊乱：血中总胆固醇水平升高，尤其是 LDL 水平升高是冠心病独立危险因素，近来研究还证实，小而密的 LDL-C 水平升高与冠心病的发病密切相关。②高血压：收缩压和舒张压升高均与冠心病密切相关，并且高血压是冠心病最强的危险因素。③糖尿病：目前认为 40 岁以上的糖尿病患者中约 50%患有冠心病，糖尿病患者的冠心病发病率较无糖尿病者高 2 倍，并且糖尿病是冠心病的等危症（即糖尿病患者的心血管危险程度与冠心病患者相同）。④吸烟：与冠心病发病密切相关，是冠心病的独立危险因素。⑤其他危险因素：肥胖、职业、饮食、微量蛋白尿、A 型性格、血液成分变化、缺乏运动等。

（2）不可变的危险因素。①年龄：冠心病多发于 40 岁以上的中老年人，尤其是 55 岁以上男性、65 岁以上女性。②性别：60 岁前男性发病多于女性，超过 60

岁则无性别差异。③家族史：资料表明，冠心病具有明显的家族史，是多因素共同干预的结果，其中遗传因素是冠心病发病的内因，其他因素均是冠心病发病的外因，冠心病通常是在内外因素共同作用下促发的。

8. 上述危险因素对我国心血管疾病的作用特征

根据我国 35～64 岁人群流行病学研究结果，各种危险因素对于心血管疾病的作用侧重点并不完全相同。

（1）各种疾病的发病率不同：急性冠心病事件、急性缺血性脑卒中事件和急性出血性脑卒中事件的累计年发病率分别为 114/10 万、209/10 万和 73/10 万。

（2）对心血管疾病的影响、作用及作用强度不同：①冠心病发病的危险因素根据强度依次为高血压、吸烟、高胆固醇血症和低高密度脂蛋白胆固醇血症；②缺血性脑卒中发病的危险因素根据强度依次为高血压、糖尿病、低高密度脂蛋白胆固醇血症、吸烟和肥胖；③出血性脑卒中发病的独立危险因素只有高血压。

由此可以看出，在这些心血管疾病的主要危险因素中，不同危险因素对不同类型心血管疾病发病的作用存在差别，不同危险因素的变化趋势将影响不同类型心血管疾病，其中高血压是各种心血管病的重要危险因素。

9. 女性冠心病的发病机制是什么

目前认为女性冠心病的发病机制可能主要涉及以下两方面：一是冠状动脉结构的改变，包括冠状动脉的正性重构（即冠状血管结构重新变构，其管壁增厚向管腔扩展）和微血管结构改变，目前认为性激素水平的改变可能与冠状动脉正性重构有关，但是其具体机制尚待进一步研究；二是冠状动脉功能异常，主要包括内皮功能和平滑肌功能的异常。越来越多的证据表明，许多冠状动脉事件的发生并不完全归咎于冠状动脉机械性狭窄的程度，而是与冠状动脉的内皮功能异常有关。但是这些观点目前存在很多争议，尚需进一步研究证实。

10. 女性冠心病的发病特点如何

女性冠心病的发病特点如下。①女性冠心病发病率较低，如国家心血管病中心发布的《中国心血管病报告 2015》中我国 2013 年冠心病事件加权患病率总数为 287.1/10 万，其中男性为 334.2/10 万，女性为 231.8/10 万。②女性冠心病的年死亡率依年龄逐渐增加，直至 70 岁。③女性冠心病表现以心绞痛为主，而心肌梗死或猝死相对较少。④女性心肌梗死的易患因素与男性大体相同，但口服避孕药是女性心肌梗死一个额外的危险因素。资料表明，在危险因素相似的情况下，女性患心肌梗死的危险仅为同年龄段男性的一半。值得注意的是，口服避孕药可以影响糖类和脂质代谢，大剂量雌激素可使血清甘油三酯水平增高，血清胆固醇水平也稍增高。另外，口服避孕药也可增高血压且易致血管栓塞事件，长期应用可能增加患冠心病的危险。从血脂水平看，女性的血清胆固醇水平一般比男性低，而到 60 岁后则相反；女性的高密度脂蛋白水平比男性高。45 岁以后，女性较男性有易患高血压和糖尿病的倾向。⑤女性心肌梗死的预后要比男性更差。与男性相比，女性心肌梗死后第 1 个月的病死率>7.5%，第 1 年的病死率和再梗死的危险也比男性高 1 倍。女性心肌梗死者的长期预后也较差，>60 岁组追踪 12 年的病死率大约为 50%。

11. 心肌缺血症状存在性别差异吗

女性微血管结构损害与冠心病的关系较为密切。微冠状动脉的内皮功能失调导致心肌灌注异常，引起心肌缺血症状，表现为胸痛症状不严重，但范围较广且持续时间较长，不会导致大面积的心肌坏死，符合女性的心肌缺血症状。也有研究证实，女性的冠状动脉储备能力低于男性。一部分冠状动脉正常但有持续胸痛症状的女性患者找不到缺血的证据，可能没有心肌缺血，此时的胸痛只是患者的主观感觉，有可能为精神方面的原因造成，如焦虑或惊恐发作使患者感到疼痛或其他感觉异常。

12. 肥胖会导致冠心病吗

流行病学调查表明，肥胖是导致冠心病发病的独立危险因素之一。美国部分地区调查表明，肥胖者要比消瘦者的冠心病发病率高 2～2.5 倍。美国一些医学专家提出以体重指数[BMI＝体重（kg）/身高（m^2）]来判断身体肥胖的程度，正常 BMI 介于 20～25kg/m^2，＞25kg/m^2 为肥胖，＞40kg/m^2 为病态肥胖。而在我国 BMI＜18.5kg/m^2 为偏瘦，18.5～23.9kg/m^2 为正常，24～27.9kg/m^2 为超重，≥28kg/m^2 为肥胖。目前已知肥胖者体内脂肪过多分布在内脏者更容易发生心血管疾病。内脏脂肪可以用腰臀比来测算，腰臀比男性＞0.9、女性＞0.8 提示内脏脂肪组织过多。腰臀比增大与高血压、高甘油三酯血症和高密度脂蛋白的水平减低有关。此外，肥胖还可影响代谢，包括降低胰岛素的敏感性和糖耐量，以及引发高胰岛素血症、高胆固醇血症等多种冠心病危险因素，继而使血液黏度增加，红细胞携氧能力减弱，心肌细胞供氧不足。故凡是超重，尤其是肥胖及腰臀比超出以上数值者，应适当增加体育锻炼和节制饮食，若能将体重控制在正常范围内，则发生冠心病的危险性可降低 35%～45%。

13. 冠心病有遗传性吗

冠心病是否为遗传性疾病，目前还不明确，但国内外大量流行病学研究结果表明，冠心病发病具有明显的家族性。父母之一患冠心病，则其子女患病率为双亲正常者的 2 倍；父母均患冠心病，则其子女患病率为双亲正常者的 4 倍；若双亲在年轻时均患冠心病，则其近亲患病的概率可高于无这种家族情况者 5 倍。目前对冠心病发病机制尚不十分清楚，一般认为，可能与下列因素有关：①常染色体显性遗传所致的家族性高脂血症是这些家庭成员易患本病的原因之一；②一些冠心病的危险因素，如高血压、糖尿病、肥胖、性格特征等具有遗传倾向，这是家庭成员易患本病不可忽视的重要因素；③同一家族的饮食和生活习惯影响，诸如共同的高脂、高热量、高盐等饮食习惯，父母吸烟导致子女吸烟或被动吸烟的不良习惯等，均可造成冠心病的家族倾向。因此，冠心病发病虽具有明显家族性特点，但很可能是多种因素共同作用的结果。如果冠心病患者家庭中所有成员共同改变不良的生活习惯，诸如控制高脂饮食以减少能量的摄入，养成正确的饮食习惯，加强锻炼以减低体重，戒烟限酒，则冠心病的发病率是可以降低的。

14. 经常熬夜易导致冠心病吗

熬夜本身与冠心病并无直接关系，但熬夜可以打破正常生活节律，影响交感神经及迷走神经的功能，致使身体内激素分泌紊乱、血压昼夜节律改变，诱发或加重动脉粥样硬化。同时，熬夜时抽烟、饮酒或咖啡等不良习惯可以引起交感神经兴奋、心脏负荷加重，使得已经患冠心病者心肌缺血加重，甚至导致不稳定斑块破裂，进而发生急性心肌梗死，另外，还有可能在无病变或者仅有轻度病变的血管部位诱发冠状动脉痉挛，导致心绞痛甚至心肌梗死。

15. 颈动脉超声检查的重要性如何？颈动脉粥样硬化的预测因子有哪些

对冠心病患病率的流行病学调查主要采用颈动脉超声检查，其原因是颈动脉相对表浅，超声检查清晰度高、结果可靠，可以检查出颈动脉粥样硬化斑块及测量颈动脉内中膜厚度（IMT），通过检查颈动脉粥样硬化情况，可以间接反映全身动脉粥样硬化情况，包括冠状动脉粥样硬化病变情况。

2010 年发表的中美协作研究队列和多省市队列横断面调查对 2681 例患者的调查结果显示，43～81 岁年龄组颈动脉超声斑块检出率为 60.3%（男性 66.7%，女性 56.2%）；颈动脉斑块主要分布在颈动脉膨大部位。多因素分析结果：男女两组 IMT 均随血压、血糖、LDL-C 的增加而增加；与无危险因素者相比，高血压、糖尿病、吸烟和高低密度脂蛋白胆固醇血症者斑块检出率明显增高。针对上海市3381 例社区人群的调查表明，腰围身高比及内脏脂肪面积是独立于体重指数及传统心血管危险因素之外的引起 IMT 增厚的新的危险因素。腰围、腰臀比及腰围身高比是颈动脉粥样硬化的预测因子。

16. 冠心病有哪几种类型

目前国内外对于冠心病的分类较乱，尚无统一的分类标准，根据我国具体情况，本书将冠心病分为以下五种类型。

（1）心绞痛型：根据心绞痛发作的频率和严重程度分为稳定型和不稳定型心绞痛。不稳定型心绞痛是介于稳定型心绞痛和急性心肌梗死之间的一种类型，是冠心病最常见的类型之一，其病理表现为心肌细胞的缺血，尚无细胞坏死。

（2）心肌梗死型：这种类型的患者胸痛部位基本与心绞痛部位一致，但持续时间更久，疼痛程度更重，休息和含服硝酸甘油均不能缓解。有时还表现为上腹部疼痛，容易与胃肠道疾病相混淆。心肌梗死发病时常伴有低热、烦躁不安、多汗和冷汗、恶心、呕吐、心悸、头晕、极度乏力、呼吸困难、濒死感，胸痛常常持续 30min 以上，甚至可达数小时，这是冠心病最危险的一种类型，其病理表现为心肌细胞的坏死。

（3）无症状性心肌缺血型：此类型患者有广泛的冠状动脉病变却没有感到过心绞痛发生，甚至在心肌梗死时也没有感到胸痛，还有部分患者发生心脏性猝死，经常规尸检时才被发现。部分患者由于心电图呈现缺血表现或运动试验阳性，经冠脉造影才得到证实，这种类型的患者也可能随时发生心脏性猝死或心肌梗死。

（4）心力衰竭和心律失常型：这种类型的患者可能有心绞痛发作史，后来病变广泛，心肌广泛纤维化，心绞痛逐渐减轻至消失。由于心肌细胞受损，呈现出心力衰竭的表现，如气促、水肿、乏力等，或各种心律失常表现，如心慌。也有些患者没有心绞痛病史，直接表现为心力衰竭和心律失常。

（5）猝死型：这种类型是指由冠心病原因引起的意外死亡，表现为在急性症状出现以后 6h 内发生心搏骤停或室颤所导致的死亡。其主要原因是广泛心肌细胞缺血造成电生理活动异常而并发严重心律失常，有些需经尸检才能证实。

17. 中青年冠心病有哪些典型临床特征

中青年冠心病与老年冠心病典型临床特征不同，中青年冠心病患者的胸闷、体力下降、胸痛或心悸等前驱症状往往不明显。青年人患冠心病通常无明显征兆，起病急，难以防范，许多年轻猝死者往往都是冠心病所致。因此，中青年更应注重预防冠心病。

18. 心绞痛的诱发因素有哪些

心绞痛是冠状动脉供血减少或心肌耗氧量增加所致的心肌细胞暂时缺血缺氧

状态而产生的症状群，所有导致心肌细胞缺血缺氧的因素均可能是其诱因。临床上常见的心绞痛诱发因素主要有：①运动，如快走、上坡、上楼、骑车、跑步等；②情绪变化，如焦虑、生气、悲伤或兴奋；③饱餐、酗酒，尤其是饱餐后活动；④生活不规律，不注意劳逸结合，失眠、疲乏，或昼夜颠倒，或大量吸烟等；⑤气候变化如冷空气刺激；⑥全身疾病控制不佳，如甲状腺功能亢进、高血压、糖尿病、脑卒中、贫血、低氧血症、心律失常等。

19. 心绞痛有哪几种类型

心绞痛为冠心病最常见的一种类型，世界卫生组织（WHO）将其分为以下类型。

（1）劳力型心绞痛：即与劳力有关的心绞痛，包括稳定性劳力型心绞痛、初发劳力型心绞痛、恶化劳力型心绞痛、卧位型心绞痛（因发病机制有其独特性，可作为劳力型心绞痛的独立类型）。

（2）自发型心绞痛：即与劳力无关的心绞痛，包括单纯自发型心绞痛、变异型心绞痛。

（3）混合型心绞痛：即有时与劳力有关，有时与劳力无关的心绞痛。

（4）不稳定型心绞痛：从广义上分类，除稳定性劳力型心绞痛外，其余均为不稳定型心绞痛范畴，故它是冠心病最常见的一种类型。从病变严重程度上判断，不稳定型心绞痛也指介于稳定型心绞痛和急性心肌梗死（AMI）之间的一种冠心病症候群，包括初发劳力型心绞痛，其特征为病程在2个月内新发生的心绞痛或有心绞痛病史但在近半年内未发作过心绞痛；恶化劳力型心绞痛，其特征为病情突然加重，表现为胸痛发作次数增加，持续时间延长，诱发心绞痛的活动阈值明显减低，按加拿大心脏病学会劳力型心绞痛分级（CCSC Ⅰ～Ⅳ）加重1级以上并至少达到Ⅲ级，硝酸甘油缓解症状的作用减弱，病程在2个月之内；自发型心绞痛，其特征为心绞痛发生在休息或安静状态，发作持续时间相对较长，含服硝酸甘油效果欠佳，病程在1个月之内；梗死后心绞痛，其特征为急性心肌梗死发病后1个月内发生的心绞痛；变异型心绞痛，为休息或一般活动时发生的心绞痛，其特征为静息心绞痛，发作时心电图显示ST段暂时性抬高，发病机制为冠状动脉痉挛引发的心绞痛。

20. 从病理学角度看，不稳定型心绞痛的发病因素有哪些

不稳定型心绞痛是介于稳定型心绞痛和急性心肌梗死之间的一组症候群，是由于冠状动脉循环存在严重的功能障碍，导致心肌细胞暂时性供血障碍，产生心绞痛症状，但其与稳定型心绞痛冠状动脉固定狭窄有一定的病理区别，导致其心绞痛症状多样化。不稳定型心绞痛发病因素主要有：①冠状动脉粥样硬化斑块破裂、出血，诱发局部血小板集聚，形成不全堵塞性血栓，影响冠状动脉血流。这类病例占 50%～70%。②冠状动脉内膜损伤或斑块破裂诱发冠状动脉痉挛，使血管收缩，心肌供血突然减少。这类病例约占 20%。③动脉硬化斑块脂质急剧增大，冠状动脉管腔狭窄明显加重，这类病例占 10%～20%。

21. 不稳定型心绞痛的危险度如何分层

由于不稳定型心绞痛病变的复杂性，各种类型患者的临床情况不同，其预后也不同，所以评价不稳定型心绞痛的危险程度，对其临床危险性进行分层极为重要，根据中华医学会 2015 年修订的《不稳定性心绞痛诊断和治疗指南》作出如下分层（表 1-1）。

表 1-1　不稳定型心绞痛临床危险度分层

组别	心绞痛类型	发作时 ST 段下降幅度	持续时间	肌钙蛋白 T 或 I
低危险组	初发、恶化劳力型，无静息时发作	≤1mm	<20min	正常
中危险组	A：1 个月内出现的静息心绞痛，但 48h 内无发作者（多数由劳力型心绞痛进展而来）	>1mm	<20min	正常或轻度升高
	B：梗死后心绞痛			
高危险组	A：48h 内反复发作静息心绞痛	>1mm	>20min	升高
	B：梗死后心绞痛			

注：①陈旧性心肌梗死患者危险度分层上调一级，若心绞痛是由非梗死区缺血所致时，应视为高危险组；②当左心室射血分数（LVEF）<40%时，应视为高危险组；③若心绞痛发作时并发左心功能不全、二尖瓣反流、严重心律失常或低血压（收缩压≤90mmHg），应视为高危险组；④如果横向各指标不一致，可按危险度较高的指标归类。如心绞痛类型为低危险组，但心绞痛发作时 ST 段压低>1mm，应归入中危险组。

22. 心绞痛的严重程度是如何分级的

临床上一般根据诱发劳力型心绞痛的活动量对心绞痛的严重程度进行分级。根据加拿大心血管学会（CCS）关于心绞痛的分级，Ⅰ级：一般体力活动不引起心绞痛，例如行走和上楼，但紧张、快速或持续用力可引起心绞痛发作；Ⅱ级：日常体力活动稍受限，如快步行走或上楼、登高、寒冷或逆风中行走、情绪激动可引起心绞痛；Ⅲ级：日常体力活动明显受限，在正常情况下以一般速度平地步行100～200米或登一层楼梯时可引起心绞痛；Ⅳ级：轻微活动或休息时即可出现心绞痛症状。

23. 影响不稳定型心绞痛预后的因素有哪些

由于不稳定型心绞痛病理机制的复杂性，其预后个体差异较大，并具有一定的不可预测性，一般而言，所有心血管疾病的危险因素都可以影响不稳定型心绞痛患者临床预后，并且危险因素越多，其预后就越差，其中最重要的影响因素有4个。

（1）心功能状态：冠心病患者的心功能状态，尤其是左心室功能状态是最强的独立危险因素，心脏功能越差，患者状况越差，其预后也就越差，因为这些患者很难耐受进一步的缺血和梗死。

（2）冠状动脉病变部位和范围：冠状动脉病变的部位和范围对冠心病患者也有一定的影响，其中左冠状动脉主干病变最具危险性，3支冠状动脉病变的危险性大于双支或单支病变，前降支病变的危险性大于右冠状动脉和回旋支病变，以及近端病变的危险性大于远端病变。

（3）年龄因素：年龄也是一个独立危险因素，年龄越大，患者的预后就越差，这主要与老年人的心脏储备功能（即心脏功能有一定的代偿，当机体需氧量增加时，心脏功能相应增加）和其他重要器官功能降低密切关系。

（4）合并其他器质性疾病：合并其他器官疾病越多，合并症越重，患者的预后就越差，这些疾病主要有肾衰竭、慢性阻塞性肺疾病、未控制的糖尿病和高血压、脑血管病或恶性肿瘤等，均可严重影响不稳定型心绞痛患者的近、远期预后。

24. 什么是变异型心绞痛？变异型心绞痛有何特点

变异型心绞痛又称为血管痉挛型心绞痛，其发作与心肌耗氧量的增加无明显关系，属于自发型心绞痛的一种类型。1959 年，人们认为此型心绞痛系冠状动脉粥样硬化部位的血管收缩所致，1962 年首例经血管造影证实冠状动脉痉挛。20世纪 70 年代初发现冠状动脉痉挛引起的变异型心绞痛也可发生于正常的冠状动脉。目前，大量尸检证实，冠状动脉痉挛多发生于病变部位，偶见于正常冠状动脉。其主要特点为：①从发病年龄来看，偏于年轻化；②心绞痛发作与活动量无明显关系，多发生于休息时，偶发生于一般日常活动时；③清晨起床后，穿衣、叠被、洗漱和大小便时也易发作，但同等活动量于下午则不易诱发，冠脉造影显示清晨冠状动脉主支的直径较小，其张力明显高于下午，表明变异型心绞痛患者血管运动能力有昼夜变化；④发作定时，且常呈周期性，几乎都在每天的同一时期发生，尤以后半夜、清晨多见，可从睡眠中痛醒，也可于睡醒时出现，午休时或午休醒后也易发作；⑤变异型心绞痛发作的持续时间差异较大，短则几十秒，长则可达 20～30min，但总的来说，短暂发作较长时间发作更为常见；⑥发作前无心率增快、血压增高等心肌需氧量增加的表现；⑦疼痛剧烈；⑧双嘧达莫（潘生丁）及运动负荷试验多为阴性；⑨发作时心电图表现为弓背向下型 ST 段抬高，并涉及邻近两个以上的导联；⑩含化硝酸甘油或硝苯地平可迅速缓解，且钙拮抗剂效果相对较好。

25. 除冠心病外，还有哪些因素会引起胸痛

冠心病是引起胸痛的常见原因，其他原因也可以引起胸痛，只是这些胸痛均不典型，很多没有冠心病的人也常有前胸不适感，其特点为瞬间消失或呈持续性隐痛，可以持续数小时，甚至一天、数天不等；疼痛基本与活动无关，甚至活动还可以使胸痛缓解，胸痛通常在诱发因素消失后发生，如白天活动较多时并无任何明显不适，而到晚间休息时感觉到胸背部不适。诱发胸痛的原因可能与心脏无关，而可能与神经、肌肉劳损有关，或者由心脏神经官能症所致。此外，气胸、主动脉夹层、肺栓塞、肺炎、肋间神经炎、肋软骨炎、胆囊炎和胆结石、胃炎、

食管炎及带状疱疹也都会引起胸部疼痛等症状。

26. 稳定性冠心病患者的冠状动脉斑块稳定性可以随时变化吗？如何判断斑块的稳定性

1954 年 Medichen J 在《英国医学杂志》（The BMJ）发表论文并阐明了一个观点：人一出生就开始了动脉硬化过程，并最终死于血栓性并发症，这个理论奠定了由血管内皮功能损伤触发动脉粥样硬化形成的理论基础。稳定性冠心病的特点是病史长、无明显临床症状或临床症状相对平稳，患者服用的药物、诱发因素、临床表现无明显变化。

值得注意的是，稳定性冠心病也可能随时发展为急性冠脉综合征（ACS），主要是由于冠状动脉粥样硬化斑块的稳定性发生了改变。尸检结果证实了 ACS 的发生并非与粥样斑块的大小有必然联系，而是与斑块的不稳定性呈正相关。病理学研究证实，斑块的不稳定性与冠状动脉内皮功能受损密切相关：ACS 患者冠状动脉内皮功能受损可导致冠状动脉舒张功能受损，冠状动脉血管壁结构重塑，抗炎因子、抗凝血因子分泌不足，即内皮细胞失去了原有的抗炎抗凝血作用，最终引起血小板聚集、炎症细胞活化黏附，并分泌大量促炎因子诱导斑块局部炎症，从而促进了斑块的不稳定性，直至斑块破裂，造成严重心脏后果。

临床上识别不稳定斑块并不容易，一般来说可从以下几个方面进行判断，包括高危人群的筛查、动脉血管内皮功能及血清学标志物检测、颈动脉超声、CT、磁共振、冠脉造影、血管内超声检查、光学相干断层成像。由于斑块的稳定性与血管内皮功能状态密切相关，因此，除上述血清学标志物等间接指标外，目前国际上先进的无创血管内皮诊断系统对不稳定斑块筛查可提供重要的帮助，该方法可对被检查者机体内皮功能的整体状态做出可靠、精确的评估，并可通过无创内皮功能诊断系统（EndoPAT）指数直观、量化地判断受试者血管内皮功能状态，且检测过程简捷，非常适宜作为常规临床检测项目来筛选可能存在不稳定斑块的高危个体。

27. 《2018中国稳定性冠心病诊断与治疗指南》中稳定性冠心病的定义是什么

《2018中国稳定性冠心病诊断与治疗指南》指出，稳定性冠心病（SCAD）是临床常见的冠心病类型之一，包括 3 种情况，即慢性稳定性劳力型心绞痛、缺血性心肌病和急性冠脉综合征之后稳定的病程阶段。这 3 种情况的共同发病机制和病理生理基础为冠状动脉粥样硬化造成的固定狭窄，临床上症状稳定或无症状，在缺血治疗上有共同之处。此外，指南所指 SCAD 不包括冠状动脉痉挛引起的心绞痛和微循环障碍引起的心绞痛。

28. 什么是 X 综合征

X 综合征是具备典型的劳力型心绞痛症状伴心电图 ST 段压低、运动平板试验阳性而冠脉造影正常的一组综合征。其心电图特点为：胸痛发作时有典型的缺血性 ST 段压低，并可持续 10min 左右。心电图运动试验阳性而冠脉造影正常者，诊断时要注意进行麦角新碱试验，以排除冠状动脉痉挛所致的胸痛。

29. 什么是急性冠脉综合征

急性冠脉综合征（ACS）是指在冠状动脉粥样硬化的基础上，斑块破裂、破损或出血，痉挛，血栓形成，造成完全或不完全堵塞冠状动脉的急性病变为病理基础的一组临床综合征，目前一般分为不稳定型心绞痛、非 ST 段抬高型心肌梗死、ST 段抬高型心肌梗死（STEMI）、猝死。为便于快速诊断和正确治疗，根据病史、临床表现和心电图将 ACS 分为 STEMI 和非 ST 段抬高型心肌梗死。

30. 为什么要提出非 ST 段抬高型急性冠脉综合征的概念

非 ST 段抬高型急性冠脉综合征（NSTE-ACS）的概念替代了不稳定型心绞痛

和非 ST 段抬高型心肌梗死，采用 NSTE-ACS 这个术语，是为了强调不稳定型心绞痛和非 ST 段抬高型心肌梗死在病理生理学上的连续性。不稳定型心绞痛和非 ST 段抬高型心肌梗死患者，从临床表现上很难区分。

31. 什么是急性心肌梗死

急性心肌梗死（AMI）是在冠状动脉病变基础上，冠状动脉血供急剧减少或中断，致使相应的心肌出现严重而持久的急性缺血、坏死所致。临床可表现为长时间的胸骨后疼痛、休克、心律失常和心力衰竭，并有血清心肌酶增高和心电图改变的心血管急症。

32. ST 段抬高型与非 ST 段抬高型心肌梗死有什么区别

临床上根据心电图 ST 段的变化特点，将急性心肌梗死分为 ST 段抬高型和非 ST 段抬高型心肌梗死两种，但两种类型的治疗方案和预后截然不同，其主要区别包括以下几点：

（1）血管狭窄的程度：ST 段抬高型心肌梗死发病时间较短，不容易形成侧支血管、建立侧支循环，多支血管病变一般情况下小于 50%；非 ST 段抬高型心肌梗死血管病变时间已久，血管狭窄多较严重，多已经建立侧支循环，并且多支血管病变率非常高。

（2）冠状动脉血栓的阻塞：ST 段抬高型心肌梗死主要是冠状动脉完全闭塞，其阻塞的血栓主要是红血栓（红血栓又称红细胞血栓，主要由纤维蛋白和红细胞组成，溶栓为这类血栓的最佳治疗方案）；非 ST 段抬高型心肌梗死主要是冠状动脉非完全闭塞，或虽为完全闭塞但有侧支循环保护，其阻塞的血栓主要是白血栓（白血栓又称血小板血栓，主要由血小板聚集而成，带有少量纤维蛋白，不含红细胞，治疗主要是针对血小板聚集的药物，如阿司匹林）。

（3）梗死面积：ST 段抬高型心肌梗死由于灌注冠状动脉完全闭塞，通常梗死面积较大；非 ST 段抬高型心肌梗死多由于病变仅仅累及心室壁的内膜或者为小范围心肌梗死，故梗死面积较 ST 段抬高型心肌梗死小。

（4）心肌标志物：ST 段抬高型心肌梗死患者的心肌标志物肌酸磷酸激酶同工

酶（CK-MB）和肌钙蛋白 T（cTnT）等指标水平远远超过正常值，明显高于非 ST 段抬高型心肌梗死患者。

（5）转归：ST 段抬高型心肌梗死患者容易发生心室颤动，非 ST 段抬高型心肌梗死患者多容易发生心功能不全。

（6）心电图：①ST 段抬高型心肌梗死心电图表现为面向梗死区域的心导联出现宽而深的病理性 Q 波、ST 段呈弓背向上抬高，或与直立的 T 波融合、一条弓背向上的单向曲线，T 波逐渐倒置；背向梗死区域的导联出现与面向梗死区域导联相反的改变。②非 ST 段抬高型心肌梗死心电图表现为无病理性 Q 波、普遍的 ST 段压低≥0.1mV，但 aVR 导联（有时 V$_1$ 导联）ST 段抬高，对称性 T 波倒置。其他情况下可以出现无病理性 Q 波，也无 ST 段变化，仅有 T 波倒置改变。

（7）其他：ST 段抬高型心肌梗死患者易合并心律失常、心力衰竭、心源性休克等，冠状动脉病变多为单支；非 ST 段抬高型心肌梗死患者既往多有糖尿病或高血压及心绞痛史，患者冠状动脉病变较弥漫，有侧支循环建立。两者病死率无明显差异，但非 ST 段抬高型心肌梗死远期预后较差。

33. 急性心肌梗死常见的诱发因素有哪些

急性心肌梗死常见的诱发因素包括体力活动、饱餐、饮酒、用力大便、各种感染、手术创伤、出血、腹泻、寒冷等气候变化，以及各种疾病造成的缺氧、低血糖、电解质紊乱等。

34. 急性心肌梗死的发病机制是什么

急性心肌梗死是由冠状动脉粥样硬化造成管腔狭窄和心肌缺血，而侧支循环尚未建立，一定诱发条件诱导发生的，其机制归纳如下。

（1）冠状动脉闭塞，病变血管粥样斑块破裂或内膜下出血，管腔内血栓形成或动脉长时间痉挛，导致管腔发生完全闭塞。

（2）心排血量骤降，如因休克、脱水、出血、严重的心律失常及外科手术等导致心排血量迅速下降，冠状动脉灌注量严重不足。

（3）心肌需氧需血量猛增，如重度体力劳动、情绪激动及血压剧升时，左心室负荷迅速增加，儿茶酚胺分泌增多，心肌需氧量也增加。

（4）急性心肌梗死并发的严重心律失常、休克及心力衰竭都会降低冠状动脉灌注量，扩大心肌坏死范围。

（5）急性心肌梗死有时也可以在尚无冠状动脉粥样硬化的冠状动脉痉挛基础上发生，有时也可在冠状动脉栓塞、炎症、先天性畸形基础上发生。

除上述机制外，急性心肌梗死经常发生在饱餐（尤其是进食大量脂肪）后、安静睡眠时、用力大便后，这是由于餐后血脂增高，血液黏度也高，血小板黏附性增强，局部血流缓慢，血小板很容易聚集导致血栓发生；睡眠时，迷走神经张力增高，很容易导致冠状动脉痉挛；用力大便则会增加心脏负荷。

35. 心肌梗死如何分类

临床上可以根据冠状动脉病变情况、性质、部位及范围对急性心肌梗死进行分类。

（1）根据冠状动脉病变情况进行分类：冠状动脉粥样硬化性心脏病、非冠状动脉粥样硬化性心脏病。

（2）根据病程及病变性质分类：急性心肌梗死、陈旧性心肌梗死、复发性心肌梗死（再梗死）。

（3）根据病变部位分类：前壁心肌梗死、侧壁心肌梗死、下壁心肌梗死、室间隔心肌梗死、右心室心肌梗死等。

（4）根据病变范围分类：透壁性心肌梗死、非透壁性心肌梗死、心内膜下心肌梗死、灶性心肌梗死。

（5）根据心电图表现分类：ST 段抬高型心肌梗死、非 ST 段抬高型心肌梗死。

36. 什么是心肌顿抑

心肌顿抑又称心肌缺血后心功能不全，指多种原因导致心肌缺血后，心肌细胞发生一系列生理、生化及代谢变化。短时间心肌缺血、心肌细胞尚未发生坏死之前，早期冠状动脉再灌注（血管再通使病变的心肌重新获得血供）可以挽救尚存活的心室肌，虽然此时无心肌坏死，但心功能障碍（包括心肌收缩、高能磷酸键的储备及超微结构不正常）可持续 1 周以上，在血流恢复之后心肌的收缩和舒张功能低下时间延长，以后逐渐好转。

37. 什么是心肌冬眠

在长期低灌注状态下，心肌通过自身调节使收缩功能减低，能量消耗减少，以保证心肌存活，防止不可逆损伤，此现象称为心肌冬眠。

心肌冬眠是心肌对低灌注状态的一种适应性反应，其特点如下：①冬眠心肌是存活的；②冬眠心肌具有一定的功能储备，当短暂性使用小剂量正性肌力药物时，可使心肌功能暂时提高；③当恢复心肌灌注时，心肌功能可恢复。

38. 心肌冬眠的机制是什么

心肌冬眠发生的确切机制尚不清楚，目前认为可能与下列因素有关：①心肌低灌注状态使受累冠状动脉所支配的微血管血供减少，从而导致心肌纤维肌节的缩短。根据 Frank-Starling 定律，心肌纤维肌节缩短可使心肌收缩力减弱。②心肌低灌注状态使心肌产生的能量减少，能量储备降低，从而使心肌收缩力反馈性地降低。③反复心肌顿抑是引起心肌冬眠的机制。一些研究者认为心肌顿抑（如由于冠状动脉内动脉粥样硬化斑块破裂，冠状动脉痉挛，冠状动脉内血小板黏附、聚集等）可引起心肌功能的延迟恢复。如心肌顿抑反复发作，可引起心肌功能的持续减退；如心肌顿抑后心肌血供未彻底恢复，则可引起心肌冬眠。④心肌缺血预适应是心肌在发生一次短暂缺血后的一种快速适应性反应，可在随后较长时间的心肌缺血过程中延缓心肌细胞的死亡。在心肌缺血预适应中，心肌能量消耗降低，有利于保护心肌。心肌缺血预适应时伴随钙离子细胞内流减少。有人认为，多次心肌缺血预适应可诱导心肌冬眠。⑤基因表达改变。研究表明，心肌低灌注状态可促使心肌内基因表达改变，诱导一些转录因子的表达，并促进细胞胞质内一些蛋白的合成。⑥心肌代谢改变。一些研究者认为心肌低灌注状态引起的代谢改变是导致心肌冬眠的主要机制。持续心肌低灌注可引起心肌细胞内 pH 降低，能量代谢率下降。这些改变促使心肌收缩力降低，从而保留心肌线粒体功能和能量储备，维持心肌存活。

39. 心肌顿抑与心肌冬眠的区别是什么

两者的区别如下：①心肌顿抑由短暂严重心肌缺血引起，而心肌冬眠由慢性持续心肌缺血引起；②心肌顿抑发生在心肌缺血后，而心肌冬眠发生在心肌缺血当时；③心肌顿抑在心肌缺血终止后心功能恢复较慢，而心肌冬眠在心肌缺血终止后心功能恢复相对较快。

40. 如何认识青年心肌梗死

各地区所定青年年龄标准尚不尽一致，一般将心肌梗死的青年定为男性＜40岁、女性＜46岁。

有资料表明，40岁以下的心肌梗死者（青年心肌梗死患者）占所有心肌梗死者的2%～6%，这些患者80%～85%有严重冠状动脉粥样硬化，7%～8%冠状动脉正常，极少数也可由非冠状动脉粥样硬化所致，冠脉造影常发现单支血管病变，最常侵犯左前降支。尽管仅常累及一支血管，但是其前降支病变对左心室功能的影响较为明显，提示青年人的心肌梗死常由冠状动脉迅速阻塞所致，因而没有及时建立侧支通道（即心脏其他血管的血液供应本次发生病变区域的心肌）。

资料表明，从急性心肌梗死中存活下来的青年患者77.3%可存活16年。一项16年追踪研究的结果提示：青年心肌梗死患者组中34%～45%出现复发，其中半数以上于第二次心肌梗死后死亡。在存活者中，大约50%会出现梗死后心绞痛，这些患者常是多支血管病变的冠心病患者。另外，有人比较了＜40岁和≥40岁的心肌梗死患者，发现前者危险因素明显较多。文献一致认为，对于青年心肌梗死患者，吸烟是最常见的危险因素。多项研究提示，早发心肌梗死者比晚发者遗传因素更强。

此外，青年心肌梗死患者40%以上患病前无任何先兆症状，心肌梗死是其首发临床表现，且起病急，病情进展迅速且危重，易漏诊和误诊。青年心肌梗死后，常无残存的心绞痛或其他临床症状，射血分数及心功能常保持在良好的稳态之中，预后相对较好。

41. 如何认识老年心肌梗死

老年心肌梗死与青年心肌梗死相比，呈非典型发作者较多，年龄越大，这种倾向越明显。其特点如下：①无痛型多见，约 40%属于无痛型。原因为老年心肌梗死常伴有严重并发症，如心力衰竭、心源性休克、严重心律失常、晕厥等，这些并发症严重掩盖了疼痛症状。老年人神经系统衰退，对疼痛敏感性降低，痛阈升高。另外，老年患者由于长期反复发生相对冠状循环障碍，多出现散在、微小的梗死病灶，而急性的大块透壁性梗死较少见。②疼痛多不典型。不少老年患者表现为上腹部或剑突下疼痛、背部痛或咽痛等。③并发脑循环障碍者多见。有报道，12%～25%老年急性心肌梗死同时并发脑血管病，并有"心肌梗死后脑卒中"之称，脑血管病主要出现于前壁及大面积急性心肌梗死之后，可能因急性心肌梗死使心排血量下降，造成脑供血不足所致。④合并心力衰竭者多见。这与老年患者冠心病病程长，心肌广泛缺血、硬化，以致心肌收缩力减退，心室壁顺应性降低（即心脏的舒张功能下降），心脏储备功能明显下降等有关。⑤合并心律失常，特别是传导障碍者较多见，这是由老年人心肌及传导组织的退行性变所致。⑥再梗死者多见。再梗死在老年急性心肌梗死中占 12.8%～25%，其临床表现与初发性心肌梗死显著不同：可不出现急性心肌梗死心电图的典型演变过程，仅表现为 ST 段的再次抬高，QRS 或 Qr 型再度转变为 QS 型，原 Q 波加深、加宽等。⑦并发症多而严重。心电图改变不典型，如老年心肌梗死常为再发性心肌梗死，在原有陈旧性心肌梗死的基础上又发生另一部位心肌梗死，由于两处电压方向相反且可以相互抵消，故心电图上可以出现无病理性 Q 波，仅有 ST-T 改变。⑧老年人常发生散在局限性心肌梗死，此类心肌梗死面积较小，以 T 波倒置、ST 段下降为主要表现，没有典型的 Q 波，ST 段不抬高，这种情况下需密切观察 ST-T 的演变及追查心肌酶谱。此外，老年人常有束支传导阻滞，此时发生心肌梗死不易显示典型心肌梗死图形，但可见 ST-T 演变，并且年龄是影响心肌梗死预后的重要因素，年龄越大，预后越差。

由于上述老年心肌梗死的特殊性，临床上除常规治疗外，还应特别注意以下几点：①心脏功能差，因其心肌顺应性差、僵硬，收缩及舒张功能均低下；②体液容量变化大，易发生心排血量减少的情况，又易发生肺水肿；③对 β-受体激动剂类药物敏感性下降，血压、心率对该类药物反应能力降低；④心脏传导系统细胞凋亡、退行性变等极易合并心律失常；⑤对硝酸甘油反应敏感；⑥肝肾功能低下，影响药物的药代动力学；⑦溶栓治疗出现脑卒中的风险加大；⑧因心电图多以 ST 段压低为主，与 ST 段抬高者不同，不适于溶栓，更多倾向于介入治疗；⑨对老年心肌梗死更应强调个体化治疗。

42. 青年与老年心肌梗死的危险因素有何差异

由于青年心肌梗死与老年心肌梗死各有其临床特点，并且危险因素的构成比也不尽相同，有些危险因素对青年患者影响较大，有些危险因素对老年患者影响较大，故在心肌梗死治疗时要特别注意。青年与老年心肌梗死危险因素构成比见表 1-2。

表 1-2　青年与老年心肌梗死危险因素构成比

危险因素	青年心肌梗死	老年心肌梗死
高血压	56%	60%
吸烟	82%	40%
高脂血症	48%	20%
糖尿病	4%	16%
肥胖	20%	12%
家庭史	40%	8%

43. 妊娠会增加心肌梗死的风险吗

杜克大学医学中心的一项研究表明，妊娠妇女急性心肌梗死的发生率较未妊娠者增加 3~4 倍，某些疾病和妊娠并发症会进一步增加这种风险，也会增加其患冠状动脉疾病甚至心源性死亡的风险。

该研究发现在 2000~2002 年美国住院患者中，共有 859 例与妊娠相关的急性心肌梗死病例，其中大约 75% 的梗死发生在妊娠期间，其余发生在产后期；而根据美国某大型卫生组织提供的育龄期妇女心肌梗死发生率推断只有 250 例，与实际发生的 859 例相比，后者呈 3~4 倍增加，故心肌梗死的风险可能和妊娠相关，并且这种风险会随着年龄呈指数性上升。此外，吸烟、高血压、血栓性疾病、糖尿病会在妊娠基础上进一步促进急性心肌梗死及妊娠并发症的发生。吸烟会使妊娠妇女急性心肌梗死的发生率增加 8 倍，即使从发现妊娠当天起戒烟，吸烟对血管的损害还可以持续 15 年之久，并且其损害程度与烟龄密切相关。另外，因为孕期高凝状态增加了血栓的发生率，故血栓性疾病也被当作妊娠相关急性心肌梗死的危险因素。

研究人员认为，应该加强对高龄、吸烟、患血栓性疾病或妊娠并发症妇女的筛查和预防，进行前瞻性研究及学科间合作，明确这些因素对其未来心血管健康的影响，并进行早期干预以显著增加这些人的存活率。

第二章

冠心病的诊断

- 典型心绞痛症状要根据以下几方面进行判断：疼痛的部位、疼痛与运动的关系、疼痛的特点、疼痛持续时间。

- 冠心病诊断的经典"金标准"仍是经皮冠脉造影术。冠状动脉血流储备分数、血管内超声和光学相干断层分析技术，也是诊断冠心病的重要手段。

- 验前概率（PTP）可以帮助医生合理地调整对于慢性稳定性冠心病（SCAD）的临床诊断思路。运动或负荷试验有助于 SCAD 的诊断，临床上若冠状动脉 CT 检查未见冠状动脉狭窄病变，一般可不进行有创性检查。

- 心肌梗死分为急性心肌梗死（AMI）和陈旧性心肌梗死。陈旧性心肌梗死是指超过 1 个月的心肌梗死。AMI 又分为 1～5 型。

- 凡符合以下 3 条中任何 2 条者，即可诊断为 AMI：①典型心绞痛持续 30min 以上；②心电图出现心肌梗死特征性表现并有演变过程；③血清酶异常升高或肌钙蛋白阳性。

- AMI 危险程度判断：女性、高龄、既往梗死史、心房颤动、前壁心肌梗死、肺部啰音、低血压、窦性心动过速、糖尿病，存在以上因素者属于高危患者。

- 血清心肌标志物变化可以提供评估心肌梗死危险性有价值的信息。

- 心肌梗死常见并发症：①乳头肌功能失调或断裂；②心脏破裂；③室壁瘤；④栓塞；⑤心肌梗死后综合征；⑥肩手综合征。

1. 典型心绞痛的基本特征有哪些

（1）疼痛部位：典型心绞痛位于胸骨后，可以向胸部两侧、两上臂，尤其是左侧远至手腕部放射，也可以向颈、下腭部放射，少数还可以向背部放射。最常见的是，胸痛始于其中某一部位，然后仅向胸部中央放射，但有时完全与胸骨区无关。

（2）疼痛与运动的关系：由于运动或应急时心肌耗氧量增加，结果往往诱发心绞痛，在休息片刻则迅速缓解。也有些患者在静息时发生心绞痛，临床上称为变异型心绞痛。

（3）疼痛特点：典型的心绞痛症状是胸部的压迫感或绞榨感。该症状的严重程度差异很大，可以为轻微局限性不适，也可以是非常严重的疼痛。针刺样、烧灼样疼痛可排除心绞痛。

（4）疼痛持续时间：与诱发心绞痛的原因有关。体力活动诱发的心绞痛，往往在停止活动后 1~3min 及以上缓解；情绪诱发的心绞痛缓解要慢于体力活动诱发者。与冠状动脉粥样硬化性狭窄比较，X 综合征患者的心绞痛持续时间往往较长，并且与活动的关系不大。

心绞痛发作时的胸部不适还可以伴有气短、疲倦和衰弱等症状，甚至被其掩盖。对于上述 4 个特征，多数患者能毫无困难地描述前 2 个特征，但对后 2 个特征的描述则含糊不清。

2. 为什么典型心绞痛是胸骨后疼痛和左肩、臂内侧放射痛

心绞痛的典型部位不是心前区，而常常是胸骨后，并向左肩、臂内侧放射，这是由于缺血缺氧使心肌产生的代谢产物堆积，刺激心脏内自主神经的传入纤维末梢，经 1~5 胸交感神经节和相应的脊髓段传至大脑，产生痛感，这种痛觉反映在与自主神经进入水平相同脊髓段的脊神经分布区域，即胸骨后及两臂的前内侧与小指，尤其是左侧，而不是心脏部位，因此典型心绞痛部位不是心前区。

3. 如何自我判断是否患冠心病

（1）早期自觉症状：中老年人如果在日常生活中出现下列情况，就应当考虑冠心病的可能，需及时检查，尽早诊断。①在劳累或精神紧张时出现胸骨后或心前区闷痛，或紧缩样疼痛，并向左肩、左上臂放射，持续 3～5min，休息后自行缓解。②体力活动时出现胸闷、心悸、气短等症状，休息后可自行缓解。③出现与运动有关的头痛、牙痛、腿痛等症状。④饱餐、寒冷或受惊时出现胸痛、心悸等症状。

（2）心肌缺血较严重时的症状：冠心病早期可能不会有任何症状，只有在仪器检查时才发现。有时经心电图平板运动试验会发现激烈运动后才会出现的心肌缺血。心肌缺血如果进一步加重，普通心电图也会发现心肌缺血的表现。如果缺血比较严重，可以出现下述症状：①心绞痛发作的特点是突然发作，位于胸前或胸骨后，为压迫感或紧束的感觉，呈阵发性发作，心电图常没有任何异常。如果是典型症状，经患者描述后基本可以初步做出诊断。②心绞痛发作持续不缓解，说明心肌缺血严重且持续，应考虑由心绞痛发展为心肌梗死的可能，这时心绞痛可持续几十分钟甚至更长时间，注意鉴别胸部不适的程度及持续的时间，如果仅仅是轻微胸部不适，并且能正常地进行各种活动，则常常不是心绞痛。此外，胸闷发作会持续半天、甚至一天者通常不是心绞痛。③心跳不规则，心肌缺血可以引起各种心律失常，但心律失常的诱因很多，诊断未明确时，不可以盲目诊断为冠心病。对于怀疑有冠心病者，必须注意检查是否存在冠心病的危险因素（如 A 型性格、吸烟、肥胖、糖尿病、高脂血症、痛风和冠心病家族史）。也可以通过心电图、运动心电图或心脏核素扫描（ECT）检查，但注意不要把"缺血性改变"同冠心病混同。比如发射型 CT 检查表现为局限性缺血，就应该进一步查找供血不足的原因，常用的方法是冠脉造影。如果冠脉造影正常，还要考虑是否有存在冠状动脉痉挛或引起心电图异常的其他多种疾病。④夜晚睡眠时感到胸闷憋气，必须高枕卧位方能好转；熟睡或白天平卧时突然胸痛、心悸、呼吸困难，必须马上坐起或站立方能缓解。⑤性生活及用力排便时出现心慌、胸闷、气急或胸痛等反应。⑥噪声会导致心慌、胸闷。⑦反复出现脉搏不齐、心跳过速或过缓且原因不明。

（3）不典型症状：有些冠心病患者可能出现一些不典型的症状，要提高警惕。例如：①有些冠心病患者无典型胸痛症状，仅表现为房颤、室早、房室传导阻滞等各种心律失常，或以气促、夜间阵发性呼吸困难等心力衰竭表现为首发症状，临床上称为心律失常和心力衰竭型冠心病，是冠心病的一种特殊类型。②如果冠心病患者在胸部以外出现疼痛症状（如头痛、牙痛、咽痛、肩痛、腿痛），经常需要与相应器官所导致的不适进行鉴别。③少数冠心病患者，尤其是急性心肌梗死发作时，仅出现脑血管病表现，如头晕、肢体瘫痪、突然意识丧失和抽搐等脑循环障碍，其机制为心肌梗死时，心排血量下降、心肌收缩力下降或合并严重心律失常以致脑供血不足。因此，老年人有脑血管病表现时，应做心电图检查并短期内随访，以防止急性心肌梗死的漏诊。有些患者表现为上腹胀痛、不适等胃肠道症状，尤其是疼痛剧烈时常伴有恶心呕吐，临床上易误诊为急性胃肠炎、急性胆囊炎、胰腺炎等。④如果合并其他急性疾病，如糖尿病酮症酸中毒、急性感染、外科急症，急性心肌梗死的症状也经常被掩盖。⑤老年人记忆力减退，感觉迟钝，对症状又不善表达，常被家人和医生所忽视，因此老年人要常规做心电图检查。如果发现有心肌缺血的证据，就要及时治疗。

4. 我国急性心肌梗死患者发病时的主要表现及影响因素是怎样的

China PEACE 前瞻性心肌梗死研究对 53 家医院 2012 年 12 月至 2014 年 5 月收治的 3434 例急性心肌梗死患者分析发现，94%的急性心肌梗死患者表现为胸痛或胸部不适，其他常见症状为大汗（67.2%）、乏力（31%）、恶心（30.7%）、呼吸困难（29.1%）、肩颈放射性疼痛（27.9%）、心悸（22.3%）及胃部不适或疼痛（12.8%），0.2%的患者无急性症状。

中国急性心肌梗死（CAMI）注册研究通过对 14 854 例急性心肌梗死患者的分析发现，持续胸痛及大汗是我国急性心肌梗死患者最为典型的临床表现，男性和女性无症状心肌梗死分别占 1.2%及 1.7%。约 1/4 的 ST 段抬高型心肌梗死患者就诊时无典型胸痛症状；无典型胸痛患者往往就诊时间晚，可接受急诊经皮冠状动脉介入（PCI）治疗的比例低，住院期间死亡率较高。

在 CAMI 注册研究的 14 854 例患者中，共有 2879 例（19.4%）患者存在明确的诱因。对于<55 岁的急性心肌梗死患者，20.8%的诱因为近期过度不良生活方

式，14.6%为大量饮酒；对于≥75岁的急性心肌梗死患者，13.3%的诱因为天气骤变，10.0%为疾病、手术或创伤。

对2001～2011年全国16 100份急性心肌梗死病历的分析发现，大多数患者未接受过饮食、运动、控制体重、定期复查血脂及戒烟的五项建议；2011年仍有超过50%的患者未接受过任何建议，接受3～5条建议的比例为2.7%。饮食的建议率不足40%；控制体重的建议率接近于0，在BMI≥24kg/m²的患者中控制体重的建议率仅为1.3%。

通过对全国不同地区53家医院3387例急性心肌梗死发病24h内患者的研究显示，30天内再入院率为6.3%，近50%发生于出院后5天内。其中，77.7%因为心血管事件再入院，包括心绞痛（31.2%）、心力衰竭（16.7%）和急性心肌梗死（13.0%）。

5. 冠心病诊断的临床标准是什么

诊断冠心病的临床标准为具备下列3条中任何1条者。

（1）具有典型的心绞痛症状而不能用主动脉瓣病变、一氧化碳中毒、严重贫血、心律失常和低氧血症等解释者。

（2）已经确诊的心肌梗死者，即冠心病心肌梗死者。确诊为心肌梗死应符合以下两点之一：①符合急性心肌梗死的诊断标准，包括典型症状、特征性心电图改变和血清酶升高；②病史中已有明确的心肌梗死既往史。

（3）40岁以上、具备冠心病危险因素（如高血压、高脂血症、长期吸烟、糖尿病等）2项者，如果出现以下情况之一而不能用主动脉瓣病变、自主神经功能紊乱、心肌炎、心肌病、肺气肿、电解质紊乱及服用洋地黄等药物来解释者。这些情况包括：①心电图缺血表现，表现为相邻导联ST段压低>0.1mV或T波深而倒置（>0.3mV），并有动态改变，心电图显示心肌缺血而无其他原因可解释者。②心电图负荷试验阳性，包括次极量运动试验或双嘧达莫试验、超声心动图运动或药物负荷试验等。③超声心动图有典型节段性室壁运动异常而无其他原因可解释者。④放射性核素扫描显示心肌缺血征象而无其他原因可解释者。

尽管目前临床常用上述3条标准诊断冠心病，但这些均不是冠心病诊断的"金标准"，目前冠心病诊断的经典"金标准"仍是经皮冠脉造影术。此外，近年来随着冠状动脉内血流和压力测定（冠状动脉流量储备分数）、血管内镜、血管内超声和光学相干断层扫描技术的开展，这些方法也成为诊断冠心病的重要手段。

6. 如何诊断冠状动脉痉挛

既往冠状动脉痉挛的确诊要根据麦角新碱激发试验，即在行冠脉造影时，向患者冠状动脉内注射一定量的可能诱发冠状动脉痉挛的药物（如麦角新碱），注射后再做造影，如出现注射前未见到的狭窄则可诊断。这种方法因有一定诱发冠状动脉持续不缓解性痉挛的可能性，目前已极少应用。目前，冠状动脉痉挛的诊断主要根据胸痛发作特点及发作时是否出现心电图 ST 段抬高，以及钙拮抗药和 α-受体阻滞药的特异性缓解效果等。在行介入诊断和治疗时由于某些患者精神高度紧张，以及介入治疗器械（导管、导丝、球囊、支架等）对冠状动脉血管壁的刺激作用，术中可能出现冠状动脉痉挛，此时手术医生应及时发现并做出诊断，向冠状动脉内推注硝酸甘油、钙拮抗药（如地尔硫䓬）及 α-受体阻滞药（如乌拉地尔），使痉挛获得缓解。符合以下条件即可确诊：①正常冠状动脉出现一过性狭窄或完全闭塞，或者冠状动脉粥样硬化性狭窄部位出现一过性进一步狭窄或完全闭塞。②硝酸盐类或钙拮抗剂类及其他扩冠药物使上述狭窄或闭塞迅速消失或自行消失。

7. 如何规范诊断冠心病

目前，临床上有些医生看到患者心电图有 T 波低平或倒置，或者 ST 段轻度下移，即诊断为心肌缺血，或缺血性心脏病；也有的将出现在年龄大者的室性期前收缩、房性期前收缩等心律失常诊断为冠心病；还有的不详细询问病史及鉴别症状，只要患者有胸闷、胸痛症状就诊断为冠心病，故导致冠心病误诊率极高，而有些症状不典型的冠心病往往被漏诊。规范诊断冠心病应注意以下几点。

（1）缺血性胸痛：位于胸骨后，手掌范围大小，每次发作呈阵发性（1～15分/次），为钝闷痛，劳力可诱发，休息或舌下含服硝酸甘油可缓解，有时伴咽喉、牙及头痛，或左上肢麻木及疼痛。

（2）心电图动态改变：12 导联心电图是胸痛患者常用的检测手段之一。ST 段的偏移和对称性 T 波倒置对不稳定型心绞痛的诊断有较高的特异性。心绞痛发作时 ST 段水平或下斜型降低≥0.1mV，但阳性率不高，仅有 30%～40%患者在心绞痛发作时才有心电图相应的缺血性改变，心绞痛缓解后心电图可恢复正常。有时无心绞痛发作也有心肌缺血的改变，称为无痛性心肌缺血。故心绞痛这一主观症状与心电图缺血性 ST 段降低并非总是同时出现。而那些长期有 ST-T 段改变而无动态变化的患者，大多数不是由于冠状动脉血管性缺血引起，可能是由于其他心脏疾病引起的心肌肥厚或心肌细胞代谢障碍造成的心肌缺血所致。

（3）若上述心电图无缺血，可行 24h 动态心电图检查以提高不稳定型心绞痛的检出率，与冠脉造影相比，24h 动态心电图诊断冠心病的敏感性为 91%，特异性为 78%，尤其是对冠心病合并心律失常的诊断敏感性和特异性较高，故对于伴有心律失常者，它是一种不可缺少的检查手段。

（4）心电图负荷试验：运动负荷试验是心电图负荷试验中最常用的，也是冠心病诊断最常用的辅助手段之一。临床上常采用踏车及活动平板运动试验，从运动中便可观察心电图和血压的变化，并且运动量可按预计目标逐渐递增。运动负荷试验是早期检测冠心病的一种方法，其平均敏感性为 68.0%，平均特异性为 77.0%。但心电图运动负荷试验阴性者不能排除冠心病，需要结合其他临床资料进行综合评价。

在不稳定型心绞痛亚急性期进行运动心电图试验检测，如能诱发另一型不稳定型心绞痛，则提示有严重的冠状动脉病变，但注意不稳定型心绞痛不宜做运动试验以防诱发心肌梗死，此时冠脉造影可能会更安全些。

（5）超声心动图：由于冠心病早期心脏无明显扩大，室壁活动无严重障碍，超声心动图改变不明显，超声心动图对冠心病的早期诊断价值不大；而冠心病后期，超声心动图（二维和三维超声）可显示患者室壁节段性活动异常，如不稳定型心绞痛发作时，局部缺血的心肌迅速出现收缩功能下降。超声心动图可根据室壁运动异常做出诊断，其敏感性为 88%，特异性为 78%。心肌梗死患者二维超声的变化主要是室壁活动异常，通过对这种异常进行定性和定量分析，可对心肌梗死做出定位诊断并对心肌梗死面积进行评估。超声心动图另一个优点是对心肌梗死的并发症也有较高的检出率，尤其对室壁瘤、乳头肌断裂、室间隔穿孔等并发症的诊断。

（6）放射性核素心肌显像：是采用放射性核素 ^{201}TI 和 ^{99}Tc 对心肌进行灌注，使缺血心肌显像的技术，对心肌冬眠和心肌顿抑的诊断尤其可靠。Bilodeau 等利用 ^{99}Tc 单光子发射计算机断层扫描技术，对 45 例怀疑为不稳定型心绞痛患者的研究显示，在心绞痛发作期间其敏感性为 96%，特异性为 79%；在心绞痛的间歇期，其敏感性为 65%，特异性为 84%。

（7）冠脉造影是目前最准确而直观的诊断方式，其准确性约 99%，可使直径 ≥200μm 的冠状动脉显影，但对于冠状动脉痉挛或微血管性心肌缺血（X 综合征）不能获取直观的证据，仅能在形态上综合判定冠状动脉狭窄的情况，药物激发试验可提高其对变异型心绞痛的检出率。对于疑似或不典型病例，反复发作的胸痛、左心功能不全、心电图提示频发而大范围的心肌缺血病例应积极行冠脉造影，以便确诊和指导治疗。

随着近年来冠状动脉内超声应用的增多，人们逐渐可以准确判定不规则狭窄或功能性狭窄的情况，以及粥样硬化斑块的稳定性，这也将有助于冠状动脉介入治疗的选择及其疗效监测。

综上所述，具有典型的缺血性症状和（或）客观检查证据，确诊冠心病一般不难。而对于某些症状不典型或证据不足者要慎重，可先按冠心病治疗，同时进一步寻找冠心病证据，指导选择规范的治疗方案。

8. 女性冠心病的临床特征如何

女性冠心病患者心绞痛症状多不典型，可表现为乏力，肩颈部、背部及上肢疼痛，胸部烧灼感。多数女性急性心肌梗死患者由于症状不典型而致误诊、漏诊或诊断延误，没有得到及时、有效的治疗。女性急性心肌梗死患者往往年龄更大，更多合并心力衰竭、高血压、血脂异常、糖代谢异常等。

9. 女性冠心病相应检查的意义如何

女性冠心病心电图较少表现为典型心肌缺血性 ST 段压低，而多见 T 波低平或倒置。因此，心电图 ST 段改变对于女性患者诊断冠心病的敏感性和特异性均较低。女性冠心病患者由于体力、运动耐量及雌激素等对心电图的影响，导致对心电图运动负荷试验敏感性增高，假阳性率较高，特异性较低。近年研究发现，运动负荷试验中女性患者运动耐量下降与其预后不良相关。

冠脉造影也存在性别差异，有时也是女性冠心病误诊、漏诊的原因。冠脉造影显示，女性冠状动脉多较细，病变累及前降支或其他单支病变较男性多。有心绞痛或胸痛症状的女性患者的冠脉造影检查异常发现率往往低于男性患者。此外，微血管病变及冠状动脉储备异常也是女性心绞痛发作的常见原因。

10. 冠心病患者的心电图显示会正常吗

有些冠心病患者如未发生心绞痛，或因冠状动脉病变严重导致心电向量相互抵消等可出现"完全正常"的心电图，故正常的心电图并不能排除冠心病，心电图是诊断冠心病的一项简单且重要的依据，但并不是唯一的依据。

11. CT 冠脉造影对诊断冠心病有何价值

256 排 CT 冠脉造影（CTA）对于检测冠状动脉狭窄的阴性预测值较高，达 98%。其中，影响造影图像分析结果的主要是病例的心律变化，如心率过快、心律失常等因素均可影响结果评估。

正电子发射计算机断层显像（PET-CT）检测与血流动力学异常相关的冠状动脉病变的敏感性和特异性分别为 90% 和 98%。

12. CT 冠脉造影对预后有何影响

德国学者 Hadamitzky 等发现，CTA 可能有利于判断疑诊冠心病患者的长期预后。该学者选择了 1584 例疑诊冠心病患者进行 CTA 检查，平均随访 5.6 年。结果显示，冠心病严重程度与斑块总积分均为致死和非致死性心肌梗死的预测因子。伴有弥漫性斑块（＞5 个节段）和冠状动脉严重狭窄的冠心病患者年事件率均明显高于无冠心病患者（$P<0.01$），研究者认为，CTA 是评估疑诊冠心病患者长期预后的重要工具。

13. 冠脉 CT 检查提示的 "心肌桥" 有何含义

心肌桥是一种先天性血管畸形。冠状动脉及其分支通常走行于心脏外膜的表面，当一段冠状动脉被心肌所包绕，该段心肌即被称为心肌桥。心脏收缩时被心肌桥覆盖的这段冠状动脉受到压迫，出现收缩期狭窄，而心脏舒张时冠状动脉压迫被解除，冠状动脉狭窄也被解除，一般不会引起症状，也不需要治疗。

14. CT 检查提示 "冠状动脉钙化积分" 有何意义

钙化积分=钙化面积×钙化灶峰值计分。将各支血管钙化灶计分求和得出该血管的钙化总积分。如果钙化积分为 0 或很小（<10）则说明钙化程度很轻，但冠状动脉钙化并不意味着肯定有血管狭窄，做增强 CT 检查显示冠状动脉钙化时，则冠状动脉管腔局部是否存在狭窄及狭窄程度均无法判断，只能借助冠脉造影检查明确诊断。

15. "冠状动脉分布为右优势型" 有何意义

冠状动脉分为左、右冠状动脉，根据其分布、走行可以分为 3 种类型：右冠优势型、均衡型、左冠优势型。右冠优势型即狭窄冠状动脉大部分心肌是由右冠状动脉供血，以此类推。人群中 85% 都是右冠优势型。

16. 为什么冠脉 CT 与冠脉造影结果可能会不一致

很多冠心病患者的冠脉 CT 和冠脉造影结果不一致，有时差异会很大，甚至截然相反，这是由两种检查的原理不同所致。冠脉 CT 是 X 线断层成像，会受体位、层面、血管走行、心率等因素的影响；而冠脉造影是利用造影剂显影将冠状动脉的走行、管腔内情况等直观地显示在电脑屏幕上，相比冠脉 CT 更准确、更直观，因此也是诊断冠状动脉疾病的 "金标准"。

17. 为什么有些患者需要做冠脉CT，而有些则直接住院行冠脉造影

一般而言，对于那些症状很轻（症状不典型或表现为非心脏性疼痛）、无冠心病危险因素及家族史的门诊患者，并且患者很紧张、心理压力较大、主观上要求明确是否有冠状动脉疾病时，可以行冠脉 CT 明确冠状动脉是否有狭窄及狭窄的程度；而对于那些症状很典型，表现为劳力型心绞痛，药物控制效果不佳，发作时有心电图典型改变或运动平板（核素运动）试验提示有明确心肌缺血，本人又想进一步治疗者，则应住院行冠脉造影，根据造影结果决定下一步治疗方案。

18. CT 和 MRI 检查在排除冠心病方面，哪个更精确

2010 年 *Annals of Internal Medicine* 上的一项新荟萃分析结果表明，与 MRI 相比，在检查和排除冠心病方面，CT 是一种更好的非侵入性成像检测技术，较 MRI 有更高的敏感性和特异性。

该荟萃分析包括了直接对比非侵入性成像检测与传统冠状动脉血管造影的 89 项 CT 研究和 19 项 MRI 研究，其中非侵入性成像检测仅包括当时最先进的 CT 扫描仪和 MRI 技术。冠状动脉严重狭窄被定义为 CT、MRI 和传统血管造影显示冠状动脉内径狭窄超过 50%。

对于冠心病诊断，CT 的敏感性和特异性分别为 97.2%和 87.4%，MRI 则分别为 87.1%和 70.3%。一项仅局限于排除冠心病的 CT 研究分析得出了与总体结果相似的敏感性和特异性，而一项扫描仪组分析结果显示，多排 CT 扫描仪组的敏感性更高。

研究提到，技术进步提高了 CT 和 MRI 的图像质量，多排 CT 更为先进，且较易操作，尤其是 CT 检查时间较 MRI 短，所需屏气时间也缩短且对患者的限制程度低于 MRI。因此，CT 更易被患者所接受，可应用范围更广，其成本效益比更为合理。

在该荟萃分析中，小于 16 排 CT 扫描仪所需造影剂平均为 37.8g，而大于 16 排 CT 扫描仪所需造影剂平均为 31.3g，小于 16 排 CT 扫描仪的平均辐射量显著低于大于 16 排 CT 扫描仪（9.4mSv vs 13.0mSv）。

19. 冠心病患者支架置入术后能否进行 MRI 检查

目前，冠心病介入治疗置入的支架大多数是弱磁性甚至是无磁性的，对于置入无磁性支架者，可以在术后立即进行 MRI 检查，保守时也可以在 4 周以后再接受检查；对于置入弱磁性支架者则要求适当推迟，一般在 6 周以后进行检查比较稳妥。曾经还有人担心，药物涂层支架在磁场下会存在热效应，但是实验发现这种热效应十分有限，一般仅仅使温度升高 $1 \sim 2℃$，而流动血液的降温作用可以使这种温度升高变得微弱，故不需要担心。

总之，支架置入术后行 MRI 检查是安全可行的，但是要慎重考虑，要求患者在检查前必须征求心脏科医生和影像科医生的意见，以确保操作 MRI 者知晓已经安装的支架及类型。

20. 什么是血管内超声？其有哪些优势

血管内超声（IVUS）是将无创性超声技术和有创性导管技术相结合的一种新技术。传统的冠脉造影被认为是评价冠状动脉病变的"金标准"，但是只能二维显示管腔的情况，不能显示管腔斑块形态和性质，有可能低估冠状动脉狭窄程度，这就使得依据冠脉造影评价冠状动脉粥样硬化和介入治疗疗效的准确度降低。

IVUS 可利用导管将高频微型超声探头沿着导丝送入冠状动脉血管腔内进行探测，再经电子成像系统显示血管组织结构和三维形态的详细解剖信息，不仅可以准确测量管腔及斑块大小，更重要的是可以提供斑块的大体组织信息，明显优于造影。

IVUS 主要优势包括：①可以明确冠脉造影不能确定的狭窄。②协助诊断心脏移植后的冠状动脉病变。心脏移植后由于免疫排斥反应导致血管内膜弥漫性增生，冠脉造影显示正常，而 IVUS 可以检测内膜增生的程度。③评价冠状动脉粥样硬化的进展和情况。在冠状动脉粥样硬化的早期，冠脉造影常常显示正常，而 IVUS 可以提供冠状动脉粥样硬化的进展情况，反映治疗的效果。④指导确定最合适的介入治疗方案，确定支架置入的位置及扩张后与冠脉壁贴壁是否良好，并可预测术后再狭窄的发生。

21. 什么是光学相干断层扫描

光学相干断层扫描（OCT）技术是近十几年来迅速发展起来的一种成像技术，其成像原理与 IVUS 相似，只不过 OCT 利用红外光代替超声波。OCT 通过成像光纤导丝提供冠状动脉的二维横断截面图像和三维重建图像。OCT 技术最早应用于眼科相关检查，2001 年开始应用于冠状动脉成像，因为其具有超高的图像分辨率（可以达到 10～15μm，比 IVUS 要高 10 倍），故被称为体内的组织学显微镜。OCT 在不稳定斑块及破裂斑块识别方面具有无可比拟的优势，并可以评价支架置入术后的内膜增生情况、支架的远期疗效、药物或介入治疗对斑块及血管形态的影响，以及支架扩张、贴壁情况等。但其不足之处在于：①检查过程中必须持续以盐水冲洗替代血液以避免血液对 OCT 成像产生干扰，因此易引发心肌缺血；②不能用于显示冠状动脉开口部位的病变；③穿透性差，不能显示直径较大（>4mm）的冠状动脉，因此不适合显像冠状动脉深层结构，如深部的钙化、血管外膜甚至支架周围组织的形态，但新型 OCT 可以避免这种缺点。

22. 什么是冠状动脉血流储备分数

冠状动脉血流储备分数（FFR）是利用特殊的压力导丝精确地测定冠状动脉内某一段的血压和流量，以评估冠状动脉血流的功能性评价指标。FFR 即冠状动脉狭窄处（通常是冠状动脉粥样硬化斑块引起的）前后的冠状动脉血压的比值。因此，FFR 是一个介于 0～1 的分数，它是心外膜血管狭窄的特异性指标，并且不受心率、血压及末梢微循环等因素的影响。血管造影不能够决定病变是否需要进行支架手术时，就需要 FFR 的帮助，当 FFR<0.7～0.8 时冠状动脉临界病变就应该考虑行支架手术。目前，已有报道称使用 FFR 检测手段可减少支架的置入并改善 1 年随访临床结果：在冠脉介入治疗中，常规使用 FFR 组平均支架置入数显著少于对照组而非使用 FFR 组（$P<0.001$），并且 1 年主要终点事件（包括围术期心肌梗死与再次血运手术）较低（$P<0.001$）。

23. 如何评价 FFR 在冠心病诊断中的应用价值

FFR 是评估冠状动脉病变功能的重要指标,可有效评估病变是否会导致缺血,能进一步评估病变血管的功能情况。若病变 FFR<0.75,可诱发缺血,特异性高达 100%;若 FFR≥0.75,通常不会诱发缺血,敏感性达 90%。DEFER 研究表明,对于 FFR≥0.75 的非缺血性狭窄病变患者,置入支架并不能改善患者的胸痛症状及预后。FAME 研究显示,采用 FFR 对冠脉血管造影显示存在狭窄的患者进行评估,狭窄 50%~70%的患者中 FFR<0.80 者仅占 35%;与血管造影指导的 PCI 相比,FFR 指导的 PCI 策略可使主要心血管事件发生率显著降低 28%,并可显著提高术后 2 年无主要心血管事件生存率。

实际上,血管造影可高估侧支病变血管的严重程度,以 FFR 指导侧支 PCI 治疗更合理,但并非对所有侧支病变均采用同样的策略。对于左冠状动脉主干,若 FFR<0.80,应行血运重建;若 FFR 为 0.8~0.85,可选择药物治疗;也可考虑行 IVUS 进一步确定病变情况,并综合考虑患者意愿及临床情况选择治疗策略。

24. 如何诊断不稳定型心绞痛? 诊断时应注意什么

诊断不稳定型心绞痛主要是根据临床症状,凡是具有典型缺血性胸痛症状,又具有如下特征者,应诊断为不稳定型心绞痛:①初次心绞痛发作;②心绞痛发作史<60 天;③原有的稳定型心绞痛恶化、加重,表现为发作频度和持续时间的增加或诱发心绞痛的运动量比平时明显降低;④休息时发作的心绞痛;⑤梗死后心绞痛。梗死后心绞痛有两种:一种为心肌梗死发生后立即有新的心绞痛发作,称为即刻梗死后心绞痛;可以认为,梗死后坏死的心肌不产生疼痛,梗死后即刻出现心绞痛则表明仍有缺血但尚未坏死的心肌存在,这就意味着如不及时挽救,可有更多心肌发生不可逆性坏死。另一种是在心肌梗死发生后数日至数周发生的心绞痛,称为延迟的梗死后心绞痛,这说明有新的缺血发生。梗死后心绞痛是非常严重的心绞痛发作形式。

不稳定型心绞痛患者在未经过强化治疗且使病情稳定之前应禁忌心电图运动负荷试验,因为此时进行运动试验可诱发与恶化心肌缺血,导致急性心肌梗死,甚至猝死。某项包含 2000 余例患者的运动试验中，3 例发生急性心肌梗死者均为不稳定型心绞痛患者，这种失误最易发生于初发心绞痛患者。缺乏经验的医生容易忽视症状，而错误地认为必须有心电图的缺血表现才可诊断为心绞痛，因而错误地让患者进行运动试验。

不稳定型心绞痛发作的机制较为复杂，多由冠状动脉不稳定性病变，如动脉粥样硬化斑块的破裂、血小板聚集、非完全闭塞性的血栓形成，以及冠状动脉痉挛等因素导致，临床上对于不稳定型心绞痛患者应该进行冠脉造影，以了解病变特征与严重程度，决定是否需要进行血运重建治疗，但一般应首先在内科治疗，使病情稳定后再进行造影。内科治疗无效、需急诊介入治疗者，可立即冠脉造影。

不稳定型心绞痛患者发作多不典型，诊断时须加以注意。例如，不稳定型心绞痛患者对心肌缺血的感觉可能是疼痛以外的另一种感觉，如可能为烧灼感、紧缩感或挤压感，因而可能否认感觉疼痛。目前，临床上心肌缺血更常见的表现为无痛性发作，故有人提出了"总缺血负荷"的概念，即疼痛发作加上无痛性心肌缺血发作。因此，临床上没有心绞痛或疼痛不典型时并不能否定心肌缺血的诊断。目前不再认为一过性心肌缺血的主要标志是心绞痛，而认为是心肌做功异常即舒张期和收缩期功能异常，前者表现为左室顺应性降低与左室舒张末期压力增高，可出现呼吸困难；后者则表现为心排血量减少，临床可表现为头晕、乏力。心肌缺血引起的左室功能不全为一过性的，多可自动恢复，无明显临床症状。部分患者心肌缺血发作时可无明显胸痛，而以心脏做功异常为主要表现，可出现头晕、乏力、呼吸困难，甚至发生急性肺水肿。

25. 不稳定型心绞痛发作时的心电图特征有哪些

目前认为，心绞痛发作时的心电图并不一定出现特征性的改变，其心电图变化也存在个体差异，但归纳起来一般常出现如下两种改变。

（1）ST-T 改变，心绞痛发作时表现为 ST 段压低、抬高（如变异型心绞痛 ST 段呈单向曲线），T 波低平或倒置，发作过后恢复到原来水平。

（2）休息或运动后 T 波倒置，左束支传导阻滞及左前分支传导阻滞，以及左室肥厚、房室传导阻滞和异位心律等。

26. 冠脉造影的大致过程是怎样的

冠脉造影是从患者大腿根部的股动脉或前臂的桡动脉（以后者居多）送入一根心导管，在 X 线的帮助下，将导管的尖端一直送至心脏的冠状动脉开口处。然后注入高比重的造影剂，对左、右冠状动脉进行造影检查，可清晰分辨冠状动脉及其分支有无狭窄、狭窄的部位及程度，有无侧支循环及左心室功能情况。冠脉造影术后桡动脉穿刺处用止血器压迫止血；股动脉穿刺处压迫止血或用封堵器封堵并以弹力绷带加压包扎，返回病房。桡动脉穿刺者术后 6h 即可解除止血器；股动脉穿刺以封堵器封堵者需要穿刺侧的腿制动 6h，然后可以在床上活动，24h 后解除绷带下床活动；若无封堵器封堵则要求制动 24h。适当多饮水并补充液体以便促进造影剂从尿液排出；完善术后常规检查以明确有无术后并发症。单纯的冠脉造影从上检查床开始至下检查床结束一般需要 10～15min，但是有少数患者的冠状动脉开口或结构发育异常或有开口病变，常常会导致检查时间延长。

冠脉造影是对冠状动脉的直接真实显影，无疑对冠心病的诊断较其他检查更加精确可靠，尤其是对那些需要进行冠状动脉搭桥手术和冠状动脉内成形术的患者，这是一项必不可少的术前检查。

27. 冠脉造影的适应证和禁忌证各有哪些

冠脉造影的适应证：①近期心绞痛反复发作，胸痛持续时间较长，药物治疗效果不满意者[可考虑及时行冠脉造影，以决定是否行急诊 PCI 治疗或急诊冠状动脉旁路移植术（CABG）]；②原有劳力型心绞痛近期内突然出现休息时频繁发作者；③梗死后心绞痛者；④原有陈旧性心肌梗死，近期出现由非梗死区缺血所致的劳力型心绞痛；⑤胸痛原因不明，需要明确诊断者；⑥急性心肌梗死拟行冠状动脉内溶栓或急诊 PCI 者；⑦急性心肌梗死并发室间隔穿孔或乳头肌断裂，导致严重心力衰竭需急诊手术者；⑧陈旧性心肌梗死并发室壁瘤需手术切除者；⑨CABG 或 PCI 术后心绞痛复发需再次手术者；⑩需行瓣膜置换术的中老年（＞45 岁）瓣膜病患者；⑪中老年肥厚型非梗阻性心肌病（HOCM）伴典型胸痛者，或 HOCM 需行化学消融术者。⑫伴胸痛的中老年人在行肺、纵隔等部位重大手术前；⑬疑有冠状动脉畸形需明确诊断者。

冠脉造影的禁忌证：①近期（1 个月内）发生脑血管意外者；②发生不能控制的严重充血性心力衰竭和严重心律失常者；③患严重肝、肾疾病，以及全身感染未控制者；④伴严重高血压、贫血或出血性疾病难以纠正者；⑤伴发严重的难治性或终末期疾病者；⑥电解质紊乱，如严重低血钾者；⑦碘过敏者（轻者可用非离子型造影剂）；⑧急性心肌炎急性期者等。

28. 冠脉造影在冠心病诊断中的价值如何

冠脉造影不仅可以通过冠状动脉管腔直径和横切面积的减少来估测冠状动脉狭窄的程度，还可以显示冠状动脉血管树的全部分支，从而了解其解剖学情况，包括冠状动脉起源和分布变异、解剖和功能异常，冠状动脉之间及冠状动脉内侧支循环交通情况，从而为冠心病诊断提供较可靠的信息。目前，临床上多数认为冠脉造影是诊断冠心病的"金标准"，它可以确定狭窄部位与程度。临床上如果出现下述情况：①胸痛或心电图上 ST-T 段异常等怀疑为冠心病；②指导冠心病的治疗；③为某些非冠状动脉疾病患者在重大手术前（如心脏瓣膜置换术前等）提供参考等，均可以进行冠脉造影。造影不仅能达到明确诊断和了解病变的目的，还能为下一步治疗的选择提供直接依据。其不足之处为不少患者临床症状与造影估测狭窄程度有差距，有约 10%临床上有典型心绞痛症状的患者冠脉造影未发现狭窄，还有冠脉造影严重狭窄的患者却无冠心病症状，其原因可能为：①冠脉造影评估狭窄有误差；②按照造影的角度看，对于偏心病变和不规则狭窄，多处狭窄及狭窄的长度往往被忽视；③狭窄发生呈弥漫性病变处常易被低估；④造影剂难以很好地显示心肌内血管和侧支血管；⑤导管机械误差或造影剂误差。

一项国际多中心临床试验——降低胆固醇动脉粥样硬化研究（CLAS），为降胆固醇与"斑块消退"相关的代表性研究，该研究对比了降血脂治疗与常规治疗对动脉粥样硬化斑块的影响。该研究通过冠脉造影观察冠状动脉狭窄进展情况并以此作为临床事件的替代终点（以冠状动脉狭窄的程度替代心脏事件的发生），但结果发现冠脉造影显示的轻微改善却伴有临床事件的显著减少，表明冠脉造影的替代终点不能相应反映预后终点的改变，提示冠脉造影并不能直接显示动脉粥样硬化斑块的情况，仅仅能观察到斑块所致血管腔狭窄的程度。而动脉粥样硬化的发生发展过程为动脉血管的慢性病变过程，管腔的狭窄仅是血管壁病变发展到一定程度所产生的后果。

血管内超声显示，冠脉造影显示正常的血管段仍可能存在严重的动脉粥样硬化斑块，即使在严重的斑块负荷情况下，向血管外膜方向的血管重构仍可使冠状动脉的管腔保持正常。血管内超声可观察到脂质斑块的脂核和纤维帽，判断其斑块的稳定性，有助于评估预后。

29. 冠脉造影的风险如何

作为有创性检查方法之一，冠脉造影有一定的风险，但并发症发生率很低，相对较安全。目前，国内冠脉造影的手术死亡率<0.1%，并发症发生率<0.2%，这些并发症多发生于左冠状动脉主干狭窄者、严重冠状动脉病变（3支）者及合并严重左心功能不全（射血分数<35%）和高龄患者，故对于上述患者进行冠脉造影检查要谨慎。

30. 如何才能早期发现不典型心肌梗死

有些急性心肌梗死发生时症状可能不典型，当发现有冠心病危险因素，尤其是老年患者出现下述症状时，应高度怀疑急性心肌梗死的可能：①出现难以形容的胸背部或上腹部不适；②无明显诱因出现胸闷、阵发性呼吸困难、不能平卧、剧烈咳嗽、咳血性泡沫样痰或白色痰；③突然出现面色苍白、出冷汗等严重的病情表现；④原有高血压者近期发生原因不明的血压下降，尤其是收缩压降至90mmHg以下，常提示心肌可能出现损伤而导致心力衰竭；⑤糖尿病患者出现无明显原因的昏迷，应警惕可能合并心肌梗死；⑥有些老年人半夜突然惊醒，醒后出现出冷汗、乏力、呼吸急促等表现；⑦在慢性支气管炎基础上，胸闷、气促等症状突然加重而不能用肺部感染解释者；⑧老年患者突然出现神志不清、晕厥、抽搐等症状，除考虑脑血管意外，还要考虑是否合并该病。

31. 心肌梗死如何分型

心肌梗死分为急性心肌梗死和陈旧性心肌梗死。陈旧性心肌梗死是指超过 1 个月的心肌梗死。急性心肌梗死又分为以下 5 型：

1 型：由原发冠状动脉事件（如斑块侵蚀/破裂、裂隙或夹层）引起的与缺血相关的自发性心肌梗死。

2 型：继发于心肌氧耗增加或氧供减少（如冠状动脉痉挛、冠状动脉栓塞、贫血、心律失常、高血压或低血压）导致缺血的心肌梗死。

3 型：突发性心源性死亡（包括心脏停搏），常伴有心肌缺血症状，伴随新发 ST 段抬高或新发左束支阻滞和（或）经过冠脉造影或尸检证实的新发血栓证据，但死亡常发生在获取血标本或心脏标志物之前。

4 型：4 型 a，与内科介入治疗相关的心肌梗死；4 型 b，尸检或冠脉造影证实与支架血栓有关的心肌梗死。

5 型：与外科搭桥术相关的心肌梗死。

32. 为什么有些心肌梗死患者的心电图显示正常

心电图通过心肌细胞电生理活动来反映心肌细胞是否受损，在特殊情况下如心脏的电向量相互"抵消"或小灶性心肌梗死或局部心梗影响心电活动轻微时，均可能出现"正常"心电图。此类情况如心肌梗死合并左束支传导阻滞、正后壁心肌梗死、合并束支阻滞、多发性心肌梗死、非 ST 段抬高型心肌梗死、小灶性心肌梗死、乳头肌梗死，其心电图表现均可能不典型，故心电图正常时不能排除心肌梗死。

33. 为什么有些心肌梗死患者的冠脉造影显示正常

导致急性心肌梗死的主要原因是在冠状动脉粥样硬化的基础上，不稳定斑块破裂诱发血栓形成，但还有 10%～15% 的心肌梗死患者（主要为年龄＜35 岁的冠心病患者）冠脉造影示冠状动脉正常。除了大量饮酒和吸烟外，这些患者并无其他心血管疾病高危因素及心绞痛和心肌梗死病史，主要是由冠状动脉痉挛或血栓形成引起，同时这些患者存在血管内皮功能异常或冠脉造影无法发现的小斑块，其他可能的原因还包括冠状动脉栓塞、冠状动脉小血管或微血管病变、血液病引起的冠状动脉内血栓形成、冠状动脉炎、低血压、冠状动脉解剖畸形及冠状动脉肌桥等。

34. 急性心肌梗死常有哪些发病先兆

急性心肌梗死在出现先兆症状前常有较明显的诱因，如运动过多、体力负荷过重、情绪激动、精神紧张、气候变化（如大风、降温、阴雨天气等）。其先兆症状主要为：①新发生的心绞痛或初发型心绞痛，或原有的心绞痛突然发作频繁或程度加重；②部分患者出现上腹痛、恶心、呕吐，或表现为胸闷憋气、心慌、头晕，但无心前区疼痛；③自觉疲乏无力，经休息也不能缓解。

35. 急性心肌梗死常有哪些典型临床表现

急性心肌梗死是心血管常见的危急重病，其典型临床表现如下。

（1）心前区疼痛：急性心肌梗死心前区疼痛通常位于胸骨后或左胸部，可向左上臂、下颌部、背部或肩部放射，通常持续 20min 以上，呈剧烈的压榨性疼痛或紧迫、烧灼感，伴有呼吸困难、出汗、恶心、呕吐或眩晕等症状。

（2）全身症状：发热（37.5～38.5℃）、心动过速、白细胞增高及红细胞沉降率（简称血沉）增快等，这些表现系由坏死物质吸收所致。

（3）胃肠道症状：如恶心、呕吐、腹痛和呃逆等，这些表现系由迷走神经功能亢进和心排血量降低所致。

（4）心律失常：通常表现为窦性心动过速及室性心律失常，也可出现房室传导阻滞和束支传导阻滞，以及房颤和显著窦性心动过缓等。心律失常是心肌梗死急性期死亡的主要原因之一。

（5）休克：急性心肌梗死发生时如果收缩压＜80mmHg 或原有高收缩压下降80mmHg 以上，伴面色苍白、焦虑不安、大汗淋漓、皮肤湿冷、尿少、脉搏细速等表现，可以考虑为休克。

（6）心力衰竭：急性心肌梗死主要为急性左心功能不全（右心室梗死除外），其发生率为 32%～48%。

（7）体格检查：急性心肌梗死体检一般无特异性体征，检查可发现心率多较快，也可减慢；S$_1$（第一心音）减弱，奔马律（心音听诊的一种，心力衰竭患者心跳增快，并出现增强的第三心音，听似奔跑中的马蹄音）；10%～20%的患者在心肌梗死后2～3日内出现心包摩擦音（脏层心包与壁层心包摩擦产生的心音）；有时出现心尖区粗糙的收缩期杂音或收缩中-晚期喀喇音（心脏听诊的一种额外心音），为二尖瓣乳头肌功能失调或断裂所致。

36. 急性心肌梗死可能有哪些不典型临床表现

（1）症状不典型：约20%的急性心肌梗死患者可无疼痛症状或疼痛不剧烈，一般多为老年人或糖尿病患者；还有一些患者以心律失常、心力衰竭、休克或猝死为首发表现。

（2）疼痛部位不典型：有些急性心肌梗死患者可出现突发性头痛，放射性咽痛、牙痛、下颌痛，放射性腋下、左肩、左前臂痛，也可出现突发性下肢痛、放射性颈部和耳垂痛、放射性上腹痛。

37. 急性心肌梗死心电图特征及其诊断价值如何

急性心肌梗死按照心电图特征一般分为ST段抬高型急性心肌梗死和非ST段抬高型急性心肌梗死。

（1）ST段抬高型急性心肌梗死的心电图特征：①在面向坏死区周围的导联上ST段呈弓背向上型抬高；②在梗死部位导联上出现宽而深的Q波（病理性Q波）；③在梗死周围心肌缺血区的导联上出现对称性T波倒置。

ST段抬高型急性心肌梗死的心电图演变：①超急性期，在起病数小时内仅出现异常高大、两支不对称的T波；②急性期，在起病数小时后，ST段明显抬高呈弓背向上，与直立的T波连接，形成单相曲线，随之出现病理性Q波，同时R波减低；③亚急性期，ST段逐渐回到基线水平，T波平坦或倒置；④慢性期，T波倒置，两支对称，波谷尖锐（称为冠状T波），由浅变深，以后逐渐变浅。

（2）非ST段抬高型急性心肌梗死的心电图特征：①不出现病理性Q波，除aVR导联ST段抬高外，其余导联均有普遍性缺血型ST段压低>0.1mV，或有对称性 T 波倒置；②无 Q 波及 ST 段变化，仅有倒置的 T 波改变。

非 ST 段抬高型急性心肌梗死的心电图演变：先是 ST 段普遍缺血型压低，继而 T 波倒置加深呈对称性，但始终不出现 Q 波。ST 段改变持续存在 1～2 日及以上；仅有 T 波改变的非 ST 段抬高型心肌梗死患者，T 波在 1～6 个月内恢复。

心电图是临床工作中最常用的诊断急性心肌梗死的检查方法之一，约 80%的急性心肌梗死患者有特征性的心电图改变，其不仅可对临床表现典型的心肌梗死做出准确诊断，还有助于早期确诊临床表现不典型的心肌梗死。心电图的另一价值是可以间接反映心肌梗死的部位、范围、分期、非梗死区供血情况及合并心律失常等，这些都对心肌梗死的诊断、治疗和预后判断极为重要。

38. 心肌梗死与心绞痛的鉴别要点有哪些

心绞痛是心肌暂时性缺血引起的发作性胸痛或胸部紧闷不适感，并无心肌细胞坏死；而心肌梗死是心肌缺血未能及时改善所引起的心肌坏死，有典型的心电图改变和血清心肌酶增高。心肌梗死与心绞痛鉴别要点见表 2-1。

表 2-1　心肌梗死与心绞痛鉴别要点

临床表现	心绞痛	心肌梗死
疼痛性质	沉重紧缩感	压榨性、更剧烈
疼痛时限	几分钟	30min 以上
硝酸甘油作用	疼痛迅即消失	无效
诱发因素	用力、兴奋、饱餐等	同心绞痛，有时不明显
休克	无	常有
血压	可升高	常降低
气促或肺水肿	一般无	常有
坏死组织反应		
发热	无	常有
白细胞计数	正常	增高
血沉	正常	快
血清谷草转氨酶等	正常	增高
心包摩擦音	无	可有
心电图改变		
ST 段	降低，恢复快	抬高几小时以上
T 波	暂时低平或倒置	持久性改变
QRS 波群	不改变	常有异常 Q 波

39. 心肌梗死的具体部位有哪些？每个部位的心肌梗死后果一样吗

不同冠状动脉的急性闭塞会导致其所支配部位心肌发生坏死，临床上可以根据心电图相应的导联典型改变及动态演变结合相应的心脏解剖结构，分为左心室前间壁、前壁、广泛前壁、高侧壁、下壁、后壁和右心室心肌梗死，梗死部位及梗死范围的不同可以导致不同的临床后果，其中前壁尤其是广泛前壁心肌梗死更易出现低血压、心源性休克、心力衰竭、室性心律失常、心脏破裂、室间隔穿孔、心室壁瘤等；下壁、后壁心肌梗死早期易出现血压降低，此时需要早期积极补充血容量，而不能应用硝酸酯类药物和利尿剂。

40. 急性心肌梗死后血清酶学的变化如何

（1）肌红蛋白（MG）：对心肌梗死早期诊断价值较大，但特异性不高。起病1～2h内升高，12h达高峰，24～48h恢复正常。

（2）肌钙蛋白I（cTnI）和肌钙蛋白T（cTnT）：均是具有心脏特异性的标志物，在发病3～4h即可升高，11～24h达高峰，7～14天恢复正常，对心肌梗死的早期诊断和发病后较晚就诊的患者均有意义。

（3）肌酸激酶同工酶（CK-MB）：对急性心肌梗死的诊断特异性较高，在起病后4h内增高，16～24h达高峰，3～4日恢复正常，其增高的程度可以较准确地反映梗死累及的范围，高峰出现时间有助于判断溶栓治疗成功与否。

（4）肌酸磷酸激酶（CK）：该酶在起病6h内升高，24h达高峰，3～4日恢复正常。

（5）天门冬氨酸氨基转移酶（AST）：该酶在起病6～12h后升高，24～48h达高峰，3～6日降至正常。

（6）乳酸脱氢酶（LDH）：敏感性稍低，可在起病8～10h后升高，2～3日达高峰，持续1～2周才恢复正常。

一般来说，肌红蛋白出现最早，敏感性高，特异性低；肌钙蛋白随后出现，特异性高，持续时间长，CK-MB敏感性低于肌钙蛋白，对早期诊断有重要价值。

41. 诊断急性冠脉综合征的心肌标志物有哪些

研究发现，心脏特异性蛋白如 cTnT 和 cTnI 的敏感性和特异性均较其他检测指标高，能检测出酶学检查不出的微小心肌坏死，且不受骨骼肌病变的影响。目前，这两项指标的检测已逐渐取代部分传统的酶学检查，成为诊断急性冠脉综合征（ACS）的主要生化标志物。急性冠脉综合征的常用心肌标志物如下。

（1）cTnT 和 cTnI：心肌特异性肌钙蛋白，敏感性、特异性比 CK-MB 高，因该蛋白不存在于人体其他部位，即使 CK-MB 不高，心肌梗死后的死亡率亦与肌钙蛋白成正比。cTnT 和 cTnI 在心肌梗死后 3h 即开始增高，可持续达 14 日，对再发心肌梗死的诊断尤其有帮助，还可诊断微小心肌梗死，故对不稳定型心绞痛和非 ST 段抬高型、ST 段抬高型心肌梗死的鉴别有极大帮助。若患者胸痛后 4h 或达 6h 这两种肌钙蛋白仍为阴性，即可排除心肌梗死。

两种肌钙蛋白相比，cTnT 的特异性略低于 cTnI，cTnT 在肌病、肾衰竭时也可为阳性，而 cTnI 一般为阴性。肌钙蛋白虽然敏感性高，可用来协助对不稳定型心绞痛和非 ST 段抬高型心肌梗死的诊断及处理，但其是在冠状动脉阻塞后 3～6h 升高，用于 ST 段抬高型急性心肌梗死早期诊断价值有限。

（2）CK-MB：①通常在胸痛出现后 6～10h 才能用于心肌梗死的诊断，此酶的敏感性在急性心肌梗死发病后 3h 只有 30%，但 6～9h 可达 97%。②诊断微小心肌梗死敏感性不高。③心肌特异性较差，若伴有骨骼肌损伤，CK-MB 也可升高，此酶也见于肠道平滑肌、子宫肌中。④正常人血中存在，其正常存在与病理性升高之间可有交叉。

（3）MG：①心肌梗死发生后 1～2h 即升高，其高峰为急性心肌梗死后的 12h，急性心肌梗死后 1～3h 内血清敏感性可达 62%～100%，24～48h 恢复正常。②特异性差，存在骨骼肌损伤、创伤、肾衰竭等疾病时，其也可升高。③可用于 ACS 早期排除诊断，如 MG 阴性，则基本排除心肌梗死。④可用于再梗死的诊断，结合临床表现，如 MG 重新升高，应考虑为再梗死或梗死延展，但阳性预测值不如阴性预测值准确，其诊断心肌梗死的可靠性一般，诊断需结合临床与心电图改变。但若 MG 阴性，可除外心肌梗死。

42. 如何判断急性心肌梗死患者的危险程度

如急性心肌梗死患者伴有下列情况中的任何一项，如女性、高龄（＞70 岁）、既往梗死史、心房颤动、前壁心肌梗死、肺部啰音、低血压、窦性心动过速、糖尿病，则属于高危患者。ST 段抬高型心肌梗死患者的病死率随 ST 段抬高的心电图导联数的增加而增高。而非 ST 段抬高的急性冠脉综合征是介于慢性稳定型心绞痛与 ST 段抬高型心肌梗死的病理过程。血清心肌标志物对于心肌梗死危险性评估可提供有价值的信息，血清心肌标志物浓度与心肌损害范围呈正相关：一般来说，肌钙蛋白水平越高，预测的危险性越大，根据 CK 峰值和 cTnI、cTnT 浓度可粗略估计梗死面积和患者预后。

43. 高敏 cTnI 是否可有效评估急诊可疑急性冠脉综合征患者 30 天预后

瑞士学者 Cullen 等研究发现，对急诊可疑急性冠脉综合征（ACS）患者，联合应用即刻和 2h 高敏 cTnI、心肌梗死溶栓治疗（TIMI）危险评分（心脏事件风险的一种评分方法）和心电图可有助于识别低危患者，可使可疑 ACS 患者的留院观察率及住院率降低大约 40%。当患者高敏 cTnI＜26.2ng/ml 且 TIMI 危险评分＜1 时就可以早期出院，并且是相对安全的。

44. 急性心肌梗死应与哪些疾病鉴别

除与心绞痛鉴别外，急性心肌梗死还应与下列疾病相鉴别。

（1）急性心包炎：心前区疼痛持久而剧烈，深吸气时或坐位时加重，疼痛同时伴有发热和心包摩擦音。心电图除 aVR 导联外，其余多数导联 ST 段呈弓背向下型抬高，可伴 T 波倒置，但无 Q 波。超声心动图对该病诊断具有重要价值。

（2）急性肺动脉栓塞：多有骨折、盆腔或前列腺手术或长期卧床史，常出现突发性胸痛、咯血、呼吸困难、发绀和休克，表现为右心室前负荷急剧增加的临床体征，如心音 P$_2$ 亢进、颈静脉怒张、肝大等。心电图出现肺性 P 波、电轴右偏、呈 S Ⅰ Q Ⅲ T Ⅲ型，即 Ⅰ 导联出现深 S 波，Ⅲ 导联有明显 Q 波（＜0.03s）及 T 波倒置,胸部 X 线显示肺梗死阴影,放射性核素肺灌注扫描可见放射性稀疏或缺失区。

（3）主动脉夹层：胸部出现剧烈撕裂样锐痛，可以放射至背、肋、腹部及腰部。在颈动脉、锁骨下动脉起始部可听到血管杂音，双上肢血压、脉搏可以不对称。胸部 X 线显示纵隔增宽，血管壁增厚。超声心动图和磁共振显像可见主动脉双重管腔图像，可通过心电图无典型的心肌梗死演变过程进行鉴别。

（4）急性胰腺炎、消化性溃疡穿孔、急性胆囊炎和胆石症等急腹症：这些疾病均有上腹部疼痛，容易与以上腹部剧烈疼痛为突出表现的特殊类型心肌梗死相混淆，但急腹症者腹部有局部压痛或腹膜刺激征，并无心肌酶及心电图特征性变化。

45. 急性心肌梗死的并发症有哪些

急性心肌梗死常见并发症：①乳头肌功能失调或断裂；②心脏破裂；③室壁瘤；④栓塞；⑤心肌梗死后综合征（Dressler 综合征）；⑥肩手综合征。

46. 什么是心源性休克? 其有哪些临床特点

心源性休克是指由于心脏功能极度减退，导致心排血量显著减少并引起严重急性周围循环衰竭的一种综合征。其病因以急性心肌梗死最多见，其他因素如严重心肌炎、心肌病、心包压塞、严重心律失常或慢性心力衰竭终末期等均可导致本症。心源性休克的死亡率极高，国内报道急性心肌梗死并发心源性休克死亡率为 70%～100%，如果实施及时、有效的综合抢救有希望增加患者生存的机会。心源性休克的临床特点：①由于心脏泵衰竭，心排血量急剧减少，导致血压降低、微循环功能障碍，急性心肌梗死患者常在早期因缺血缺氧而死亡。②多数患者由于应激反应和动脉充盈不足，使交感神经兴奋和儿茶酚胺增多，小动脉、微动脉收缩，外周阻力增加致使心脏后负荷加重；但有少数患者外周阻力是降低的（可能是由于心室容量增加，刺激心室壁压力感受器，反射性地引起心血管运动中枢的抑制）。③交感神经兴奋，静脉收缩，回心血量增加，而心脏不能把血液充分输入动脉，因而中心静脉压和心室舒张末期容量和压力升高。④常较早出现较严重的肺淤血和肺水肿，这些变化又进一步加重心脏的负担和缺氧，形成恶性循环，促使心脏衰竭。

47. 临床诊断急性心肌梗死合并心源性休克的依据是什么

临床诊断急性心肌梗死合并心源性休克的依据：①临床上有严重的急性心肌梗死病史；②典型的休克临床表现（低血压、少尿、意识改变等）；③经积极扩容治疗后低血压及临床症状无改善或反而恶化；④血流动力学指标符合以下典型特征：平均动脉压＜60mmHg，中心静脉压正常或偏高，左室舒张末期充盈压或肺毛细血管楔压升高，心排血量极度低下。

48. 室壁瘤是怎样形成的

室壁瘤指急性心肌梗死时，由于梗死面积较大且呈透壁性梗死，局部心肌收缩力下降或丧失使局部心肌向外膨出呈袋状、囊状或不规则状态，是急性心肌梗死常见的并发症之一。梗死区心肌细胞变成碎片，4～6周内逐渐被机体清除掉，被瘢痕组织替代，而瘢痕组织是没有收缩功能的，因此在心室收缩向主动脉射血的过程中，其他未发生梗死的各个部位心肌都可以向心脏中心收缩产生挤压力而推动射血，但是瘢痕区域的心肌不仅不产生收缩，反而受其他部位的挤压力推动而向外膨出，形成一个类似于肿瘤的空腔，即室壁瘤，但其实并不是真正的肿瘤。

49. 什么是真性室壁瘤和假性室壁瘤

急性心肌梗死发生时，梗死区域的心肌组织坏死，室壁变薄，收缩力丧失，在愈合过程中被结缔组织替代，形成薄弱的瘢痕区，心脏收缩时此区域呈现反向运动（矛盾运动），膨出可呈袋状、囊状或不规则状，腔内无肌小梁，与周围正常心肌组织界限清楚。在心脏收缩期和舒张期均见膨出，则是解剖学性真性室壁瘤；如梗死区的心肌未完全性坏死，愈合过程中仅出现局限性纤维化，与周围正常心肌组织界限并不清楚，腔内可见肌小梁结构，这种膨出只在收缩期出现，则称为功能性真性室壁瘤。

假性室壁瘤是指心肌梗死急性期，室壁已经破裂和穿孔，破口周围由血栓堵塞或粘连，瘤壁由心包膜组成，假性室壁瘤与真性室壁瘤的本质区别是假性室壁瘤患者的心脏会发生破裂。

50. 室壁瘤对心脏的影响有哪些

室壁瘤形成后对心脏的影响主要有：①对心脏结构和功能的影响，取决于梗死面积和瘤体大小。如果梗死面积小，基础心功能尚可，且瘤体直径较小，那么对心功能的影响不大；反之，大室壁瘤对心功能影响巨大，可以进一步导致心脏扩大，心功能下降，心力衰竭加重。②由于瘤体不收缩，而血流在不收缩或不运动的腔隙中很快就会凝固形成血栓，因此室壁瘤的瘤体内壁经常会形成血栓，而这种血栓有脱落下来随着血流阻塞全身动脉的风险。③室壁瘤常会诱发各种室性心律失常，如室性期前收缩、室性心动过速，甚至室颤，有时可以致命。

51. 室壁瘤需要治疗吗？有哪些治疗方法

室壁瘤是否需要治疗取决于其大小和对心脏的影响。如果室壁瘤较小，心功能尚可，可以定期复查，无需特殊处理；反之，如果室壁瘤巨大，心功能较差，反复发生恶性心律失常等，则需要进一步干预，治疗方法主要是外科手术切除。近年来有一种新的微创介入方法——室壁瘤封堵，即通过导管将封堵伞放置在室壁瘤内，将瘤腔和左心室内腔隔绝开来，这样则减弱了室壁瘤对心脏结构和功能的影响，改善心功能，但其远期效果尚需进一步研究证实。

52. 什么是梗死后心绞痛

梗死后心绞痛属于不稳定型心绞痛的范畴，是指急性心肌梗死疼痛缓解后再出现的心绞痛，根据心肌梗死后发生心绞痛的时间，将梗死后心绞痛分为早发型和迟发型两型，早发型指心肌梗死后 24h 至 10 天内发生的心绞痛，迟发型指之后发生的心绞痛。梗死后心绞痛发生率较高，一般占急性心肌梗死的 20%～60%，其中无 Q 波型患者占 80%以上。梗死后心绞痛往往是发生梗死扩展（梗死面积的扩大）或再梗死的先兆，因而应引起高度重视，并给予积极正确的治疗。

53. 如何诊断梗死后心绞痛

　　根据急性心肌梗死发病 24h 后又发作心绞痛，诊断不难成立。梗死后心绞痛发作时常伴有一过性的心电图改变，根据改变出现的导联不同，可判断为原梗死区缺血或非梗死区缺血。若疼痛持续时间长，心电图改变持续存在或加重，应考虑为梗死扩展或再梗死，可适时检测心肌酶以进一步判断。鉴于梗死后心绞痛发生时有胸痛和心电图 ST 段抬高，故应特别注意与急性心肌梗死并发的心包炎进行鉴别，因两者的治疗和预后均不同。心包炎引起的胸痛为锐痛，并可因呼吸、咳嗽、吞咽或上半身活动而加重，而梗死后心绞痛的疼痛特点与一般的心绞痛相同。若听到心包摩擦音，超声心动图检查时有心包积液表现，有助于两者的鉴别。

54. 梗死后心绞痛的预后如何

　　据有关文献报道，梗死后心绞痛患者 28%～42% 会发生梗死扩展，而无梗死后心绞痛者仅 2.4%～8.3%。发生梗死扩展者住院病死率为 22%～49%，而无梗死扩展者的病死率只为 3.8%～8.6%；梗死扩展者出院 1 年后的病死率为 32%～64%，而无梗死扩展者出院 1 年后的病死率仅为 10%～21.8%。由此说明，梗死后心绞痛患者的病死率高，预后差，应予以高度重视。

55. 何谓心肌梗死后综合征？其与心肌梗死后反应性心包炎如何鉴别

　　心肌梗死后综合征也称 Dressler 综合征，发生率约 10%，于心肌梗死后数周至数月内出现，可反复发生，表现为心包炎、胸膜炎或肺炎，有发热、胸痛、白细胞增多和血沉增快等症状，可能为机体对坏死物质的过敏反应。

　　心肌梗死后综合征应与心肌梗死后反应性心包炎鉴别，后者具有以下特点：①多发生在透壁性心肌梗死后 24～72h；②心包摩擦音多在胸痛后 36h 出现，局限和持续时间短暂（平均 2 天左右）；③心包少量积液，不出现心包压塞；④不伴有胸膜炎、肺炎；⑤心电图无典型心包炎 ST-T 样改变。

56. 《2018中国稳定性冠心病诊断与治疗指南》提及稳定性冠心病的定义是什么

2018 年指南指出，稳定性冠心病（SCAD）是临床常见的冠心病类型之一，包括 3 种情况，即慢性稳定性劳力型心绞痛、缺血性心肌病和急性冠脉综合征（ACS）之后稳定的病程阶段。这 3 种情况共同的发病机制和病理生理基础为冠状动脉粥样硬化造成的固定狭窄，临床上症状稳定或无症状，在缺血治疗上有共同之处。此外，2018 年指南所指的 SCAD 不包括冠状动脉痉挛引起的心绞痛和微循环障碍引起的心绞痛。

57. 《2018中国稳定性冠心病诊断与治疗指南》提及验前概率用于诊断稳定性冠心病的具体内容是什么？其意义如何

2018 年指南首次对具有胸痛症状的患者推荐临床验前概率（PTP，即在临床检验前判断发生冠心病的概率）。根据胸痛性质（3 个等级）、性别、年龄（6 段）3 个参数，综合推断 SCAD 的 PTP，评估其患 SCAD 的临床可能性（表 2-2）。其中，冠心病的高概率因素为男性、高龄和典型心绞痛。

表 2-2　有稳定性胸痛症状患者的临床验前概率（%）

年龄（岁）	典型心绞痛		非典型心绞痛		非心绞痛性质的胸痛	
	男性	女性	男性	女性	男性	女性
30~39	59	28	29	10	18	5
40~49	69	37	38	14	25	8
50~59	77	47	49	20	34	12
60~69	84	58	59	28	44	17
70~79	89	68	69	37	54	24
≥80	93	76	78	47	65	32

注：PTP＜15%（低概率），15%≤PTP≤65%（中低概率），65%＜PTP≤85%（中高概率），PTP＞85%（高概率）。

PTP 可以帮助临床医师合理调整对于 SCAD 的临床诊断思路。对于左心室射血分数（LVEF）＜50%，且具有典型胸痛症状的患者，建议直接进行冠脉造影，必要时行血运重建治疗；对于 LVEF≥50% 的患者，可根据 PTP 的情况决定。①PTP＜15%（低概率）：基本可除外心绞痛；②15%≤PTP≤65%（中低概率）：建议先进行运动负荷心电图试验，并作为初步检查，如果诊疗条件允许可以进行无创性影像学检查，并且条件允许可优先选择后者；③65%＜PTP≤85%（中高概率）：建议进行无创性影像学检查以确诊 SCAD；④PTP＞85%（高概率）：可确诊 SCAD，对症状明显者或冠状动脉病变病理学显示高风险者应该及时启动药物治疗或有创性检查与治疗

58. 《2018中国稳定性冠心病诊断与治疗指南》是如何推荐心电图运动负荷试验的

对于心电图运动负荷试验，2018 年指南推荐如下：①对有心绞痛症状及低中 PTP（15%～65%）的疑诊 SCAD 患者，暂不服用抗心肌缺血的药物，建议首先进行心电图运动负荷试验以明确诊断（除外以下情况：患者不具备完成运动试验的能力，或心电图改变难以评估，如左束支传导阻滞、预激综合征、心脏起搏器植入术后）；②对于正在进行药物治疗的患者，可以考虑心电图运动负荷试验，以评估症状的控制及其缺血缓解的疗效；③对于静息心电图 ST 段压低≥0.1mV 或服用洋地黄类药物的患者，不建议进行心电图运动负荷试验；④对于 CCS 分级Ⅲ～Ⅳ级的心绞痛患者，不建议进行心电图运动负荷试验；⑤对于固定频率起搏器植入患者，不建议进行心电图运动负荷试验。

59. 《2018中国稳定性冠心病诊断与治疗指南》是如何推荐运动或药物负荷影像学检查的

对于运动或药物负荷影像学检查，2018 年指南推荐如下：①对于 65%＜PTP≤85% 或 LVEF＜50% 无典型症状的患者，为了确诊 SCAD，建议首先进行负荷影像学检查；②对于静息心电图异常、有可能影响负荷心电图波形改变判断的患者，建议进行负荷影像学检查；③只要条件允许，建议进行运动负荷试验，而不是药物负荷试验；④对于既往曾经有过血运重建术史（PCI 或 CABG）且有缺血症状

的患者，应该考虑进行负荷影像学检查；⑤如果需要评估患者冠状动脉 CT 显示的临界病变缺血的严重程度，应该考虑进行负荷影像学检查。

60. 《2018 中国稳定性冠心病诊断与治疗指南》是如何推荐冠状动脉 CT 检查的

临床上，如果冠状动脉 CT 检查未见冠状动脉狭窄病变，一般可以不进行有创性（及冠脉造影）检查。对于 PTP 为中低概率（15%～65%）的疑诊 SCAD 患者，冠状动脉 CT 的诊断价值较大。关于冠状动脉 CT 检查，2018 年指南推荐如下：①对于存在中低 PTP（15%～65%）、预期 CT 成像阳性率较高的疑诊 SCAD 患者，应该考虑采用冠状动脉 CT 检查来替代药物负荷影像学检查，以排除 SCAD；②对存在中低 PTP、心电图运动负荷试验或药物负荷影像学检查结果不确定或有负荷试验禁忌证的疑诊 SCAD 患者，若预期 CT 成像质量较高，为避免不必要的冠脉造影，应该考虑行冠状动脉 CT 检查；③对于确诊冠状动脉狭窄的患者，不建议行冠状动脉 CT 检查冠状动脉钙化情况；④对于既往进行过冠状动脉支架置入的患者，不建议行常规冠状动脉 CT 检查；⑤对于 CABG 术后的患者，可以考虑冠状动脉 CT 检查进行旁路移植术后血管通畅的随访；⑥对无症状且无临床疑似冠状动脉疾病的患者，不建议进行冠状动脉 CT 筛查。

第三章

冠心病的治疗

- 临床工作中原则上要根据循证医学证据选择冠心病治疗方案
- 心绞痛治疗原则主要有两点：①预防心血管事件，改善生存预后，延长生存时间；②防止心绞痛发作和心力衰竭发生，改善生活质量
- 心绞痛患者择期造影发现三支血管严重狭窄，不要一次性完成介入手术
- 急性心肌梗死治疗原则：尽早发现，尽早入院治疗，尽可能挽救濒死心肌，防治并发症，改善生存预后。ST 段抬高型急性心肌梗死治疗的关键措施：尽快开通梗死的冠状动脉，缩短心肌再灌注时间。冠心病患者在治疗中应进行两个评估：获益/风险评估，获益/价格评估。
- 药物治疗稳定性冠心病（SCAD）的目的是缓解症状及预防心血管事件
- 阿司匹林在预防支架置入后血栓事件中的地位可能会动摇
- 冠状动脉介入治疗常见的并发症：冠状动脉痉挛、冠状动脉夹层和急性闭塞、无再流与慢血流、冠状动脉穿孔、肾功能不全等
- 生物可吸收支架具有光明的应用前景，但短期内还无法替代现有的支架，今后还需进一步改进其材质及技术

一、治疗原则及相关知识

1. 如何正确防治冠心病

当前，冠心病临床治疗已经进入循证医学时代。从循证医学角度出发，基于大量大规模、多中心、随机对照临床试验结果进行科学整理、分析，国内外已经制定出一系列冠心病防治指南。在这些指南的指导下，结合患者的具体情况，临床可给出合理的对策。

（1）选用循证医学证实的有效疗法及药物：根据权威性指南[如美国心脏病学会/美国心脏协会（ACC/AHA）及中华医学会心血管病学分会等的一系列指南]所规定的冠心病疗法，只要无禁忌证，临床上就可应用冠心病二级预防的 ABCDE 疗法：A，阿司匹林 75（稳定时）～150mg（不稳定时），血管紧张素转换酶抑制剂类药物，（低分子）肝素抗凝（不稳定时）；B，β-受体阻滞药，血压控制至理想水平；C，他汀类调脂药物，彻底戒烟；D，控制糖尿病，清淡饮食；E，健康教育，适量体力运动。

（2）对于 ST 段抬高型急性心肌梗死，应及时（<12h 内）行再灌注治疗（急诊冠状动脉介入治疗、冠状动脉旁路移植术或溶栓治疗）。

（3）对于非 ST 段抬高型心肌梗死或不稳定型心绞痛，采用抗凝（低分子肝素）、抗血小板［阿司匹林和（或）氯吡格雷、替格瑞洛］、抗缺血（硝酸酯类、β-受体阻滞药及钙拮抗药），以及抗危险因素（调脂、控制血压及血糖、戒烟限酒、减低体重等）治疗，若治疗效果不好，可行急诊或亚急诊冠状动脉介入治疗或冠状动脉旁路移植术等再灌注疗法。冠心病患者治疗时要进行两个评估：获益/风险评估和获益/价格评估。

（4）冠心病治疗效果评估。①冠状动脉功能评估：是否存在心肌缺血证据。缺血证据与冠心病患者的生存预后、生活质量密切相关，是支架介入治疗或外科搭桥术的强力手术指征之一。对于病情稳定、无缺血证据且病变不严重的患者，可以保守治疗，同时定期随访观察。②心功能评估：心脏多普勒超声心动图评价患者心脏的收缩和舒张功能，以及心脏结构和血流动力学变化；应用心电监测或动态心电图评估心电状态是否稳定，防治有意义的心律失常。③危险因素评估：血压、血脂、血糖、血凝状态及生活方式改善等。

（5）冠心病预防与治疗相结合，主要是一级预防（即未患冠心病者防止冠心病发生）与二级预防（即已患冠心病者防止其并发症发生）相结合，医护患互动相结合，让冠心病患者掌握更多的冠心病科学防治知识，防止各种误区。

其中，冠心病防治常见误区：①根据症状导向性用药，不认为冠心病是终身病，只要无胸痛症状，就认为病愈，不能坚持长期用药；②滥用不肯定疗效的药物，停用前述疗效肯定的药物，尤其在病情不稳定时仅使用了没有循证医学证据的药物，致使病变控制效果不佳；③过分担心药物不良反应，不愿意承担不良反应风险而面临未有效控制病情所致的更大风险；④混淆药物与保健品，忽略生活方式改善，轻视长期预防；⑤临床存在心肌缺血证据，药物治疗效果不佳时，不愿及时接受介入或手术治疗，当心肌完全梗死后，错过最佳再灌注时期。⑥在心肌梗死区内无存活心肌的情况下滥用不恰当的介入或手术治疗。

目前，冠心病科学防治主要在于正确认识，规范治疗，合理干预，长期监测。应该强调，最终治疗目标为防治各种心血管事件，延长生存期及提高生活质量；在诊疗过程中应该进行分层评估，危险性越高的患者，越应强化治疗，并确保严格达标；采用预防、治疗、保健、康复综合模式。

2. 心绞痛的治疗原则是什么

心绞痛的治疗原则主要有两点：①预防心血管事件，改善生存预后，延长生存时间；②防止心绞痛发作和心力衰竭发生，改善生活质量。其中，改善生存预后的治疗尤其重要。当两种不同的治疗策略在减轻心绞痛症状方面同样有效时，应该优先采用在改善生存预后方面更有优势的治疗策略。药物治疗方面，首先选用预防心肌梗死和死亡的药物，然后才是抗心绞痛和改善心肌缺血的治疗药物，以减轻症状、减少缺血、改善生活质量。心绞痛治疗原则根据分类可进一步分为稳定型心绞痛治疗原则和不稳定型心绞痛治疗原则，分述如下。

（1）稳定型心绞痛的治疗原则。①一般治疗：包括危险因素（如高血压、糖尿病、吸烟、高脂血症等）的控制，避免过度劳累，应劳逸结合，生活有规律。②药物干预：包括硝酸酯类、β-受体阻滞药、血管紧张素转换酶抑制药、钙拮抗药、阿司匹林及调脂药物治疗等。③介入治疗或外科搭桥术：对内科治疗疗效不满意、日常生活明显受限、心绞痛反复发作者，应根据冠脉造影结果选择介入治疗或行搭桥手术，但目前尚无医学证据表明介入治疗或搭桥手术治疗稳定型心绞痛患者可以改善其预后。

（2）不稳定型心绞痛的治疗原则。①应住院观察，向患者解释病情，消除其紧张情绪，可适当使用镇静药，必要时可吸氧，消除心绞痛发作的诱因，如高血压、糖尿病、疲劳、激动等，进行心电图和心肌酶学检查，及早发现心肌梗死。②药物治疗：包括硝酸酯类、β-受体阻滞药、钙拮抗药和阿司匹林、抗凝治疗（肝素或低分子肝素等）、调脂药物等。③介入性治疗或外科搭桥术。

3. 冠状动脉痉挛应如何治疗

冠状动脉痉挛患者应首先去除诱因，进行心理治疗，戒烟酒，改变不良生活习惯，调整好心态，避免情绪波动。目前，药物治疗尚无突破性进展。钙拮抗剂与硝酸盐类药物联合应用是治疗变异型心绞痛的主要方法。钙拮抗剂是预防冠状动脉痉挛性心绞痛发作的首选药物。有人认为阿司匹林可能会加重变异型心绞痛患者的症状；β-受体阻滞药用于变异型心绞痛无效甚或加重，但对于微血管性心绞痛（X综合征）仍有效。此外，钾通道开放剂（如尼可地尔）也是治疗微血管性心绞痛的有效药物。对有恶性致命性心律失常的患者采用埋藏式心律转复除颤器（ICD）有一定疗效。此外，目前尚无临床研究证实对于无明显冠状动脉器质性狭窄的冠状动脉痉挛患者施行PCI获益。

4. 急性心肌梗死的治疗原则是什么

急性心肌梗死是冠心病中最为严重的一种类型，如果治疗不及时或治疗不恰当都可造成严重危害，甚至死亡。心肌梗死治疗的总原则是早发现、早住院、早治疗。对于急性心肌梗死，应做好相应的院前和院后处理，包括：①确诊或疑诊急性心肌梗死病例，必须就地先予以必要抢救；②按规定给予镇痛、镇静、吸氧治疗及监护；③尽早给予抗血小板和抗凝治疗，开通罪犯血管（引起本次急性心肌梗死的病变血管），尽可能挽救濒死心肌，缩小梗死面积，缩小心肌缺血范围，防止梗死面积进一步扩大，及时行再灌注疗法（急诊冠状动脉介入治疗、冠状动脉旁路移植术或溶栓治疗）；④防治心律失常、心力衰竭、休克、心脏破裂、室壁瘤等并发症；⑤控制冠心病危险因素及等位症，改善心肌代谢，防治高凝状态，预防猝死和再梗死；⑥做好心肌梗死后护理和康复锻炼，维持较好的生活质量。

5. 中华医学会关于冠心病治疗适应证的建议有哪些

为便于读者了解某一操作技术或治疗的价值和意义，中华医学会心血管病学分会对冠心病治疗适应证的建议，具体表述如下。

Ⅰ类：指那些已证实和（或）一致公认有益、有用和有效的操作和治疗。

Ⅱ类：指那些有用和有效性证据尚有矛盾或存在不同观点的操作和治疗，包括Ⅱa类和Ⅱb类。Ⅱa类为有证据和（或）观点倾向于有用和（或）有效，应用该治疗措施或操作是适当的；Ⅱb类为有证据和（或）观点尚不能充分说明有用和（或）有效，需进一步研究，该治疗措施或操作可以考虑应用。

Ⅲ类：指那些已证实和一致公认无用和（或）无效，并对有些病例可能有害的操作和治疗，不推荐使用。

对证据来源的水平分级表述如下。

证据水平A：资料来源于多项随机临床试验或荟萃分析。

证据水平B：资料来源于单项随机临床试验或多项大规模非随机对照研究。

证据水平C：仅为专家共识意见和（或）小型临床试验、回顾性研究或注册登记。

6. ST段抬高型急性心肌梗死的治疗策略有哪些

ST段抬高型急性心肌梗死（STEMI）是心肌梗死最常见的一种类型，其发生机制为在冠状动脉病变的基础上，发生冠状动脉供血急剧减少或中断，致使相应的心肌因严重而持久的急性缺血而发生的心肌缺血性坏死。其治疗的关键是尽快开通梗死相关冠状动脉（导致本次心肌梗死的动脉），缩短心肌再灌注时间，这对于挽救濒死心肌（面临死亡的心肌）、减少并发症、改善患者近期及远期预后有着重要意义。近 20 多年来，药物溶栓、急诊 PCI 等再灌注疗法在急性心肌梗死救治中得到广泛应用并取得了良好疗效，已成为 STEMI 的首选标准治疗方法。溶栓治疗的优势在于简便易行，可在发病后早期（3h 内）进行，有利于院前和急诊室抢救。及时的 PCI 治疗优势在于患者临床获益大，血管开通率高（>95%），血管再闭塞率低，疗效肯定。

（1）溶栓治疗：是国内目前已普及的治疗急性心肌梗死且疗效已明确的药物再灌注治疗方法，其特点为操作方便，不需要特殊器械和设备，也不需要经过特殊训练（指介入治疗培训）的专业人员，只需有经验的内科医师即可进行，尤其适合基层医院开展。溶栓治疗可使急性心肌梗死的病死率降低 30%，可使闭塞血管再通率达 60%～80%。其疗效与开始溶栓时间和溶栓药物类别有关，溶栓的时间越晚，其效果越差，因目前国内条件限制及宣传力度的不足，患者到达医院时间普遍受到限制，仅 30%的急性心肌梗死患者能及时接受溶栓治疗。溶栓药物制剂不同，其效果也不同，组织型纤维蛋白溶解酶的血管开通率最高，但价格昂贵，难以普及，故目前国内多使用尿激酶。

（2）介入治疗：包括直接 PCI、补救 PCI 和择期 PCI。其中，直接 PCI 与溶栓治疗相比，存在疗效优势，可使梗死相关冠状动脉再通率超过 95%，残余狭窄轻，病死率、再梗死率及出血并发症发生率低。特别是对急性心肌梗死高危患者（年龄>70 岁，前壁心肌梗死，心率>100 次/分，收缩压<100mmHg，心功能较差，既往有心肌梗死病史），其降低病死率作用更为显著。临床研究结果表明，对于急性心肌梗死患者，直接 PCI 的效果优于溶栓治疗。与溶栓治疗相比，直接 PCI 还可显著降低急性心肌梗死并发心源性休克的病死率。目前，急性心肌梗死并发心源性休克时内科治疗的病死率高达 80%～90%，静脉溶栓治疗并不能显著降低其病死率，而直接 PCI 可使其病死率降至 50%以下。如 SHOCK 临床试验表明，急性心肌梗死并发心源性休克接受急诊 PCI 治疗组 6 个月随访发现，其死亡率明显低于保守治疗组（53% vs 63.1%，P=0.027）。因此，对于心源性休克患者，应首选直接 PCI 治疗。

PCI 的优势具体包括：①可快速恢复 TIMI（一种冠状动脉血流分级评定方法，共 0～3 级。其中，0 级最低为无血流；3 级最高为完全再通，分级越高，再通程度越大）3 级血流，成功率达 90%以上，远高于溶栓治疗（50%～60%）；②治疗时间窗（从发病到治疗的时间）且治疗时间的延迟对溶栓疗效影响较大，而对 PCI 疗效影响较小；③出血并发症的发生率低，尤其可明显降低脑出血发生率；④心脏破裂风险显著降低；⑤对于临床或实验室检查结果不典型或需要鉴别诊断者，PCI 前的冠脉造影可明确诊断，避免不适当地应用溶栓药。目前已有多项临床试验证实 PCI 的近期临床疗效显著优于溶栓。对于 STEMI 患者，选择溶栓还是 PCI 以及 PCI 时机的把握已成为挽救生命、改善预后的关键。近年来，美国、欧洲及中国均更新及发表了相关指南，对 STEMI 和 PCI 相关内容进行更新，从而为临床实践提供指导性建议。

7. 如何做好急性心肌梗死的院前急救

　　急性心肌梗死发病后 1～2h 内病情极不稳定，任何增加心肌耗氧的因素均可使心肌梗死范围扩大，并且极易发生严重的心律失常，甚至导致死亡，其中 50% 死亡者是在发病后 1h 内于院外猝死，死因主要是致命性心律失常，而这些心律失常多数是可以救治的。因此，针对急性心肌梗死的院前救治十分重要，包括帮助患者度过危险期、迅速转运到医院、尽早实施再灌注治疗以及缩短患者的就诊时间等。然而，目前国内急性心肌梗死患者从发病到治疗均存在明显的时间延误。

　　院前可以采取以下急救措施：①停止任何主动活动和运动。②镇静、止痛。根据条件，可立即给予哌替啶（度冷丁）50～100mg 肌内注射，或吗啡 5～10mg 皮下注射，或罂粟碱 30～60mg 肌内注射。必要时 1～2h 重复 1 次；亦可同时给予二硝酸异山梨酯 5～10mg 或硝酸甘油 0.3～0.6mg 含化。③吸氧。④保持静脉通道。⑤如有条件可行心电监测，观察心率及心律的变化。⑥若心率<50 次/分，可给予阿托品 0.5mg 静脉注射或 1.0mg 肌内注射。⑦有室性期前收缩或室性心动过速者，静脉注射利多卡因 50～100mg，然后以 1～4mg/min 的速度维持，或肌内注射 150～200mg。在心电图监测的条件下，只要无显著的心动过缓，为预防室性心律失常，最好在入院前或转院时静脉注射利多卡因 50～100mg 或肌内注射 100～200mg。⑧发现心搏骤停应立即给予拳击心前区，并行心脏按压及人工呼吸等复苏措施。⑨有条件者最好能送往可以进行介入治疗的医院。

8. 什么是直接 PCI？其优势如何

直接 PCI 是指行 PCI 前没有给予溶栓药物和（或）血小板膜糖蛋白 Ⅱb/Ⅲa 受体拮抗药治疗而直接进行 PCI，是降低 STEMI 死亡率最有效的方法，有条件的医院应大力提倡。

研究表明，越危重的心肌梗死患者，PCI 治疗获益越显著。无论选择溶栓还是 PCI，都应把缩短发病至再灌注的时间作为首要考虑因素。STEMI 血运重建或再灌注的总体目标是将总缺血时间控制在 120min 内，最佳是在 60min 内。目前 ACC/AHA 指南对 STEMI 患者推荐 PCI 治疗，STEMI 患者最好到具备 PCI 条件的医院就诊，并将直接 PCI 作为首选策略，要求从入院到球囊扩张的时间（D to B 时间）<90min；如果 STEMI 患者在无 PCI 条件的医院就诊，且不能在 90min 内行转运 PCI，除非有溶栓禁忌证，否则应在就诊 30min 内接受溶栓治疗。

转运 PCI 是直接 PCI 的一种，其患者获益程度主要取决于 D to B 时间，如果时间<90min，转运 PCI 仍能使多数患者受益。对于那些在无条件行直接 PCI 医院就诊的患者，尤其有溶栓禁忌证或虽然无溶栓禁忌证但发病时间>3h 且<12h 的患者，应行转运 PCI。对于无条件行介入治疗医院的医师来说，应权衡利弊后做出决定，即对 STEMI 患者是就地溶栓治疗还是转运至其他有条件的医院行 PCI 术，其选择权衡的关键因素是"与 PCI 相关的延迟"，即转运 PCI 与就地溶栓治疗的时间差，当这一时间差超过 120min 时，转运 PCI 就失去优势。

9. 什么是易化 PCI？其局限性如何

易化 PCI 是指在拟行直接 PCI 之前给予溶栓药物和（或）血小板膜糖蛋白 Ⅱb/Ⅲa 受体拮抗药的治疗方法，主要目的是提高 STEMI 患者冠状动脉开通率，其潜在风险和局限性主要表现在可能增加出血并发症和费用。目前，已有两项研究（ASSENT-4 和 FINESSE 研究）结果使得易化 PCI 治疗受到质疑。ASSENT-4 研究旨在比较全量替奈普酶（一种溶解血栓的酶剂）易化 PCI 与直接 PCI 对于 STEMI 患者的疗效，其结果显示易化 PCI 组主要终点事件和住院期间脑卒中的发生率显著增高，该研究被迫提前终止；FINESSE 研究显示，减量瑞替普酶联合阿昔单抗（一种血小板膜糖蛋白 II b/III a 受体拮抗药）易化 PCI 组、阿昔单抗易化 PCI 组与直接 PCI 组比较，其 90 天主要终点事件发生率并无显著差异，而易化 PCI 组出血的风险明显增加。

鉴于以上多项临床试验证据，目前 STEMI 指南只推荐低出血风险的高危 STEMI 患者在不能立即行 PCI 时，尚可考虑采用易化 PCI 治疗（II b/C）。

10. 什么是冠状动脉搭桥术

冠状动脉搭桥术（CABG）是外科治疗冠心病的一种有效方法，该手术通过开胸，露出心脏，从下肢取下一段静脉（主要是大隐静脉）或从胸部取下一段内乳动脉，还可以从上肢取下一段桡动脉等作血管，作一个或多个绕过冠状动脉堵塞部位的旁路血管，使血流恢复正常。CABG 主要适合于有严重冠状动脉病变的冠心病患者，临床研究表明，该手术可延长患者生命，提高其生活质量。

11. 冠状动脉搭桥术的适应证有哪些

CABG 的适应证包括：①冠脉造影显示左冠状动脉主干病变或两支重要冠状动脉严重狭窄或三分支病变者；②经内科冠状动脉介入治疗后反复血管再狭窄者；③经溶栓治疗或介入治疗的急性心肌梗死患者仍有持续的或反复的胸痛发作。

12. 不稳定型心绞痛如何选择介入或外科手术治疗

不稳定型心绞痛高危患者具备以下情况之一则应考虑行紧急 PCI 或 CABG。

（1）经内科加强治疗，心绞痛无明显改善仍反复发作。

（2）心绞痛发作时间明显延长超过 1h，且药物治疗不能有效缓解。

（3）心绞痛发作时伴有血流动力学不稳定改变，如出现低血压、急性左心功能不全或伴有严重心律失常等。

不稳定型心绞痛进行紧急 PCI 的风险一般高于择期 PCI，故做出治疗决策之前应仔细分析病情，权衡利弊。紧急 PCI 主要是以迅速开通病变血管，恢复其远端血流为原则，对于多支病变的患者，不必一次完成全部的血运重建；如果冠脉造影显示患者为左冠状动脉主干病变或弥漫性狭窄病变不宜行 PCI 时，则应选择急诊 CABG；对于血流动力学不稳定的患者，最好同时应用主动脉内球囊反搏，力求稳定高危患者的血流动力学。除以上少数患者外，大多数不稳定型心绞痛患者宜在病情稳定至少 48h 后进行 PCI。

13. 为什么要积极治疗不稳定型心绞痛？应怎样治疗

一般认为，不稳定型心绞痛应予以积极治疗，因为其是介于稳定型心绞痛和急性心肌梗死之间的一种临床状态，病情变化多端，可逆转为稳定型心绞痛，也可能迅速进展为急性心肌梗死甚或猝死。不稳定型心绞痛发生多与动脉粥样硬化斑块破裂、血栓形成有关，因此不稳定型心绞痛与急性心肌梗死有着共同的发病基础。当血栓不完全或间断阻塞冠状动脉血管腔时，临床上常表现为不稳定型心绞痛症状，而血栓突然完全阻塞冠状动脉血管腔时则表现为急性心肌梗死或猝死。由于血小板激活后释放血管收缩物质——血栓素 A_2（TXA_2），因此，不稳定型心绞痛发生时均可能有不同程度冠状动脉痉挛因素参与。

对于不稳定型心绞痛患者，应立即收入病房进行监护治疗，其目的是增加心肌血供、减轻疼痛。治疗措施包括镇静、扩张血管、减慢心率、降低心肌耗氧及抗凝、溶栓、调脂，以及介入治疗或外科手术治疗等。

对于有顽固性心肌缺血症状的不稳定型心绞痛患者，尤其是静息时反复发作，经最佳药物治疗仍不能控制者，可选用主动脉内气囊反搏术，以减轻左室收缩负荷，升高舒张期血压，增加冠状动脉灌注。

14. 急性冠脉综合征治疗进展如何

急性冠脉综合征（ACS）主要包括 ST 段抬高型心肌梗死、非 ST 段抬高型心肌梗死及不稳定型心绞痛，临床上根据其 ST 段变化分为 ST 段抬高型 ACS（即 ST 段抬高型心肌梗死，STEMI）和非 ST 段抬高型 ACS（NSTE-ACS）。近几年，ACS 治疗研究进展较快，对 STEMI 主要强调实施早期再灌注治疗，要求及时、完全、持续地开通血管，使缺血的心肌得以再灌注，挽救濒死心肌。目前，国内相关诊断与治疗技术的发展已经基本与国际同步。其中，急诊 PCI 已经成为比较重要且效果最好的开通 STEMI 患者冠状动脉闭塞血管的手段，随着急诊 PCI 技术在国内的逐渐普及，更多患者可从中获益，其获益程度大小的关键为"时间窗"，患者狭窄血管开通越早，坏死的心肌就越少，患者终身获益就越大。尽管目前国内外研究者已从多方面努力来缩短患者入院到行急诊 PCI 的时间，但患者的预后改善仍很有限，主要是因为患者从发病到到医院就诊的时间没有得到很好的控制。因此，需要对患者进行宣传、普及教育，使其一旦出现胸痛症状，能自觉尽快就诊，及时接受治疗，从而尽可能地降低死亡率，改善预后。

对于高危 NSTE-ACS 患者提倡早期介入干预，发病 48h 或 72h 之内给予 PCI 治疗，可以显著降低患者的死亡率，目前 PCI 治疗的这种效果已经被完全肯定。除介入治疗外，NSTE-ACS 的药物治疗包括大剂量他汀类调脂药物干预，临床研究已初步证实其良好的效果。此外，如果能正确应用血小板膜糖蛋白（GP）Ⅱb/Ⅲa 受体拮抗药（一种抗血小板聚集的药物），该药物也能够在现有基础上进一步提高 ACS 患者的治疗效果。

ACS 治疗过程中需要重点关注的问题之一是出血，引起出血的原因很多，其中主要原因是 ACS 患者本身的应激反应，以及大量抗血小板药物对胃肠道的刺激（引起出血的潜在因素），令人担心的是，目前有些心内科医师对于出血尤其是胃肠道出血的风险认识不足。因此，今后在 ACS 治疗过程中，尤其是抗血小板治疗过程中应对此给予高度重视。

NSTE-ACS 的治疗重点是选择合适的抗血小板药物及他汀类药物，并及时、恰当地给予 PCI 治疗，但要防止过度医疗；对于 STEMI，临床多中心试验结果表明，抽取血栓可以进一步改善心肌血液再灌注，尤其是心肌组织水平的血液再灌注，提高 PCI 的效应。

15. 完全血运重建可以改善冠状动脉多支血管病变患者的预后吗

对于冠状动脉多支血管病变患者，是否要进行完全血运重建一直存在争议。最近，美国学者 Carcia 等对 1970～2012 年的 35 项临床研究进行荟萃分析发现，行完全血运重建可改善患者预后。该荟萃分析共包括 89 883 例患者，其中 45 417

例（50.5%）接受完全血运重建，44 466例（49.5%）接受不完全血运重建。结果显示，接受经皮冠状动脉介入治疗的患者不完全血运重建明显多于接受冠状动脉旁路移植术的患者（56% vs 25%，$P<0.001$）；接受完全血运重建的患者长期死亡率、心肌梗死和再次血运重建率低于不完全血运重建者（$P<0.0001$）。研究者认为，对于多支血管病变患者，完全血运重建可能是更好的治疗策略。

16. 冠心病患者如何选择支架

第一代药物洗脱支架（DES），如雷帕霉素DES和紫杉醇DES采用永久性材料作为支架的涂层，可以增加晚期和极晚期血栓形成及DES处血管壁内皮化出现的风险。2006年以后上市的新一代DES采用与第一代不同的支架框架材料如钴铬合金、铂铬合金等，并采用新型抗血管平滑肌细胞增殖药物如百奥莫司、依维莫司和佐他莫司等，以及生物可降解材料作为涂层，其优点是生物相容性良好、支架梁壁更薄，因而该类DES置入后其冠状动脉支架处的血管壁较早出现内皮化（即血管内皮细胞在支架处生长覆盖），降低了新生血管内膜过度增生、冠状血管再狭窄率，以及晚期和极晚期支架内血栓形成的发生率。

临床上一般推荐以下患者置入新一代DES：NSTE-ACS患者、STEMI直接PCI患者、冠心病合并糖尿病患者、冠心病合并慢性肾病患者；而推荐以下患者置入第一代DES：开口处病变、静脉桥血管病变、支架内再狭窄病变、左主干合并分叉病变和慢性闭塞性病变患者。

对于3个月内计划接受择期非心脏外科手术的患者，如要实施PCI，可以考虑置入裸金属支架（BMS）或行经皮冠状动脉腔内血管成形术（PTCA）（注：仅仅进行冠脉血管狭窄处的球囊扩张，而没有置入支架）；对于高出血风险、不能耐受12个月双联抗血小板治疗（如阿司匹林联合氯吡格雷），或因12个月内可能接受侵入性或外科手术必须中断双联抗血小板治疗的患者，建议置入BMS或行PTCA。

17. 什么是冠状动脉钙化

冠状动脉钙化是指血液中的钙质在冠状动脉壁发生沉积的现象，其钙质中的主要成分是羟磷灰钙。冠状动脉钙化分为冠状动脉血管内膜钙化、外膜或斑块基底部钙化，外膜或斑块基底部钙化对介入治疗影响不大，而内膜钙化与介入治疗疗效密切相关。冠状动脉钙化的程度与年龄呈相关性，斑块钙化和斑块破裂之间的关系目前尚不十分明确。

18. 冠状动脉钙化影像学检查有哪些

冠状动脉钙化影像学检查主要有 X 线胸片、胸部透视、正电子发射断层显像、螺旋 CT。其中，多层螺旋 CT 在空间和密度分辨率方面具有明显优势，通过冠状动脉钙化积分可较客观地评估冠状动脉的钙化程度。

血管内超声（IVUS）和光学相干断层扫描技术（OCT）是能够准确鉴别钙化与非钙化斑块及钙化程度的腔内影像学技术。冠脉造影可显示冠状动脉钙化性病变沿血管走行的高密度条形影像，密度越高提示钙化越严重。

19. 什么是冠状动脉斑块旋磨术？其价值是什么

冠状动脉斑块旋磨术是使用旋磨装置去除动脉粥样硬化斑块的机械方法，该方法采用超高速旋转的带有钻石颗粒的探头，通过机械力磨损动脉粥样硬化组织以去除斑块，在旋磨过程中产生的数百万微小的颗粒被分散到远端的冠状动脉循环中，其中 98% 的颗粒直径 $<10\mu m$，这意味着大部分颗粒可通过毛细血管被肝脏、脾脏和肺部清除。

冠状动脉斑块旋磨术于 20 世纪 90 年代初在临床广泛应用，但由于未降低死亡及靶血管血运重建率，且术中无复流（尽管血管再通，但仍然没有血流）及血管破裂、穿孔、闭塞等并发症较多，冠状动脉斑块旋磨术的应用日趋减少。但是随着药物洗脱支架的应用，复杂钙化性病变的介入治疗增加，再度激发了研究者对于旋磨术的热情，旋磨术作为钙化性病变的治疗中间手段，具有独特的应用价值。

20. 稳定型心绞痛介入治疗与药物治疗的效果比较如何

尽管介入心脏病学发展非常迅速，但自 2007 年 PCI 应用率开始下降，这主要归因于两个方面：其一，COURAGE 研究提示药物对冠心病疗效仍较好；其二，人们更希望能在恰当的时间为适宜的患者提供正确的治疗。介入治疗与药物治疗对于稳定型心绞痛患者的疗效，归纳如下：

（1）与药物治疗相比，PCI 总体上不能降低稳定型心绞痛患者的死亡率和心肌梗死发生率。这一结论的主要依据是发表在 *The New England Journal of Medicine* 的 COURAGE 研究，该研究显示，药物治疗组与 PCI 组的主要终点（死亡或心肌梗死）和次要终点（卒中或因急性冠状动脉综合征住院）发生率均无显著差异，表明 PCI 并不额外增加患者的终点事件，提示行 PCI 前有必要进行最佳药物治疗（OMT）。

（2）PCI 优于药物治疗的证据，2008 年发表的一项研究纳入了 384 例患者，其中 76% 置入药物洗脱支架，有效降低了不良事件发生率，相比单纯药物治疗，介入治疗更有效。2013 年发表于 *Circulation* 的荟萃分析入选了 12 项随机对照试验，累计纳入 8070 例稳定型心绞痛患者，平均随访 5 年。结果显示，与 OMT 组相比，PCI 组自发性非操作相关心肌梗死显著减少。另一纳入 7182 例患者、随访 4.9 年的研究也得出相似结论。

（3）PCI 存在一定的风险，不论是金属裸支架还是药物洗脱支架，术后均有可能导致冠状动脉再狭窄、支架血栓形成，从而引起不稳定型心绞痛、心肌梗死。由于 PCI 后抗血小板药物联用的种类及使用时间增加，消化道出血风险增加，占 PCI 后出血并发症的 50% 以上，尤其是阿司匹林及氢氯吡格雷双联抗血小板治疗使消化道出血风险增加 7～14 倍。

（4）个体化评估选择治疗方案才是最重要的，2013 年欧洲心脏病学会（ESC）发布了稳定性冠状动脉疾病（stable coronary artery disease，SCAD）的管理指南（简称 2013ESC /SCAD 指南），强调了验前概率（PTP）的重要性，推荐根据 PTP 进行稳定型心绞痛的三步决策流程。第一步，若患者 PTP<15%，考虑其他原因。第二步，若 PTP 在 15%～85%，则首先对患者进行无创检测；如果确诊为稳定型心绞痛，给予 OMT 并进行危险分层。第三步，对于 PTP>85% 的高危患者，须进行有创血管造影和血运重建。由于稳定型心绞痛是由多种血管和非血管机制共同参与的结果，OMT 是稳定型心绞痛的基础治疗，个体化评估可为稳定型心绞痛患者选择治疗方法提供依据。

（5）PCI 与药物治疗是互补的关系，FAME-2 研究纳入稳定型心绞痛患者，首先测定冠状动脉血流储备分数（FFR），至少有一支血管狭窄、有血流动力学异常（FFR≤0.8）的患者纳入随机试验，即随机分至PCI+最佳药物治疗组（PCI+OMT组）及最佳药物治疗组（OMT组）（两组共691例），如果狭窄未达上述标准（FFR>0.8），则纳入注册研究（共264例）。随机试验中，OMT组较PCI+OMT组的主要心血管事件（MACE）发生风险增加4倍（8.0% vs 2.0%），其风险主要来自因急诊血运重建住院。而注册研究所纳入的没有显著血流动力学异常病变的患者MACE发生率低（0.8%）。该研究结果提示，至少有一处FFR≤0.8的动脉狭窄的稳定型心绞痛患者，单纯OMT较PCI+OMT可使MACE风险增加4倍，而没有显著血流动力学异常病变的患者（FFR>0.8），单纯OMT转归良好。

因此，PCI与药物治疗是互补的关系，而不是竞争、对立的关系。PCI可更有效地缓解患者症状，减少其对抗心绞痛药物的需求，改善患者活动量和生活质量。预后的关键取决于冠状动脉病变的范围、部位、程度。

21. 冠状动脉慢性闭塞一定要开通吗

冠状动脉慢性闭塞不一定要开通。例如，冠状动脉远端或分支血管的闭塞，血管直径较小，供血范围小，危害小，可不干预。另外，如果血管闭塞病变的远端已经由其他血管生长的丰富侧支提供血液，且患者无症状，活动耐量不受影响，也可以不处理。

22. 置入支架的数量有限制吗

目前，对于冠心病患者置入的支架数量尚无明确的限制，但是在术前制定治疗策略时，需要充分考虑多方面的因素。①冠状动脉病变情况：如果2支甚至3支冠状动脉多处病变，且病变形态适合采取支架术，只要预期成功率较高，可以考虑首选支架置入术；反之，若需要多个支架置入，且预期成功率不高，同时患者合并其他需要外科手术处理的情况，如重度瓣膜病变、室壁瘤形成等，首选搭桥术。②患者经济状况：冠状动脉病变适合支架术且成功率较高，但多个支架的费用高于搭桥术，若患者经济承受力较强，可以考虑支架术而非搭桥术。③患者意愿：对于冠状动脉病变位于左主干，伴或不伴有三支病变，首选冠脉搭桥术的患者，当患者因害怕开胸而拒绝搭桥时，可对其主干病变在支架置入术前进行术前评估，若评估预测成功率较高，则也可以考虑进行支架治疗。④冠状动脉介入术中出现并发症，如血管内膜撕裂时，往往需要置入多个支架覆盖夹层段和破口，否则血管有闭塞的危险。总之，临床做出治疗决策时，一定要综合考虑患者的冠状动脉病变、经济情况、主观意愿、合并疾病的情况，具体情况具体对待。

23. 心肌梗死患者行急诊冠脉造影提示多支血管病变，为什么不一次做完介入治疗

对于适合介入治疗的 ST 段抬高型心肌梗死患者，直接 PCI 无疑是行之有效的冠状动脉血管再灌注方法。临床上多数 ST 段抬高型心肌梗死患者冠脉造影显示为多支血管病变。现有指南建议，对于多支血管病变患者，直接介入治疗时宜仅仅处理导致本次梗死的那一支冠状动脉（罪犯血管），而应该延迟干预非梗死相关动脉病变（患者合并心源性休克例外）。不一次做完介入治疗的主要原因是急性心肌梗死时患者处于高凝状态，血小板系统和炎症反应系统激活，此时发生血管无复流现象（血管开通后没有血流）、血栓形成的概率较高，并可能会增加操作风险。针对这种情况，临床上可以待患者病情稳定后再择期进行非梗死相关冠状动脉血管的介入治疗。

24. 心绞痛患者行择期冠脉造影发现三支血管同时存在严重狭窄，为什么不能一次做完介入治疗

临床中经常遇到心绞痛患者同时存在多支血管病变，对于这些血管病变，置入支架时需要进行评估。例如，有些年轻患者几支血管病变都不复杂，预期成功率较高，且没有太多的合并症，心功能尚好，这种情况下可以考虑一次性处理其中的两条血管病变。但如果患者病情复杂、高龄、心功能差、肾功能差、合并症较多，则只能处理其中的一支血管，择期再处理另一支血管。有些患者存在阿司匹林抵抗和（或）氯吡格雷抵抗，支架置入后尽管也服用阿司匹林和氯吡格雷，但仍有可能发生支架内血栓，如果一次性在两支冠状动脉内都置入支架，一旦因

支架内血栓导致两支冠状动脉全部闭塞，就会造成严重后果，甚至连抢救的机会都没有。

25. 《中国经皮冠状动脉介入治疗指南（2016）》的主要内容是什么

2016 年的指南是在《中国经皮冠状动脉介入治疗指南（2012）》的基础上，根据后来的临床研究结果并参考 ACC/AHA 及 ESC 等发布的相关指南，结合我国国情及临床实践，对 PCI 领域的热点进行了全面讨论并达成共识，该指南主要讨论了以下内容：PCI 质量控制体系和危险评分系统建立、血运重建策略的选择、PCI 术中操作、PCI 主要并发症防治措施、PCI 围术期抗栓治疗、其他围术期药物治疗及术后管理。

26. 《中国经皮冠状动脉介入治疗指南（2016）》提及的危险评分系统的特点是什么

风险-获益评估是对患者进行血运重建治疗决策的基础，运用危险评分可以预测心肌血运重建术病死率或术后主要不良心脑血管事件发生率，可以通过对患者进行危险分层而选择出适宜的血运措施，并以此作为重要的参考依据。2016 年指南提及的危险评分系统如下。①欧洲心脏危险评估系统 II（EuroSCORE II）：由于 EuroSCORE 基于较早期的研究结果，过高估计了血运重建的死亡风险，不建议继续使用，由 EuroSCORE II 替代，主要原因是 EuroSCORE II 通过 18 项临床特点评估院内死亡率，结论相对可信。②SYNTAX 评分：是根据 11 项冠脉造影病变的解剖特点定量评估病变复杂程度的危险评分方法。对于病变既适于 PCI 又适于 CABG，且预期外科手术病死率低的患者，可以用 SYNTAX 评分帮助指导治疗决策。③SYNTAX II 评分：是在 SYNTAX 评分的基础上，新增"是否存在无保护的左主干血管病变"，并联合 6 项临床因素（包括年龄、肌酐清除率、左心室功能、性别、合并慢性阻塞性肺疾病和周围血管病）的风险评估方法，在预测左主干病变和复杂三支病变患者进行血运重建术的远期死亡率方面，优于单纯的 SYNTAX 评分。

27. 《中国经皮冠状动脉介入治疗指南（2016）》提及的稳定性冠心病血运重建策略选择是什么

2016 年指南指出，对于强化药物治疗后仍存在较大范围的心肌缺血证据、且预判选择 PCI 或 CABG 治疗其潜在获益大于风险的稳定性冠心病（SCAD）患者，可根据病变特点选择相应的治疗策略。

对于合并左主干和（或）前降支近段病变、多支血管病变的患者，是选择 PCI 还是 CABG 仍然有争议。随着药物洗脱支架的广泛应用，PCI 术后长期不良事件发生率显著降低，SCAD 患者进行 PCI 的适应证也逐渐放宽。2016 年指南建议对上述患者，根据 SYNTAX 评分或 SYNTAX II 评分评估其中、远期风险，选择合适的血运重建策略。

2016 年指南建议以冠状动脉病变直径狭窄程度作为是否干预的决策依据，当病变直径狭窄≤90%时，建议仅对有相应缺血证据，或 FFR≤0.8 的病变进行干预。

28. 《中国经皮冠状动脉介入治疗指南（2016）》提及的非ST 段抬高型急性冠脉综合征血运重建策略选择是什么

2016 年指南推荐高敏肌钙蛋白（hs-cTn）检测作为非 ST 段抬高型急性冠脉综合征（NSTE-ACS）早期发病的诊断方法之一，该方法可在 60min 内获取检测结果，根据即刻和 1h 内 hs-cTn 水平快速诊断或排除非 ST 段抬高型心肌梗死（NSTEMI）。建议将患者的病史、症状、体征、心电图和肌钙蛋白作为危险性分层的指标，采用全球急性冠状动脉事件注册预后评分进行缺血危险性分层，分为紧急（2h 以内）、早期（24h 以内）和延迟（72h 以内）3 种血运重建策略。

对于首诊于不能行 PCI（非 PCI）的中心的患者，如果是极高危者，建议立即转运至能够行 PCI 的中心行紧急 PCI；如果是高危者，建议发病后 24h 内转运至 PCI 中心行早期 PCI；如果是中危者，建议转运至 PCI 中心，发病72h 内行延迟 PCI；如果是低危者，可以考虑转运至 PCI 中心或就地药物保守治疗。

29. 《中国经皮冠状动脉介入治疗指南（2016）》提及的 ST 段抬高型急性心肌梗死血运重建策略选择是什么

2016 年指南提及对于急性 STEMI 患者，减少血管开通时间延误是恢复冠状动脉血管再灌注的关键。应尽量缩短首次医疗接触（FMC，即患者接触到医务人员的第一时间）至 PCI 的时间和 FMC 至医院转出的时间，从而降低医院内死亡风险。对首诊于可开展急诊 PCI 医院的患者，要求 FMC 至 PCI 时间＜90min；对首诊于不能开展急诊 PCI 医院的患者，当预计 FMC 至 PCI 的时间延迟＜120min 时，应尽可能将患者转运至有 PCI 条件的医院，必要时可外请有资质的医师前来医院（有 PCI 设备）行直接 PCI，但要求 FMC 至 PCI 的时间＜120min。

如预计 FMC 至 PCI 时间延迟超过 120min，应该于 3min 内尽快实施溶栓治疗。多项临床研究显示，溶栓后早期实施 PCI 的患者 30 天病死率与直接 PCI 并无差异，溶栓后早期实施常规 PCI 的患者 1 年主要心血管事件发生率有低于直接 PCI 的趋势，故对于 STEMI 患者尽早溶栓并进行早期 PCI 的方法是可行的，尤其适合无直接 PCI 治疗条件的医院。

对于合并多支血管病变的 STEMI 患者，既往的美国和中国 PCI 指南均建议仅对梗死相关动脉（IRA）进行介入治疗，而不建议对非 IRA 进行介入治疗（心源性休克及处理了 IRA 后仍有持续性缺血征象者除外）。然而，之后的临床对照试验及荟萃分析均显示，对部分 STEMI 合并多支血管病变的患者，行急诊 PCI 或择期 PCI 时，干预非 IRA 可能是有益且安全的。2016 年指南建议对 STEMI 合并多支血管病变、血流动力学稳定患者，可以考虑非 IRA 干预治疗。

30. 《中国经皮冠状动脉介入治疗指南（2016）》对血管内超声的推荐如何

临床上通常在造影结果不明确或者不可靠的情况下进行血管内超声（IVUS）检查，如冠状动脉开口病变、冠状动脉血管重叠及分叉病变等，IVUS 对 PCI 有着非常重要的指导作用，可以明确支架大小、膨胀是否充分以及定位是否准确等。

对于选择 PCI 治疗的患者，以下情况推荐 IVUS 指导下的优化支架置入：无保护的左主干病变、三支血管病变、分叉血管病变、慢性闭塞性病变及支架内再狭窄病变等。此外，对于慢性闭塞性病变，IVUS 指导有助于明确闭塞病变起始点，以及帮助判断指引导丝是否走在冠状动脉血管的真腔（学术用语，即真实的血管腔内，而不是血管内膜下的假腔），从而提高 PCI 成功率。

31. 《中国经皮冠状动脉介入治疗指南（2016）》对冠状动脉血流储备分数的推荐如何

冠状动脉血流储备分数（fractional flow reserve，FFR）是评估冠状动脉血流的功能学和生理学指标，其对冠状动脉开口病变、分叉病变、多支和弥漫性病变均有一定的指导意义，2016 年指南推荐对于冠脉造影人工目测血管直径狭窄 50%～90% 的病变行 FFR 检查评估。已有研究提示，对冠脉造影提示直径狭窄 > 50% 的临界病变的 SCAD 患者，当病变 FFR ≥ 0.75 时进行延迟的 PCI 治疗，其 5 年随访期内心血管事件发生率显著低于 FFR < 0.75 而实施 PCI 治疗的患者。

FAME 研究发现，对存在多支血管病变的 SCAD、不稳定型心绞痛和 NSTEMI 患者，FFR 指导的介入治疗组 1 年内复合终点事件发生率显著低于单纯造影指导的 PCI 治疗组。对单支或多支血管病变的 SCAD 患者，FAME2 研究提示，在经冠状动脉 FFR 检测 FFR < 0.80 的患者中，PCI 组患者 1 年主要心血管事件发生率明显低于单纯药物治疗组。因此，对于多支血管病变患者，推荐使用 FFR 指导的介入治疗。近期的大样本注册研究证实，FFR 指导的血运重建在临床实践应用中的获益与随机对照研究的结果一致，且对于 FFR 在 0.75～0.80 之间的病变，介入治疗联合最佳药物治疗较单药治疗预后更好。

32. 《中国经皮冠状动脉介入治疗指南（2016）》对光学相干断层成像检查效果如何评价

光学相干断层成像检查（OCT）较 IVUS 具有更高的空间分辨率，但穿透力较差，因此对发现靠近冠状动脉腔内的病变及支架边缘的细微解剖结构的变化更有价值，但对判断斑块负荷及组织内部特征依然不够准确，目前尚无OCT 指导 PCI 治疗的大规模随机对照试验。OCT 的优势在于，其在明确血栓、造影未识别的斑块破裂及支架膨胀不良方面优于 IVUS，有助于明确支架失败的原因。

33. 《中国经皮冠状动脉介入治疗指南（2016）》对药物洗脱球囊的推荐如何

药物洗脱球囊通过扩张时球囊表面的药物与血管壁短暂接触，将对抗血管再狭窄的药物释放于血管病变的局部，从而达到治疗的目的。2016 年指南推荐药物洗脱球囊主要用于治疗 BMS 或 DES 相关的血管再狭窄病变。虽然目前药物洗脱球囊还有很多问题待进一步研究明确，如远期疗效、是否联合应用切割球囊及哪种药物的效果更好等。但是对于 BMS 和 DES 相关的再狭窄病变、多层支架病变、大的分支病变，以及不能耐受双联抗血小板药物治疗的患者，可以考虑药物洗脱球囊治疗作为优选方案。此外，也有研究显示药物洗脱球囊治疗小血管病变有一定疗效，但不及新一代 DES。

34. 《中国经皮冠状动脉介入治疗指南（2016）》对冠状动脉斑块旋磨术的建议如何

2016 年指南认为，对于无法充分扩张的严重钙化病变，在置入支架治疗前采用旋磨术是合理的，其可以提高钙化病变 PCI 成功率，但不能降低再狭窄率。对于进行完全性生物可吸收支架治疗的患者，要在置入支架前对血管病变处进行充分扩张，当球囊导管预扩张效果不理想时，可以考虑采用旋磨术。2016 年指南不推荐对所有病变（包括首次进行 PCI 病变和支架内再狭窄病变）常规使用旋磨术。

35. 《中国经皮冠状动脉介入治疗指南（2016）》对特殊人群的抗栓治疗有何建议

对于某些特殊 ACS 患者，如糖尿病、慢性肾病、复杂冠状动脉病变、拟接受非心脏外科手术、氯吡格雷抵抗，以及正在服用抗凝药物的 SCAD 或 ACS 患者，其血栓或出血风险相对较高，应用抗栓药物时更应该充分权衡其疗效和安全性。

对于糖尿病患者，抗血小板治疗应该首选替格瑞洛（负荷剂量 180mg，维持剂量 90mg，2 次/天），与阿司匹林联合应用至少 12 个月。替格瑞洛对肾功能影响较小，因此慢性肾病患者应该首选替格瑞洛，且无需调整剂量；目前对于接受血液透析治疗的患者使用替格瑞洛的经验较少，可以选择氯吡格雷治疗。根据抑制血小板与患者转归试验（PLATO 试验）结果，对于 ACS 合并复杂冠状动脉病变的患者，首选替格瑞洛。对于接受非心脏外科手术的患者，其抗血小板治疗方案的调整应该充分考虑到非心脏外科手术紧急程度与患者出血及血栓风险程度，在多学科会诊后选择优化的抗血小板治疗方案。对于心脏事件风险较低危的患者，术前 5～7 天停用双联抗血小板治疗，术后保证止血充分后可以重新应用。对于存在氯吡格雷抵抗，或血小板功能监测提示有残存高反应者，如未出现高危因素，首选替格瑞洛。

36. 《中国经皮冠状动脉介入治疗指南（2016）》对 PCI 后患者的康复治疗有何建议

康复治疗包括运动、合理膳食、戒烟、心理调整和药物治疗 5 个方面。ACS 患者 PCI 后应实施以合理运动为主的心脏康复治疗，同时应注意合理膳食，控制总热量，减少饱和脂肪酸、反式脂肪酸及胆固醇摄入。超重和肥胖者在 6～16 个月内减重 5%～10%，使体重指数 ≤25kg/m²；腰围控制在男性 ≤90cm，女性 ≤85cm。彻底戒烟，并避免被动吸烟；严格控制酒精摄入。另外，有研究显示，冠心病患者 PCI 后焦虑、抑郁与术后 10 年全因死亡率增加相关，其中抑郁是独立的预测因素。因此，应注意调整患者 PCI 后的心态。首先，需要对患者进行多次、耐心的程序化教育，这是帮助患者克服不良情绪的关键之一。教育内容包括什么是冠心病，冠心病的发病因素、诱发因素、不适症状的识别，发病后的自救，如何保护冠状动脉等，并教会患者监测血压和脉搏；使患者充分了解自己的疾病及程度，缓解紧张情绪，提高治疗依从性和自信心，学会自我管理。其次，需识别患者的精神心理问题，并给予对症处理。其措施包括：①评估患者的精神心理状态；②了解患者对疾病的担忧以及患者的生活环境、经济状况和社会支持，给予有针对性的措施；③对患者进行健康教育和咨询，促进患者与其亲朋的交流。④轻度焦虑、抑郁症治疗以运动康复为主，对焦虑和抑郁症状明显者给予对症药物治疗，病情复杂或严重时应请会诊或转科治疗。

37. 《中国经皮冠状动脉介入治疗指南（2016）》对 PCI 后患者的调脂治疗有何建议

2016 年指南建议如下。①术前他汀类药物预处理：对于 ACS 患者，无论是否接受 PCI 治疗，无论基线胆固醇水平高低，均应及早服用他汀类药物，必要时联合服用依折麦布，使 LDL-C＜1.8mmol/L。但要注意目前缺少说服力强的随机对照试验证据支持这些患者早期使用高负荷剂量他汀可以获益。亚洲的研究结果显示，PCI 术前使用负荷剂量他汀类药物不优于常规剂量，故 2016 年指南不建议对 ACS 患者 PCI 术前使用高负荷剂量他汀。②长期调脂治疗：对于冠心病患者，不论何种类型，均推荐长期使用他汀类药物治疗，使得 LDL-C＜1.8mmol/L，且达标后不应该停药或盲目减小剂量。若应用最大耐受量他汀类药物治疗后 LDL-C 仍不能达标，可以联合应用非他汀类调脂药物。

38. 《2018 中国稳定性冠心病诊断与治疗指南》对稳定性冠心病的治疗流程是如何建议的

根据稳定性冠心病（SCAD）患者的临床症状，特别是心绞痛严重程度、验前概率（PTP）及必要的无创性检查方法，2018 年指南建议对患者进行预后评价，从而指导诊疗决策，其具体流程如图 3-1。

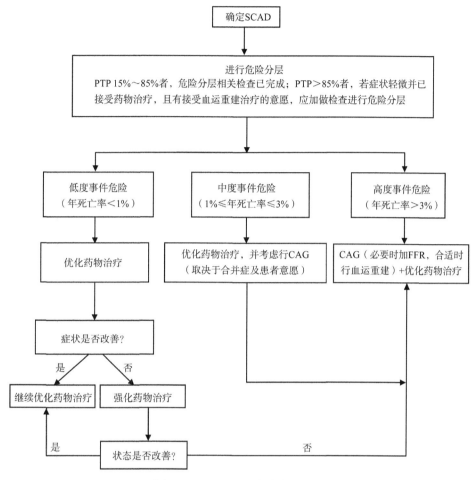

图 3-1 SCAD 的治疗策略和流程

PTP 为验前概率，CAG 为冠脉造影，FFR 为血流储备分数

39. 《2018 中国稳定性冠心病诊断与治疗指南》关于 SCAD 的优化药物治疗是如何推荐的

2018 年指南指出，对于 SCAD 患者，药物治疗的目的是缓解症状及预防心血管事件。

（1）缓解症状、改善缺血的药物，2018 年指南推荐如下。①β-受体阻滞药：只要无禁忌证，β-受体阻滞药应作为 SCAD 患者的初始治疗药物。目前更倾向于选择性 β_1-受体阻滞药，如美托洛尔、比索洛尔。②硝酸酯类：舌下含服或喷雾用硝酸甘油仅作为心绞痛急性发作时缓解症状用药，也可于运动前数分钟预防使用。③钙离子通道拮抗剂（CCB）：二氢吡啶类药物对血管的选择性更佳（包括氨氯地平、硝苯地平、非洛地平）。非二氢吡啶类药物可降低心率（包括维拉帕米、地尔硫䓬）。心力衰竭患者应避免使用CCB，尤其是短效的二氢吡啶类以及具有负性肌力作用的非二氢吡啶类。④其他药物：包括曲美他嗪，可作为二线用药；尼可地尔，当存在β-受体阻滞药禁忌、效果不佳或出现不良反应时，可使用尼可地尔缓解症状；伊伐布雷定，慢性稳定型心绞痛患者如不能耐受β-受体阻滞药或β-受体阻滞药效果不佳，窦性心律且心率＞60次/分时可选用此药物。

（2）改善预后的药物，2018年指南推荐如下。①抗血小板药物：阿司匹林、氯吡格雷或替格瑞洛；②调脂药物：以他汀类药物为主，单药不能达标者加依折麦布；③β-受体阻滞药；④ACEI或ARB。

二、药 物 治 疗

40. 冠心病治疗的常用药物有哪几类

目前治疗冠心病的药物很多，但常用药物主要有以下几种。

（1）硝酸酯类药物：主要包括硝酸甘油、二硝酸异山梨酯（消心痛）、二硝酸异山梨酯缓释片（长效消心痛）、5-单硝酸异山梨酯片、5-单硝酸异山梨酯缓释片（欣康）、长效硝酸甘油制剂等，目前一般主张使用长效制剂。

（2）钙拮抗药：包括硝苯地平控释片（拜新同）、地尔硫䓬（合心爽片）、维拉帕米（异搏定）、氨氯地平（络活喜）、左旋氨氯地平（施惠达）等。

（3）β-受体阻滞药：包括普萘洛尔（心得安）、美托洛尔（倍他乐克）、美托洛尔缓释片、比索洛尔（康忻、搏苏）等。

（4）血管紧张素转换酶抑制药（ACEI）：包括卡托普利（开搏通）、贝那普利（洛汀新）、赖诺普利、依那普利、雷米普利等。

（5）血管紧张素Ⅱ受体阻滞药：常用的有氯沙坦（科素亚）、缬沙坦（代文）、厄贝沙坦（安搏维）、替米沙坦、艾力沙坦等。

（6）抗血小板药物：包括阿司匹林肠溶片、氯吡格雷（波立维、泰嘉）、替格瑞洛等。

（7）抗凝药物：包括肝素、低分子肝素、华法林。

（8）调整血脂药物：包括非诺贝特、吉非贝齐（吉非罗齐）、阿托伐他汀（阿乐、立普妥）、普伐他汀（浦惠旨、普拉固）、辛伐他汀（舒降之）、氟伐他汀（来适可）、依折麦布等。

（9）钾通道开放剂：如尼可地尔。

（10）中成药：如麝香保心丸、复方丹参滴丸、通心络、苏合香丸等。

41. 急性心肌梗死患者应怎样选择治疗方法

急性心肌梗死所致疼痛症状是因濒死但仍存活的心肌持续性缺血引发的，并不一定是坏死的心肌所产生的效应，故急性心肌梗死患者胸痛发作时，可采用以下方法治疗。

（1）静脉溶栓疗法：已证实溶栓后早期再灌注，患者的胸痛可迅速解除。

（2）静脉应用硝酸甘油：根据患者心绞痛发作及血压情况，每 5min 调整 1 次剂量，直到胸痛控制或剂量达 200μg/min，假如仍不能控制胸痛，可考虑服用其他药物。

（3）其他抗缺血措施：①吸氧；②β-受体阻滞药；③再灌注辅助疗法如主动脉内气囊反搏；④止痛药，吗啡为急性心肌梗死患者必选药物，除非患者对吗啡过敏。用量 2～5mg/5～30min，需要时可反复静脉给药，特别情况下累积量可达 2～3mg/kg。吗啡主要作用于中枢神经系统以阻断交感神经介质的释放，可扩张周围静脉和动脉，减轻心脏前、后负荷，还可降低心肌耗氧量。用吗啡止痛，不仅可减轻焦虑，还可降低血循环中儿茶酚胺水平，降低心律失常的发生率。其他止痛药还有氢吗啡酮（二氢吗啡酮）、哌替啶（度冷丁）等。

42. 心肌梗死合并心源性休克的用药原则如何

心肌梗死合并心源性休克时患者病情往往极其危重，病死率极高，用药难度较大，用药要注意如下几点。①各项抢救措施应在严密的血流动力学监测下进行，给药途径优先考虑经血管直接给药以尽快获得疗效；②心肌梗死合并心源性休克的治疗药物类型及剂量呈高度个体化差异，应结合心脏基础病变、临床特点及血流动力学指标综合制订全面的治疗方案，并随时进行调整；③主动脉内气囊反搏与药物治疗相配合能提高抢救成功率；④急救时可利用多巴胺的舒血管作用进行抢救；⑤药物抢救无效者应考虑急诊冠脉介入治疗。

43. 在心绞痛治疗中如何做到合理用药

目前临床上可用于控制心绞痛症状的药物主要有三类：β-受体阻滞药、硝酸酯类和钙拮抗药。要在心绞痛治疗中做到合理用药，就要充分发挥这三类药物的作用，使用过程中应注意如下要点。

（1）合理选择针对心绞痛不同机制的药物：如劳力型心绞痛，是最常见的心绞痛类型，发生于活动、劳累时，休息后可缓解，其病理基础是冠状动脉粥样硬化所致的严重性固定狭窄。在静息状态下，心肌的需氧量少，狭窄的冠状动脉仍可保持心肌的血氧供需平衡；当患者运动使心率加快、血压升高、心肌收缩力加强时，心肌的需氧量增加，但固定的严重冠状动脉狭窄病变使冠状动脉不能相应增加血氧供应，导致血氧供需失衡，供不应求，造成心绞痛。此时需氧量增加是供需矛盾的主要方面，治疗应针对降低心肌耗氧量选用药物，最理想的药物是β-受体阻滞药。这类药物能减慢心率、降低血压及减弱心肌收缩，从而降低心肌耗氧量，重新恢复心肌的血氧供需平衡，故成为治疗劳力型心绞痛的首选药物，但应该注意，有明显窦性心动过缓或其他慢性心律失常的患者应避免使用该类药物。劳力型心绞痛患者不宜首选单独用硝苯地平，因为硝苯地平是具有强大扩血管作用的钙拮抗药，用药后血管扩张会导致反射性心率加快，心肌收缩力加强，血中儿茶酚胺水平升高，使心肌需氧量增加，不利于劳力型心绞痛的控制，而硝苯地平与β-受体阻滞药联合使用可避免这一不良后果。自发型心绞痛为静息状态下发作的心绞痛，主要病因是冠状动脉痉挛使心肌的血氧供应减少，治疗应选用对冠状动脉有明显扩张作用的硝酸酯类和钙拮抗药，而不宜单独使用β-受体阻滞药，因为后者可使血管痉挛加重。

混合型心绞痛兼有劳力型与自发型心绞痛发作，应联用上述3种药物。

（2）剂量、用法因人而异：根据发病规律，注意调整用药时间，用药时应从小剂量开始逐渐加量，直到最佳疗效而无明显副作用。值得注意的是，目前临床上药物治疗心绞痛时较常出现的问题是用药剂量过小，用量单一，没有个体化用药，而我国使用剂量范围变化较大，如普萘洛尔的剂量范围为 30～180mg/d，静脉滴注硝酸甘油剂量也在 20～200μg/min 不等。

不同患者、不同类型的心绞痛发作规律也不同。变异型心绞痛多在夜间或凌晨发作，应在睡前服药，或夜间唤醒患者加药。多数心绞痛在清晨睡醒时高发，有些患者表现为清晨首次劳力型心绞痛，即早晨醒后从事轻微的体力活动，如洗漱、慢散步即可诱发心绞痛，而在之后从事更重的体力活动时不出现心绞痛。因此，心绞痛患者应注意起床前用药，而不是早饭后服药。此外，为避免患者在排便时发生心绞痛，应在排便前先含服硝酸甘油。

（3）根据病情需要联合用药：β-受体阻滞药和硝酸酯类或钙拮抗药联合使用，可增加疗效而相互抵消不良反应。但维拉帕米（异搏定）与β-受体阻滞药的不良反应相同，都具有负性变力作用、负性频率与负性传导作用，禁忌联合使用，并且其静脉制剂、口服制剂的联合使用也应极为谨慎。

（4）注意根据患者的合并疾病，合理选药：同时有快速室上性心律失常，如心房颤动、心房扑动、阵发性室上性心动过速者，应首选β-受体阻滞药；合并缓慢型心律失常者，应选用硝酸酯类与二氢吡啶类钙拮抗药；有心功能不全者应选用硝酸酯类。

（5）强化治疗：主要是对不稳定型心绞痛的治疗。由于不稳定型心绞痛较稳定型心绞痛更易恶化，发生急性心肌梗死、猝死的风险更大，故临床上将不稳定型心绞痛归为 ACS 的一个重要表现形式，此类患者需要收入冠心病监护病房。对于不稳定型心绞痛患者，应禁忌做运动试验，应重视使用β-受体阻滞药，而后者的优点是可以明显减少急性心肌梗死与猝死的发生，对控制症状也有效；静脉使用硝酸甘油有助于快速控制症状。不稳定型心绞痛的发病机制主要为不稳定的冠状动脉病变的动脉粥样硬化斑块破裂、血小板聚集和部分闭塞性血栓形成，因此对没有禁忌证的患者，应使用抗血小板药物，如阿司匹林和抗凝药物（如肝素）。近期的大规模临床前瞻性随机安慰剂对照试验表明，溶栓药物对不稳定型心绞痛患者无益，既不改变冠脉造影所见的病变严重程度与斑块不稳定性，也不改善患者临床预后，反而会明显加重恶化，并具有增加急性心肌梗死和病死率的风险，故目前对不稳定型心绞痛不主张溶栓治疗。

44. 不稳定型心绞痛的药物治疗选择是什么

不稳定型心绞痛是介于稳定型心绞痛和急性心肌梗死之间的一种症候群，因其发病具有一定的复杂性和特异性，故对其药物治疗也要有一定的选择性。

（1）抗血小板药物治疗：阿司匹林为首选药物，急性期剂量应在 150～300mg/d 之间，3 天后可改为小剂量即 50～150mg/d 维持治疗，对于有阿司匹林用药禁忌证的患者，可采用替格瑞洛或氯吡格雷治疗，但注意要经常检查血象，一旦出现明显白细胞或血小板降低应立即停药。

（2）抗凝血酶治疗：静脉肝素治疗一般用于住院的中、高危患者。

（3）硝酸酯类药物：主要目的是控制心绞痛的发作，对于改善预后效果较差。心绞痛发作时应含服硝酸甘油，初次含硝酸甘油的患者以先含 1 片为宜。对于已有含服经验的患者，心绞痛症状严重时也可 1 次含服 2 片；若含 1 片无效，可在 3～5min 之内加服片次；若连续含服硝酸甘油 3～4 片仍不能控制疼痛症状，需应用强镇痛药，并随即采用硝酸甘油或硝酸异山梨酯静脉滴注。对于中、高危患者，硝酸甘油持续静脉滴注 24～48h 即可，以免产生耐药性而降低疗效。

（4）β-受体阻滞药：对于不稳定型心绞痛患者，β-受体阻滞药可控制其心绞痛症状，并可以改善其近、远期预后，除有肺水肿、未稳定的左心衰竭、支气管哮喘、低血压（收缩压≤90mmHg）、窦性心动过缓（安静时心率少于 55 次/分）或二、三度房室传导阻滞等禁忌证者外，主张早期常规服用。首选具有心脏选择性的药物，如美托洛尔、比索洛尔等。除少数症状严重者可采用静脉推注 β-受体阻滞药外，一般主张直接口服给药。应根据症状、心率及血压情况调整剂量，进行个体化用药。美托洛尔常用剂量为 25～50mg，每日 2 次或 3 次；比索洛尔常用剂量为 5～10mg，每日 1 次，但变异型心绞痛不主张使用 β-受体阻滞药。

（5）钙拮抗药：以控制心肌缺血的发作为主要目的。硝苯地平对缓解冠状动脉痉挛有独特的效果，故为变异型心绞痛的首选用药，一般剂量为 10～20mg，每 6 小时 1 次，若仍不能有效控制变异型心绞痛的发作，还可与地尔硫䓬合用以产生更强的解除冠状动脉痉挛的作用，当病情稳定后可改为缓释和控释制剂。

地尔硫䓬有减慢心率、降低心肌收缩力的作用，故较硝苯地平更常用于控制心绞痛发作。一般使用剂量为 30～60mg，每日 3 次或 4 次。该药可与硝酸酯类合用，亦可与 β-受体阻滞药合用，对已有窦性心动过缓和左心功能不全的患者，应禁用此药。

维拉帕米一般不能与 β-受体阻滞药配伍，多用于心绞痛合并支气管哮喘不能使用 β-受体阻滞药的患者。

尼可地尔可开放钾离子通道，扩张微血管，改善心肌缺血。

总之，对于严重不稳定型心绞痛患者，常需联合应用硝酸酯类、β-受体阻滞药、钙拮抗药、钾通道开放剂。

（6）溶栓治疗：溶栓治疗不稳定型心绞痛有增加急性心肌梗死发生率的倾向，故已不主张采用。

45. K_{ATP} 通道开放剂可以成为抗心绞痛的核心药物吗

目前治疗心绞痛的药物包括：改善症状的药物如硝酸酯类、钙拮抗药、β-受体阻滞药等和改善预后的药物如阿司匹林、他汀类、血管紧张素转换酶抑制药（ACEI）等。其中，硝酸酯类和钙拮抗药尚未被证实能显著减少心血管事件发生，且不能改善预后；而 β-受体阻滞药也只能有效改善心肌梗死后稳定型心绞痛的预后；阿司匹林、他汀类、ACEI 可以改善预后，但不能缓解症状。

尼可地尔作为 K_{ATP} 通道开放剂，能选择性地使心肌线粒体上的 K_{ATP} 通道开放，舒张冠状动脉和阻力血管，增加冠状动脉血流，降低心脏负荷，有效缓解各种类型的心绞痛发作，减少心血管事件发生，改善患者预后。

研究表明，稳定型心绞痛患者在接受标准抗心绞痛药物治疗（其中硝酸酯类、钙拮抗药、β-受体阻滞药、阿司匹林和他汀类药物的用药比例均超过 50%）的基础上，服用尼可地尔（20～30mg/d）随访 1.6 年，与安慰剂相比，尼可地尔可显著降低冠心病死亡、非致死性心肌梗死或心源性胸痛导致住院的风险达 17%，降低总心血管事件风险达 14%。研究结果提示，尼可地尔具有改善心绞痛患者预后的作用。

此外，尼可地尔还可以在降低心肌耗氧的同时，增加心肌的供氧量，改善心肌缺血。有研究对 8349 例心绞痛患者使用尼可地尔的疗效和安全性进行验证，结果表明尼可地尔适用于各种类型的心绞痛患者，包括劳力型心绞痛、心肌梗死后心绞痛、混合型心绞痛、变异型心绞痛和不稳定型心绞痛等，总有效率为 71.8%。也有研究证实，在控制心绞痛症状方面，尼可地尔优于硝酸酯类，包括临床上常用的单硝酸异山梨酯和二硝酸异山梨酯；尼可地尔与钙拮抗药和 β-受体阻滞药相比临床疗效相当。此外，尼可地尔没有硝酸酯类药物的耐药性，可以 24h 有效预防心绞痛发作。

46. PCI 治疗后常规应该服用哪些药物

一般认为，PCI 治疗后患者常规应该服用的药物有：①阿司匹林肠溶片，如患者无禁忌证必须服用，而且应终身服用，剂量以每日 100mg 为宜。②氯吡格雷（每日 75mg）或替格瑞洛（90mg，每日 2 次），如果置入的是药物洗脱支架，目前认为应至少需服 1 年，如果有条件或者为高危患者，可以服用更长时间；置入裸支架的患者也应服用 1 年以上。③他汀类药物，该类药物对于冠心病患者不仅可以调脂，而且可以稳定斑块，延缓动脉粥样化进展，故不能单凭血脂的指标来判断是否应用他汀类药物，而应该按相关指南或在医生指导下用药。④硝酸酯类及其他降压、降糖药物则根据病情选用。

47. 硝酸酯类药物为什么对冠心病有益

冠心病的治疗药物包括改善预后的药物及改善症状的药物两类，后者包括 β-受体阻滞药、长效钙拮抗药或硝酸酯类，但这些药物能否改善心绞痛患者的长期预后，目前尚未明确。2013 年欧洲心脏病学会（ESC）《稳定性冠状动脉疾病管理指南》又对心绞痛药物治疗策略进行了简化，将缓解心绞痛的药物分为一线用药和二线用药，β-受体阻滞药和钙拮抗剂（CCB）作为一线药物，其他包括长效硝酸酯、伊伐布雷定、曲美他嗪等药物都作为二线药物，应在一线药物的基础上使用二线药物。《2018 中国稳定性冠心病诊断与治疗指南》认为硝酸酯类药物为内皮依赖性血管扩张剂，能降低心肌需氧和改善心肌灌注，从而改善心绞痛症状。硝酸酯类药物会反射性增加交感神经张力使心率加快，因此常联合负性心率药物如β-受体阻滞药或非二氢吡啶类钙拮抗剂治疗慢性稳定型心绞痛。对于无心绞痛的患者，不需应用硝酸酯类药物。舌下含服或喷雾吸入硝酸甘油仅用于心绞痛发作时缓解症状，也可在运动前数分钟使用，以减少或避免心绞痛发作。长效硝酸酯类药物可用于减低心绞痛发作的频率和程度，并可能增加运动耐量。长效硝酸酯类药物不宜用于心绞痛急性发作的治疗而宜用于慢性长期治疗，每日用药时应注意给予足够的无药间期以减少耐药的发生。硝酸酯类药物的不良反应包括头痛、面色潮红、心率反射性加快和低血压，以上不良反应以给予短效硝酸甘油时最明显。第1次含服硝酸甘油时，应注意可能发生的直立性低血压。2019年ESC《慢性冠状动脉综合征诊断和管理指南》提升了β-受体阻滞药在慢性稳定型心绞痛治疗中的地位，其依据是β-受体阻滞药既可以改善预后又可以改善症状，并能降低心肌梗死后患者的死亡率。

48. 硝酸甘油的缓释制剂主要有哪几种

通常口服硝酸甘油制剂经体内代谢后会失去扩张血管作用，如常用的二硝酸异山梨酯（消心痛）类药物，最长也只能保持3～5h疗效，故对心绞痛发作频繁的重症患者，一般口服制剂不够理想。为了延长硝酸甘油类药物的疗效，减少其有效成分的破坏，研制了缓释剂型。临床常用的长效硝酸甘油缓释制剂主要有以下几种。

（1）薄膜微粒片剂：即一片药中含有许多硝酸甘油小微粒，服用后在胃肠道内逐粒释放而发挥作用。

（2）1%～2%的硝酸甘油软膏：把该药涂在胸部经皮肤吸收而不经肝代谢即可直接入血，涂药后10～20min起作用，1～4h达最大效应，可保持4～8h疗效，每日可涂1～2次，每次所涂剂量相当于硝酸甘油的2.5～10mg。

（3）硝酸甘油膜剂：也是一种经皮肤吸收、能维持疗效超过24h的剂型，似橡皮膏，可贴于胸、腹部及四肢内侧皮肤处，每日贴1次，每次用1～2贴。

以上缓释制剂对心绞痛发作次数多、服用量较大者，或者预防夜间心绞痛发作者效果较好。其优点是吸收、释放缓慢，不良反应少。

49. 如何正确使用硝酸酯类药物

硝酸酯类药物通过扩张冠状动脉，增加冠状动脉血流量，改善心肌缺血和缺氧情况等治疗冠心病。各种硝酸酯类药物的正确使用方法如下。①硝酸甘油，舌下含服硝酸甘油 1 片（0.5mg）或喷用硝酸甘油气雾剂（1～2 喷）可控制和缓解心绞痛，起效迅速（1～5min 起效），作用可持续 10～30min。硝酸甘油贴膜贴于患者胸部附近，一般 1～2 片/天。硝酸甘油静脉滴注从 10μg/min 开始，每 5min 增加 2～10μg/min，直至症状缓解或出现不良反应，一般剂量<200μg/min。②二硝酸异山梨酯（消心痛片）5～10mg，每日口服 2～3 次；长效制剂 20mg，每日口服 1～2 次。静脉滴注硝酸异山梨酯（异舒吉）2～7mg/h，必要时加至 10mg/h。③单硝酸异山梨酯，无肝首过效应，生物利用度高。单硝酸异山梨酯（鲁南欣康片）10mg，每日 2 次始，可逐渐增至 20mg，每日 2～3 次。单硝酸异山梨酯缓释片（依姆多）30mg，每日 1 次。单硝酸异山梨酯注射液（鲁南欣康针）60μg/min 始，可逐渐增至 120μg/min。

50. 硝酸酯类药物为什么会产生耐药性

硝酸酯类药物耐药性是其治疗效果下降的主要原因，其中皮肤给药最易耐药，其耐药的机制主要是：长期使用硝酸酯类药物可使血管平滑肌细胞内的硝酸酯受体的巯基（—SH 基）过度消耗，从而减弱了硝酸酯的扩血管作用。另外，长期应用硝酸酯类药物扩张血管，可使体内儿茶酚胺分泌增多，激活肾素-血管紧张素-醛固酮系统，导致水钠潴留，使体内血容量增加，部分减弱了该药的药理作用。

51. 如何预防硝酸酯类药物的耐药性

预防硝酸酯类药物的耐药性一般可从以下方面进行。①间歇服药：每日需有6～12h 无硝酸酯类药物使用的间歇期；②补充巯基供体：如卡托普利（开搏通）、半胱氨酸、蛋氨酸等；③联合血管紧张素转换酶抑制药或利尿药治疗；④避免大剂量给药和无间歇期使用长效缓释剂；⑤尽可能使用单硝酸制剂，耐药现象发生相对较少。

52. 抗血小板药物主要有哪几种？其作用机制是什么

目前，抗血小板药物主要有阿司匹林、氯吡格雷（波立维、泰嘉）及替格瑞洛、血小板膜糖蛋白 II b/III a 受体拮抗药（阿昔单抗、替罗非班）。其作用机制分别为：①阿司匹林是目前世界上应用最多的抗血小板药物，其主要是通过与血小板的环氧化酶（COX）活性位点丝氨酸产生共价键性乙酰化而使该酶受到抑制，从而阻断花生四烯酸通过 COX 途径转变为前列腺素内过氧化物（PGG_1、PGH_2），进而减少血栓素 A_2（TXA_2）的形成，抑制血小板的聚集。②替格瑞洛和氯吡格雷均属于血小板二磷酸腺苷（ADP）受体拮抗药，主要通过拮抗 ADP 受体，干扰纤维蛋白原结合血小板膜糖蛋白 II b/III a 受体，从而抑制 ADP 介导的血小板激活。它们并不影响 COX 活性，但能够减弱其他激活剂通过血小板释放 ADP 途径引起的血小板聚集。其中，替格瑞洛为新型 P2Y12 受体抑制剂，该药不需要经过肝脏代谢，可直接作用于血小板 ADP 受体。替格瑞洛疗效可靠，可用于有氯吡格雷禁忌证或氯吡格雷抵抗者。阿司匹林通过 TXA_2 介导路径抑制血小板活性，替格瑞洛联合阿司匹林和 ADP 受体拮抗药可望获得协同抗栓效应。③血小板膜糖蛋白 II b/III a 受体拮抗药（阿昔单抗、替罗非班）可阻断各种途径引起的血小板聚集反应，是目前疗效最强的抗血小板聚集药物。

53. 抗血小板药物使用需注意哪些问题

（1）阿司匹林肠溶片的常用剂量为每日 75～165mg 口服，急性心肌梗死推荐首剂 300mg 嚼服以促进口腔黏膜吸收，一般晨 7～8 时或晚餐后服用较佳。阿司匹林主要不良反应是对胃黏膜有刺激，可引起胃炎或胃出血，故最好不要空腹服用；另外要注意粪便颜色，如果大便发黑，要及时查大便隐血试验；消化性溃疡活动期禁用。此外，阿司匹林还可以诱发过敏性皮疹、哮喘。临床上阿司匹林与抑酸药合用，可减少胃肠道刺激。

（2）氯吡格雷片常用剂量为 75mg，每日口服 1 次，需要快速起效时可服 300～

600mg 负荷剂量。氯吡格雷治疗稳定型心绞痛通常无需与阿司匹林片联用。氯吡格雷主要不良反应为皮疹、白细胞减少及胃肠道不适等，故服药前后应行血常规检查。

（3）血小板膜糖蛋白Ⅱb/Ⅲa受体拮抗药目前尚无口服剂型，常用药物有单克隆抗体阿昔单抗针剂、非肽类抑制药替罗非班针剂（国内制剂为欣维宁针），通常根据患者体重计算静脉推注剂量和滴注速率。这类药物主要用于急性冠脉综合征行冠状动脉血管成形术或冠状动脉内斑块切除术者，可以预防与经治冠状动脉突然闭塞相关的心脏缺血并发症。

54. 阿司匹林对冠心病的防治效果如何

阿司匹林是作为解热镇痛药应用于临床的，但最近几年又被广泛应用于冠心病患者，甚至作为预防心肌梗死的主要药物之一。已有研究证明，阿司匹林可显著降低心肌梗死的早期病死率及再梗死率。同时，对于不稳定型心绞痛、非Q波梗死者，长期服用阿司匹林，死亡率可降低20%，再梗死率可降低30%。一项为期6年的随访研究表明，病情稳定的服用阿司匹林的冠心病患者，致命性和非致命性再梗死的发生率可在很大程度降低55%，而且在随访的6年时间中患者病情一直比较稳定。

另外，阿司匹林的另一益处还表现在其使用者出血的发生率显著低于应用其他抗凝药的患者，故冠心病患者服用阿司匹林在预防冠状动脉内血栓形成、心肌梗死或再梗死方面，有着重要的治疗价值，一般认为有下列情况之一者预防性应用阿司匹林效果较佳。

（1）老年人：老年人易发生心脑血管疾病，故其预防性使用阿司匹林较青年人更能获益。

（2）C反应蛋白（CRP）升高的患者：更加能够从预防性应用阿司匹林中获益。

（3）吸烟者：阿司匹林不仅能产生正常抗血小板作用，而且能抑制由吸烟引起的血小板聚集。

（4）纤维蛋白原水平正常的患者：在心肌梗死的一级预防中，阿司匹林对于纤维蛋白原水平明显升高的患者和正常患者均具有预防功效，但对于纤维蛋白原水平正常的患者，该预防作用更为突出。

55. 阿司匹林预防心血管疾病的最佳剂量是多少

不同剂量的阿司匹林可以获得不同的效应：小剂量（75～300mg/d）具有抗血小板功效；中等剂量（500mg/d 至 3g/d）具有解热镇痛作用；大剂量（超过4g/d）具有消炎及抗风湿作用。

研究表明，阿司匹林对各类心绞痛患者均有效。例如，不稳定型心绞痛患者体内血小板常被激活而释放血管活性物质，每日服用 75mg 阿司匹林，其心肌梗死的发生率将降低约 50%；稳定型心绞痛患者预防性应用阿司匹林也能降低心肌梗死、卒中和死亡的风险。无症状心肌缺血患者应用阿司匹林同样有效：有比较研究证明，与安慰剂组相比，服用 3 个月后，阿司匹林（75mg/d）可使无症状心肌缺血患者心肌梗死发生率降低 80% 以上，有症状心肌缺血患者心肌梗死发生率降低 50% 左右。

临床研究发现，抑制血小板聚集所必需的阿司匹林剂量比止痛和抗风湿所需要的剂量要小。由于大剂量阿司匹林会增加前列环素合成的抑制，故理论上应提倡首先使用小剂量阿司匹林。抗血栓试验协作组 2002 年的分析证明，长期采用小剂量阿司匹林（75～150mg/d）抗血小板治疗有效，但在紧急情况下，则需要至少首剂 150mg 的负荷剂量。经常服用小剂量阿司匹林的优点在于可增加耐受性，减少阿司匹林对前列环素的抑制。为减少阿司匹林的不良反应，建议长期应用肠溶性阿司匹林。对于某些急诊病例（如心肌梗死患者），推荐使用水溶性阿司匹林或将肠溶性阿司匹林片含化或嚼服。

阿司匹林常见不良反应是胃黏膜损害，个别情况下会引起出血，且与剂量增加相关。大剂量阿司匹林会使胃肠道出血的风险成倍增加，但致命性出血风险较小。对于有出血倾向或胃肠道疾病的患者应谨慎用药，特别是阿司匹林与其他抗凝药或溶栓药合用时。减小阿司匹林剂量并不一定降低出血的频率，但能降低出血的严重程度。

改善对阿司匹林耐受性的方法包括：应用小剂量（75～150mg/d）肠溶性阿司匹林；清除胃幽门螺杆菌，服用胃黏膜保护药；测定血小板及其他实验室指标。

至于外科手术前应停服阿司匹林多少天，则根据患者的获益和风险因人而异。一般来说，长期服用阿司匹林的患者在手术前需停服阿司匹林 1 周左右，并在术前检查凝血功能。有些小手术如前列腺手术、口腔手术或浅表皮肤手术发生出血的风险相对较低，停服时间可以缩短甚至不用停服。

此外，阿司匹林抗血小板作用没有显著的性别差异。以前的研究曾怀疑阿司匹林对女性的保护作用不如男性，但近来一些研究未能证明这一观点。

56. 什么是阿司匹林抵抗

目前，阿司匹林抵抗的概念分为两种，一种是临床阿司匹林抵抗，指在临床上按照推荐剂量常规服用阿司匹林的患者仍发生心血管事件；另一种是生化阿司匹林抵抗，指在实验室检查中，阿司匹林不能抑制血小板的功能，包括不能抑制血栓烷的生物合成及不能抑制血小板聚集等。高龄、吸烟、精神紧张、性别差异（女性易发生）、服用非甾体类抗炎药、心脏手术、介入治疗等是发生阿司匹林抵抗的高危因素，对于存在这些高危因素的患者应该及时复查血小板的功能，根据患者的体质，实现个体化用药，更好地改善患者预后。

57. 如何评价替格瑞洛在急性冠脉综合征治疗中的价值

替格瑞洛是第三代血小板 P2Y12 受体抑制剂，具有独特的药理特性，如双重抑制、可逆性结合，作用快速、强效、一致。因其与 P2Y12 受体的可逆性结合，可在停药后短时间内恢复血小板功能，替格瑞洛可能引起呼吸困难等不良反应，其机制可能与内源性腺苷水平升高有关。

ONSET/OFFSET 研究是一项多中心、随机、双盲研究，该研究选择稳定性冠心病患者观察氯吡格雷600mg 负荷剂量与替格瑞洛180mg 负荷剂量的抗血小板作用。给药半小时后，替格瑞洛组的血小板聚集抑制作用明显增加，而氯吡格雷组在 4h 左右的血小板聚集抑制作用未达到替格瑞洛半小时的抑制作用，该研究证明替格瑞洛起效达峰时间较氯吡格雷短。此外，在整个观察过程中，90mg 每日 2 次的替格瑞洛与 75mg 每日 1 次的氯吡格雷相比，替格瑞洛组的血小板聚集抑制作用可一直维持在理想水平。更为重要的是，OFFSET 研究中，在停药 24h 后替格瑞洛依然保持在期望的血小板聚集抑制水平。

此外，PLATO 研究还比较了氯吡格雷和替格瑞洛在急性冠脉综合征患者中的应用，结果显示替格瑞洛可显著降低主要疗效终点达 16%，其降低的心血管事件发生率主要包括两部分：降低心肌梗死发生率和降低心血管事件死亡率。该研究也首次证实了替格瑞洛可显著降低心血管事件死亡的发生率。在安全性方面，与氯吡格雷相比，在一年的记录中，替格瑞洛安全性终点事件亚组之间无任何统计学差异，尤其是主要出血及致死性出血。

58. 如何评价血小板膜糖蛋白Ⅱb/Ⅲa 受体拮抗药在冠心病治疗中的价值

血小板膜糖蛋白（GP）Ⅱb/Ⅲa 受体拮抗药通过抑制活化的血小板膜糖蛋白Ⅱb/Ⅲa 受体与纤维蛋白原结合，防止其在活化的血小板之间起桥梁作用，从而防止血小板血栓形成。阿昔单抗、依替巴肽和替罗非班是目前作用最强、应用最广泛的 GPⅡb/Ⅲa 受体拮抗药。六项大规模安慰剂对照、双盲临床试验（EPIC、IMPACT Ⅱ、RESTORE、CAPTURE、EPILOG 和 EPISTENT）表明，GPⅡb/Ⅲa 受体拮抗药可显著降低经皮冠状动脉介入治疗（PCI）术后 30 日时病死率、心肌梗死或紧急血运重建术的发生率，而不增加并发症。有研究表明，急性心肌梗死接受 PCI 治疗组应用 GPⅡb/Ⅲa 受体拮抗药，30 日时患者的病死率、心肌梗死或紧急血运重建术发生率降低 40%以上。还有研究表明，对于急性心肌梗死溶栓患者及 ACS 患者，GPⅡb/Ⅲa 受体拮抗药静脉注射可以降低其急性心肌梗死和血运重建术发生率。对于高危 ACS 早期接受 PCI 患者（血清肌钙蛋白水平增高、缺血性 ST 段改变、正在发生缺血者），采用 GPⅡb/Ⅲa 受体拮抗药获益最大。

阿昔单抗对于急性冠脉综合征、近期心肌梗死、冠状动脉搭桥术后血管狭窄、冠状动脉慢性闭塞、造影可见冠状动脉内血栓患者受益较大。但是对低危人群仅需使用阿司匹林和氯吡格雷治疗，GP Ⅱb/Ⅲa 受体拮抗药并不能给低危患者带来更大益处；而高危患者则可以同时应用上述 3 种抗血小板制剂。

59. 冠心病患者常用抗凝药物有哪些

目前临床上冠心病患者，尤其是不稳定型心绞痛患者，常用的抗凝药物主要有以下几种。

（1）肝素：通过增强抗凝血酶Ⅲ的活性抑制血栓形成，也抑制凝血酶对凝血因子Ⅴ和Ⅷ的活化。临床上要求肝素化时可以按 125U/kg 体重静脉注射，然后以 600～1000U/h 维持。心导管术中预防血栓用药 3000～5000U 静脉注射，以后每延长 1h，补充肝素 1000U。应用肝素时必须检测血小板及活化部分凝血活酶时间（aPTT），要求 aPTT 为正常的 1.5～2 倍。

（2）低分子肝素：是普通肝素酶解的产物，其分子量较小（为 4000～6500），主要机制是抑制Ⅹ因子活性，从而抑制血栓形成。临床常用剂量需根据患者体重计算，每日 1～2 次，一般用（6±2）天。低分子肝素的特点为抗凝作用较肝素弱，但抗血栓形成作用较肝素强，作用时间长，每日只需 1～2 次，对血小板影响小，不需监测 aPTT 和血小板，临床常规治疗剂量皮下注射，较安全。

（3）华法林：通过阻碍维生素 K 代谢使有活性的凝血因子Ⅱ、Ⅶ、Ⅸ、Ⅹ 的合成减少。首剂 6～10mg，维持剂量 2.5～7.5mg，或小剂量预防用药 1.5mg，每日 1 次，根据国际标准化比值（INR）调整剂量。服用华法林者应注意服药前和服药后定期复查凝血酶原时间（PT）和 INR，要求 INR 为 2～3。需注意药物之间的相互作用，如西咪替丁、抗生素、抗血小板药物、肝素等可增加华法林作用，止酸药、利尿药、维生素 K 可降低华法林作用。

60. 为什么有些急性心肌梗死患者需抗凝治疗

研究表明，急性心肌梗死患者的附壁血栓总发生率约为 20%，其中前壁心肌梗死者约占 40%，广泛前壁心肌梗死者约占 60%。但临床上有心肌梗死表现的患者，附壁血栓、前壁心肌梗死和广泛前壁心肌梗死发生率分别为 2%、4% 和 6%。此外，在急性心肌梗死死亡病例的尸检中发现，生前未进行抗凝治疗者，附壁血栓的检出率为 40%～50%；而进行抗凝治疗者，附壁血栓的检出率为 22%～24%。在心肌梗死早期，为了预防附壁血栓的发生，主张用大剂量肝素或低分子肝素。

此外还表明，如抗凝治疗延误，当超声检出附壁血栓时，就失去了最佳治疗时机。

61. 使用抗凝药物时常可出现哪些不良反应

患者使用抗凝药物时常出现以下不良反应：①牙龈出血；②痰中带血；③鼻出血；④红色或棕色小便；⑤血便或黑便；⑥外伤后出血不止；⑦月经量过多；⑧头痛或腹痛；⑨头晕、乏力或不明原因的虚弱。

62. 如何正确选择、使用抗凝药物与抗血小板药物

研究表明，通常抗凝药如肝素及低分子肝素对红色血栓或混合血栓的形成有抑制作用，而抗血小板药如阿司匹林和氯吡格雷主要对以血小板聚集、黏附为基础的白色血栓的形成有抑制作用。由于这两种血栓形成的机制不同，故在临床中可根据患者的具体情况进行不同药物的选择。①稳定型心绞痛：目前不主张进行抗凝治疗，可使用抗血小板药（如阿司匹林）；②不稳定型心绞痛：可以在使用抗血小板药物的基础上，使用低分子肝素，特别是那些心绞痛发作频繁、程度严重、持续时间长、症状不易控制的患者；③急性心肌梗死：若无禁忌证，建议常规使用阿司匹林、氯吡格雷和低分子肝素，如果有溶栓适应证也可与溶栓治疗联用，可以预防早期再梗死或梗死面积扩大、深静脉血栓形成和肺动脉栓塞，以及晚期再梗死等。

应注意，有下列情况之一应慎用或禁用抗凝药物：①有出血倾向；②有活动性溃疡；③有近期脑出血病史；④血压＞180/110mmHg 而降压效果不佳者；⑤严重肝肾疾病；⑥晚期癌症患者。

63. 溶栓药物有哪几种？分别有什么特点

溶栓疗法自 20 世纪 70 年代末开始应用于冠状动脉闭塞病变的再通性治疗，现在常用的溶栓药物主要是第一代溶栓药链激酶和尿激酶。

（1）第一代溶栓药

1）链激酶：是从乙型溶血性链球菌中分解出的一种纤维蛋白溶酶，主要作用是激活纤维蛋白溶酶原的激活物，使纤维蛋白溶酶原分解为纤维蛋白溶酶，导致血栓中的纤维蛋白裂解为纤维蛋白降解产物，达到溶解血栓的效果。链激酶是国内外应用最早、最广泛的一种溶栓药，但其具有抗原性，应用时需注意是否有寒战、发热等过敏反应。一般应用为 60min 内静脉滴注 150 万 U，临床上使用该药时应同时静脉应用激素，如地塞米松（氟美松）等，以拮抗上述不良反应。此外，我国现在尚未能提纯此药，需进口，故价格较昂贵。

2）尿激酶：是从人的尿液中分解出的一种纤维蛋白溶酶激活物。其作用环节与链激酶相同，但不具有抗原性，不引起免疫反应，也不会导致致热原，与血栓中纤维蛋白的结合作用强于链激酶。但临床报道表明，尿激酶和链激酶疗效相差很小，再通率平均为 70%，再梗死和再狭窄率为 20%～30%，出血率均为 5% 左右，是亚洲国家应用的主要药物。尿激酶根据个体情况不同常在 30min 内静脉滴注150万～200万 U。

（2）第二代溶栓药：以重组组织型纤维蛋白溶酶原激活物（rtPA）为代表，是人工合成的纤维蛋白溶酶原激活药，其特点是对纤维蛋白溶酶原有很高的亲和力，可使纤维蛋白溶酶原在局部转变为纤维蛋白溶酶，主要针对血栓内的纤维蛋白，不影响周围循环中的纤维蛋白，所以出血率低，特别适合冠状动脉血栓患者。常规用法：1～2min 内静脉注射 10mg，后 1h 静脉滴注 50mg，余 40mg 在 2h 内滴完，然后用肝素48h。

（3）第三代溶栓药：包括瑞替普酶、替尼普酶、兰替普酶、孟替普酶等。此类溶栓药特点包括：溶栓迅速、血浆半衰期长、专一性强、安全性好等。如瑞替普酶是应用遗传工程修饰的一种非糖基化组织型纤维蛋白溶酶原激活物，是组织型纤溶酶原激活物（tPA）的单链缺失突变体，能自由地扩散到血栓中，促使纤维蛋白溶酶原转化为有活性的纤溶酶，以降解血栓中的纤维蛋白，发挥溶栓作用。瑞替普酶具有半衰期长、无抗原性、在体内对纤维蛋白的结合具有选择性、出血并发症少等特点。

64. 为什么要溶栓？什么患者适合静脉溶栓疗法

临床研究发现，心肌梗死冠状动脉内血栓可被血流中的纤维蛋白溶酶溶解，故有的患者可发生血栓自发性溶解，且血栓溶解越早，挽救濒死心肌越有效。所以，为了尽早溶解血栓，使血管再通以缩小梗死面积，从根本上改善预后，临床常应用尿激酶和链激酶进行溶栓治疗。

溶栓治疗患者不能有溶栓禁忌证，存在下述情况者应给予溶栓治疗：①持续性胸痛超过 30min，含服硝酸甘油症状不能缓解；②相邻 2 个或 2 个以上导联的 ST 段抬高（肢导联≥0.1mV，胸导联≥0.2mV），或出现新的左束支传导阻滞，起病时间<12h，患者年龄<75 岁；③ST 段显著抬高的心肌梗死患者年龄>75 岁，经慎重权衡利弊仍可考虑；④发病时间已达 12～24h，但如有进行性缺血性胸痛，广泛 ST 段抬高者可考虑。

老年患者使用溶栓药有潜在出血的危险，故需特别慎重。欧洲一项合作研究结果表明，>75 岁的急性心肌梗死患者应用静脉溶栓疗法，虽病死率降低的程度不明确，但出血并发症却并未因高龄因素而显露出来，即并未显示高龄因素导致的并发症增多。因而认为在老年心肌梗死患者中，应用静脉溶栓也必须予以重视。

在目前国内经济和医疗资源分布不均的情况下，尤其是经济不发达地区，溶栓治疗仍占有重要地位。大部分 STEMI 患者无法及时在指南所推荐的时间窗内行 PCI，溶栓治疗不仅是降低 STEMI 患者病死率和改善预后的重要方法，或许也能成为连接 STEMI 患者与介入治疗的桥梁。

65. 判断急性心肌梗死溶栓后冠状动脉再通的指标有哪些

判断急性心肌梗死溶栓治疗（TIMI）冠状动脉是否再通的指标包括直接指标和间接指标两种。

（1）直接指标：是指冠脉造影检查时观察到的狭窄冠状动脉再通情况，其中 TIMI 血流分级为 3 级表明狭窄的冠状动脉完全再通；TIMI 血流分级为 2 级表明狭窄的冠状动脉部分再通；TIMI 血流分级为 1 级表明狭窄的冠状动脉未再通。

（2）间接指标：①抬高的 ST 段快速回降，2h 下降 50%；②心绞痛症状迅速缓解；③2h 内出现再灌注性心律失常，如舒张期的室性期前收缩、加快的心室自主心律、窦性心动过缓或窦性停搏等；④血清肌酸激酶（CK）峰值前移，如通常情况下，CK 峰值发生在心肌梗死发病后 20～24h 之间，但溶栓成功者酶峰可提前至 13h 左右出现；⑤左心功能随之出现好转。一般情况下心肌收缩、舒张功能的恢复晚于血流的恢复，临床上称为心肌顿抑即暂时性心肌细胞功能丧失，但在溶栓血管再通、心肌恢复血流灌注后，其左心功能也将随之逐步恢复。

66. 什么是心肌缺血-再灌注损伤

缺血-再灌注是指心肌缺血时，心肌的代谢出现障碍，从而出现一系列功能异常；缺血一定时间的心肌再重新恢复血液供应后（如静脉溶栓或介入治疗后），由于外界氧的供应，产生了氧自由基，使得心肌不一定都会恢复其正常功能和结构，反而出现心肌细胞损伤加重的表现，即所谓缺血-再灌注损伤。

67. 什么是再灌注性心律失常

再灌注性心律失常是指冠状动脉内血栓形成后，自溶或药物溶栓、经皮冠状动脉腔内血管成形术等方法使闭塞的冠状动脉再通及冠状动脉痉挛缓解等恢复心肌再灌注所致的心律失常。

68. 再灌注性心律失常的产生机制是什么

目前对于再灌注性心律失常的产生机制并不十分清楚，一般认为有以下几点原因。①氧自由基对缺血心肌的作用：在正常情况下，体内有一小部分氧经单价途径还原为水，其中间产物有超氧自由基、过氧化氢和羟自由基，这些氧自由基均对组织细胞有毒性作用。②局部心肌电生理异常：闭塞的动脉再灌注后缺血区域心肌恢复供氧，使存活的心肌加速损伤坏死或心肌仍处于非同步化不均匀病理状态，易于形成折返性心律失常。③局部心肌代谢异常：心肌缺血后，细胞内腺苷三磷酸（ATP）合成减少使细胞膜丧失了排钠转钾的能力。在心肌细胞恢复再灌注后，超负荷的水、钠、钙离子大量进入细胞内，造成细胞内水肿、钙盐沉积、肌原纤维断裂、线粒体肿胀，钙离子超负荷可经一系列途径导致心肌细胞膜损伤而发生再灌注性心律失常。④室颤阈值降低：缺血-再灌注时心肌室颤阈值降低也是再灌注性心律失常的一个重要因素。⑤后电位（心电生理的概念）：研究表明，早期后除极及延迟除极也是再灌注性心律失常产生的重要因素。⑥室性异位起搏点自律性增高：缺血-再灌注时并发的室性异位起搏点自律性轻至中度增高，分别产生加速的室性逸搏心律及阵发性自律性室性心动过速，这也是再灌注性心律失常的常见表现。

69. 心肌梗死患者溶栓治疗的禁忌证有哪些

因溶栓药最主要的不良反应是出血，故以下情况为溶栓治疗的绝对或相对禁忌证。

（1）绝对禁忌证：①活动性内出血，如活动性溃疡或痔疮出血等。②可疑主动脉离断。③时间较长或造成损伤的心肺复苏。④近期内有脑外伤或颅内新生物长出，2周内做过颅内手术或有外伤。⑤糖尿病性出血性视网膜病及其他出血性眼病。⑥妊娠。⑦对溶栓药(如链激酶)有过敏反应症状。⑧血压＞200/120mmHg。⑨有出血性脑血管意外发生，如脑出血。

（2）相对禁忌证：①2周内做过手术或有外伤；②有周期性溃疡；③有脑血管意外史；④先天性出血性疾病，最近用过抗凝药物；⑤明显肝功能障碍；⑥不能排除主动脉夹层者；⑦对扩容液（补充血液的液体）和升压药无反应的心源性休克。

70. 急性心肌梗死溶栓过程中应注意观察哪些情况

溶栓治疗是内科治疗ST段抬高型急性心肌梗死常用的方法。溶栓需要在短时间内将较大剂量的溶栓药物注入体内才能发挥较好的溶栓效果，但大剂量的溶栓药物也可能带来不利的影响，故在急性心肌梗死溶栓治疗中，除要严格掌握溶栓适应证外，还要注意观察以下情况。①症状和体征：经常询问患者胸痛有无减轻及减轻的程度，仔细观察皮肤、黏膜、咳痰、呕吐物及尿中有无出血现象；②心电图记录：溶栓前做18导联心电图，溶栓开始后3h内每半小时复查1次12导联心电图（后壁、右心室心梗者仍做18导联），导联电极位置应严格固定，以后每6h 1次定期复查心电图；③心电监护：注意观察再灌注性心律失常的发生情况；④溶栓后使用肝素者要监测凝血时间，查aPTT并调整肝素剂量，使aPTT达到正常对照的 1.5～2.0 倍；⑤发病后每 2h 抽血查 CK、CK-MB 和肌钙蛋白，直至发病后 20h。

此外，还要注意观察有无溶栓的并发症。①出血：为常见的并发症。脑出血是最严重的并发症，要尽量避免不必要的血管穿刺和插管。②过敏反应：主要见于使用链激酶溶栓者，初次给予链激酶后 5 天至 2 年内应避免再次给药。一般在溶栓前静脉推注地塞米松预防过敏反应。③心脏破裂：发生率低，心肌梗死发病至溶栓的时间间隔越长，发生心脏破裂的危险性越高。④再灌注性心律失常：包括室性期前收缩、短暂加速性室性自主心律甚至室速和室颤，这些心律失常均为一过性的，一般对抗心律失常药及电除颤的反应效果均较好。

71. 为什么非 ST 段抬高型心肌梗死不主张溶栓

目前，溶栓药物的作用机制主要是溶解纤维蛋白，作用的血栓为纤维蛋白交联形成的红色血栓。非 ST 段抬高型心肌梗死多为富含血小板的白色血栓，而溶栓药物对白色血栓是没有效果的，反而会激活凝血机制，造成出血等严重并发症。故对非 ST 段抬高型心肌梗死患者不主张溶栓，而主张抗血小板、抗凝治疗。

72. β-受体阻滞药有哪几类

β-受体阻滞药一般可分为：①非选择性（β_1、β_2）β-受体阻滞药，如普萘洛尔、索他洛尔等；②选择性（β_1）β-受体阻滞药，如比索洛尔、阿替洛尔、美托洛尔等；③兼有 β-受体阻滞和 α_1-受体阻滞作用的 β-受体阻滞药，如卡维地洛、拉贝洛尔。

73. β-受体阻滞药治疗冠心病的机制是什么

β-受体阻滞药是治疗冠心病的重要药物，其主要通过抑制交感神经兴奋而降低心肌收缩力、降低血压及减慢心率，从而降低心肌耗氧量，缩短心肌缺血时间。另外，β-受体阻滞药可以降低心肌再梗死率及猝死发生率，这与其能够降低恶性心律失常发生率有很大关系。因此，对冠心病患者而言，如无禁忌证，都可以使用 β-受体阻滞药，其不仅可以改善患者的症状，提高生活质量，还可以降低心肌再梗死率和死亡率。

目前，临床上有很多关于 β-受体阻滞药用于冠心病二级预防的研究证据，如 Olsson 等于 1992 年在 *Eur Heart J* 上发表的针对 5 项大型随机双盲研究的荟萃分析发现，心肌梗死患者每日接受美托洛尔 200mg，其死亡风险降低42%；Freemantle 等于 1999 年在 *The BMJ* 上发表的针对 82 项随机对照研究（其中 31 项为长期随访）的荟萃分析也发现，长期应用 β-受体阻滞药，心肌梗死后再梗死率和死亡率均显著降低。

74. 如何使用 β-受体阻滞药

临床上应用 β-受体阻滞药治疗冠心病时，剂量调整的重要参考指标是心率，据此调整剂量可以避免过多的不良反应。另外，在某些情况下 β-受体阻滞药应用时的获益与剂量呈现一定的关系。目前，临床可根据 β-受体阻滞药控制心率情况来调整其剂量，一般将心率控制在 55～60 次/分其获益较多，且患者心率控制在此范围内，不良心血管事件会更少。当然，针对心力衰竭患者，许多指南也详细推荐了 β-受体阻滞药相应的靶剂量。

目前，临床上对于 β-受体阻滞药应用推荐个体化策略。由于每个患者的基础血压及心率均有所不同，患者对药物的耐受性也存在差异，因此应根据患者的基础血压和心率选择适合患者的起始剂量：如果患者心功能状态良好，血压偏高，心率偏快，β-受体阻滞药的起始剂量可以稍大一些；如果患者基础血压不高，心率也不快，则起始剂量应从低剂量开始，再根据患者用药后对药物的反应进行剂量调整。另外，还需要关注患者是否耐受此药物。目前，对于基础心率偏慢的患者，应用 β-受体阻滞药是否获益仍然不确定。因此，对于 β-受体阻滞药的使用，还应根据患者的具体心率、血压及心功能状态，进行个体化治疗。

75. 如何理解 β-受体阻滞药的选择性和缓释剂型

人体内 β-受体分为 β_1-受体和 β_2-受体，前者主要分布在心肌，后者主要分布在支气管。其中，β₁-受体的选择性 β-受体阻滞药主要是选择性地阻断了 β₁-受体而对 β₂-受体作用极微，具备 β₁-受体高度选择性的药物作用于心脏可减慢心率，降低心肌收缩力及耗氧量。

β-受体阻滞药的缓释剂型是指对其片剂进行了剂型改制，使其在胃肠道吸收的过程中逐渐释放，即药物被缓慢地释放到体内，作用相对缓和、平稳且持久。

76. β-受体阻滞药的禁忌证有哪些

β-受体阻滞药的禁忌证主要包括：①严重窦性心动过缓，心率<45 次/分；②严重低血压，收缩压<90mmHg；③重度心力衰竭，左心衰竭经治疗仍进行性加重，外周组织出现低灌注的情况；④二度或三度房室传导阻滞；⑤支气管哮喘或严重的慢性肺部疾病；⑥严重的周围血管病；⑦变异型心绞痛。

77. 哪些急性心肌梗死患者适合用 β-受体阻滞药

适合用 β-受体阻滞药的急性心肌梗死患者包括：①心肌梗死发病后，有反射性心动过速和（或）收缩期高血压，而没有充血性心力衰竭或 β-受体阻滞药禁忌证的患者；②有连续、反复的缺血性胸痛发作或快速性心律失常的迹象，如快速心房颤动或血清酶再度升高，考虑心肌有缺血性再损伤，亦无 β-受体阻滞药禁忌证者。

78. 冠心病患者服用 β-受体阻滞药，心率控制在多少为宜

β-受体阻滞药应作为无禁忌证的心绞痛患者的初始用药，且通常应将 β-受体阻滞药剂量调整至静息心率 55～60 次/分为宜。但对于临床上具体的冠心病患者而言，由于心率本身有波动性，将心率控制在 55～60 次/分也很困难，故使得临床医生对于 β-受体阻滞药的剂量难以掌握。如何解决这一问题目前尚无章可循，一般是根据患者用药后的心率变化及时调整治疗策略。另外，患者还要自己观察心率，根据情况及时就医。

79. 怎样预防 β-受体阻滞药首剂综合征和撤药综合征

β-受体阻滞药的首剂综合征是指首次给药后使血压下降、心率减慢或心搏骤停,多见于老年、心脏扩大、心功能严重受损者。β-受体阻滞药的撤药综合征是指长期服用者突然停药后出现明显心悸,使心绞痛加重或诱发心肌梗死,甚至猝死;导致撤药综合征的原因是长期服用 β-受体阻滞药使 β-受体上调,突然撤药后儿茶酚胺作用于增多的 β-受体而使心肌耗氧量增加。预防这两种综合征的方法主要为:①预防首剂综合征应从小剂量开始给药,根据心率、血压等变化,再逐步加大剂量;②预防撤药综合征应在使用时切忌突然停药,如需停药,可逐渐减少剂量,缓慢撤药。

80. 常用钙拮抗药有哪几类?如何服用

常用钙拮抗药包括二氢吡啶类(如硝苯地平、非洛地平、尼莫地平、氨氯地平等)和地尔硫䓬类,以及苯烷胺类(如维拉帕米等)。其常用用法如下。

(1)硝苯地平(心痛定)10mg,每日 3 次,急用时可舌下含服;硝苯地平缓释片 20mg,每日 2 次;硝苯地平控释片(拜新同)30mg,每日 1 次。

(2)地尔硫䓬 30~60mg,每日 3~4 次;针剂 10mg+生理盐水 10ml,1~5min 静脉推注。

(3)维拉帕米 40~80mg,每日 3 次;长效制剂 120mg,每日 2 次,或 240mg,每日 1 次;针剂 5~10mg 静脉推注,隔 15min 可重复 1~2 次。

(4)氨氯地平(络活喜)5~10mg,每日 1 次。

(5)左旋氨氯地平(施惠达)2.5~5mg,每日 1 次。

(6)非洛地平(波依定)5~10mg,每日 1 次。

(7)尼莫地平(尼莫同)20~40mg,每日 2~3 次。

(8)乐卡地平(再宁平)10~20mg,每日 1 次。

81. 钙拮抗药治疗冠心病的机制是什么

钙拮抗药主要通过阻滞心脏和周围血管的钙离子通道以防止钙离子内流而发挥作用，其治疗冠心病的机制主要包括：①具有心脏的负性肌力作用、负性频率作用和负性传导作用，从而可降低心肌耗氧量和抗心律失常。②阻滞钙离子内流，减少腺苷三磷酸（ATP）分解，降低氧自由基在细胞内的堆积，对缺血心肌具有保护作用。③扩张外周血管、降低血管阻力且降压作用明显，可减低心脏后负荷，具有逆转左心室肥厚作用。④舒张血管平滑肌，扩张大、小冠状动脉，改善侧支循环，增加冠脉血流量。⑤保护血管内皮，抗动脉粥样硬化，抑制血管平滑肌增生，抑制血小板聚集。

82. 血管紧张素转换酶抑制药和受体拮抗药对冠心病患者的益处有哪些

血管紧张素转换酶抑制药（ACEI）和受体拮抗药（ARB）分别通过抑制血管紧张素转换酶和血管紧张素Ⅱ受体途径降低血管紧张素Ⅱ的含量或直接阻止其作用而发挥心脏保护作用，其对于冠心病患者的益处主要有如下几点：①扩张动脉和静脉，降低血压，减少血管紧张素Ⅱ的生成或拮抗其受体并抑制醛固酮的释放，减少水钠潴留和血容量，改善心力衰竭；②ACEI能增加心排血量，降低循环中儿茶酚胺含量，提高血浆中缓激肽浓度；③逆转左心室肥厚，改善心室重塑；④保护血管内皮细胞，抗动脉粥样硬化；⑤含巯基ACEI还具有抗氧化作用。

83. 临床常用血管紧张素转换酶抑制药和受体拮抗药的用法是什么

目前，临床常用ACEI包括卡托普利（开搏通）、贝那普利（洛汀新）、福辛普利（蒙诺）及依那普利（一平苏）等。其具体用法如下：①卡托普利6.25～50mg，每日2～3次口服，老年及心力衰竭患者常可以6.25mg起始，然后逐渐加量，常用剂量应<150mg/d；②贝那普利5～10mg，每日1次口服；③福辛普利10mg，每日1次口服；④依那普利5～10mg，每日2次口服。

常用 ARB 包括厄贝沙坦（安搏维）、缬沙坦（代文）、氯沙坦（科索亚）等。其具体用法如下：①厄贝沙坦 150mg，每日 1 次口服；②缬沙坦 80～160mg，每日 1 次；③氯沙坦 50～100mg，每日 1 次。

此外，目前已经上市的复方制剂（ARB+小剂量利尿药）具体用法如下：①厄贝沙坦氢氯噻嗪（安搏诺）162.5mg，每日 1 次；②缬沙坦氢氯噻嗪（复代文）92.5mg，每日 1 次；③氯沙坦氢氯噻嗪（海捷亚）62.5mg，每日 1 次等。

84. 常用降脂药物有哪些

目前临床上常用的降脂药物包括以下三类。①降胆固醇药物：他汀类药物（阿托伐他汀、辛伐他汀、普伐他汀、氟伐他汀），胆固醇吸收抑制药（依折麦布）。②主要降甘油三酯（TG）药物：烟酸类（烟酸、烟酸酯类、阿西莫司等），氯贝丁酯药（非诺贝特、吉非贝齐等）。③升高高密度脂蛋白的药物：烟酸及烟酸酯类、他汀类、胆汁酸结合树脂等。

85. 常用他汀类药物有哪些

他汀类药物是目前临床最常用的调脂药物，其不仅具有显著的降胆固醇作用，还具有一系列除调脂外的心血管保护作用，常用他汀类药物有：①阿托伐他汀（立普妥、阿乐）10～80mg，每晚 1 次；②辛伐他汀（舒降之、京必舒新）10～40mg，每晚 1 次；③氟伐他汀（来适可）40～80mg，每晚 1 次；④瑞舒伐他汀（可定）5～20mg，每晚 1 次；⑤普伐他汀（普拉固、蒲惠旨）10～40mg，每晚 1 次；⑥匹伐他汀 2mg，每晚 1 次。

86. 不同他汀类药物的特点有哪些

他汀类是预防和治疗心血管疾病的重要常用药物，其主要通过降低胆固醇水平，尤其是低密度脂蛋白胆固醇水平，达到防止动脉粥样硬化斑块形成，并稳定已有的粥样斑块甚至缩小和防止斑块脱落的作用。目前常用的他汀类药物有洛伐他汀（血脂康）、辛伐他汀、阿托伐他汀、瑞舒伐他汀、普伐他汀、氟伐他汀等。他汀类药物的共同作用是调脂，但不同他汀类药物在体内的代谢途径有区别，所以不同他汀类药物也有其各自的特点，一般需要长期服用。

主要通过 CYP3A4 酶代谢的他汀类药物，如洛伐他汀、辛伐他汀、阿托伐他汀等，尽量不要与柚子同时服用；瑞舒伐他汀只有约 20% 经 CYP2C9 代谢，大部分以原型经粪便直接排泄，引起黄疸、肝炎、转氨酶升高较少见；普伐他汀虽然也经肝脏代谢，但并不经 CYP 酶系统，因此它与其他药物的相互作用相对较少；阿托伐他汀主要通过肝脏 P450 3A4 酶代谢，对肾功能影响较小，故肾功能不全者不需要调整阿托伐他汀剂量；匹伐他汀极少影响细胞色素 P450 同工酶，对细胞摄取葡萄糖没有影响，因此不会影响合并糖尿病患者的血糖水平，更适用于糖尿病或糖代谢异常患者。

87. 《中国成人血脂异常防治指南（2016 年修订版）》中血脂异常患者调脂达标值是多少

应根据动脉粥样硬化性心血管疾病（ASCVD）的危险程度，确定调脂治疗需要达到的胆固醇基本目标值，目前推荐将 LDL-C 降至某一切点（目标值），主要是基于获益程度来考虑的：未来发生心血管事件的危险度越高者，获益越大；尽管将 LDL-C 降至更低，临床心血管获益会更大，但药物相关不良反应也会明显增多。《中国成人血脂异常防治指南（2016 年修订版）》中血脂异常患者调脂治疗的低密度脂蛋白胆固醇（LDL-C）和非高密度脂蛋白胆固醇（non-HDL-C）达标值见表 3-1。

表 3-1　血脂异常患者 LDL-C 和非 HDL-C 治疗达标值

危险等级	LDL-C（mmol/L）	非 HDL-C（mmol/L）
低危、中危	<3.4	<4.1
高危	<2.6	<3.4
极高危	<1.8	<2.6

88. 为什么调脂应达标

从总胆固醇（TC）＜4.68mmol/L（180mg/dl）开始，TC 水平与冠心病事件的发生呈连续的分级关系，其中最主要的危险因素是 LDL-C。他汀类药物能够有效降低 TC 和 LDL-C 水平，并因此减少心血管事件。此外，他汀类药物还能延缓动脉粥样硬化斑块进展、稳定斑块和抗炎。稳定性冠心病患者 LDL-C 的目标值应＜2.6mmol/L（100mg/dl）。对于极高危（如冠心病合并糖尿病或急性冠脉综合征）患者，治疗目标值应该为 LDL-C 降至 1.8mmol/L（70mg/dl）；对于 ACS 患者，《中国成人血脂异常防治指南（2016 年修订版）》推荐主要达标值为 LDL-C 降至 1.8mmol/L（70mg/dl）。如果某些患者 LDL-C 降至 1.4mmol/L（55mg/dl）以下，只要未出现明显的他汀类药物不良反应，则不需要减少药物剂量，这样可能对改善患者的预后更加有益。为了更好地发挥他汀类药物的调脂效应，可在他汀类药物治疗的基础上，加用胆固醇吸收抑制剂依折麦布。TC 或 LDL-C 增高的高危患者可以考虑联合应用降低 LDL-C 贝特类或烟酸类药物。目前的指南中不再出现 LDL-C 的降低幅度＞50%的目标，主要是考虑强效他汀类药物联合其他非他汀类药物（依折麦布）调脂治疗可以使多数患者达标，并且更新的药物如前蛋白转化酶枯草溶菌素/Kexin9 型（PCSK9）抑制剂可能使 LDL-C 达标更加容易。

此外，在冠心病患者的调脂策略中，长期用药的问题也不容忽视。大量流行病学和临床终点研究均已显示，他汀类药物治疗时间和剂量决定了获益程度，故调脂治疗需长期坚持。

89. 积极调脂治疗有何益处

血脂异常是指血中 TC、TG、LDL-C 增高，HDL-C 降低，血脂异常患者体内动脉壁上很容易形成粥样硬化斑块，如果冠状动脉受累则会发生冠心病。研究表明，血脂异常尤其是 TC 和 LDL-C 增高是形成动脉粥样硬化斑块的主要因素，对于血脂异常，甚至是在参考值范围之内的患者，不管采用何种方法（药物治疗或者非药物治疗）调脂治疗，都能有效降低冠心病及其他心脑血管事件的发生率。

我国心脑血管疾病死亡率逐年上升，每年约 300 万人死于心脑血管疾病（占总死亡的 45%）。多个危险因素与冠心病的发生相关，其中高 TC 血症是最重要的危险因素之一。研究表明，北京 1984～1999 年冠心病死亡率的增加，77%归因于 TC 水平的增高，而积极控制血脂对冠心病死亡率降低贡献 24.2%。

与 TC 相比，LDL-C 对心血管疾病有更高的预测价值。因此，调脂治疗应以降低 LDL-C 为首要目标。降低 LDL-C 的措施主要包括治疗性生活方式改变及药物治疗（首选他汀类）。研究表明，他汀类剂量加倍，LDL-C 降低幅度约增加 6%（6S 定律）。不同类型及剂量的他汀类药物降脂效果不同，其中阿托伐他汀的降脂效果较强，同时具有显著的抗炎、抗氧化等功效，能更显著减少心血管事件的发生。

90. 什么是强化降脂

强化降脂是相对于一般降脂而言更为积极的降脂治疗方法，强调达到目标值或更低。循证医学表明，血脂与冠心病的关系极为密切，在相当宽的范围内血脂水平与冠心病的发生率呈连续性正相关。临床研究也表明，血浆 TC 水平每下降 10%，冠心病病死率将降低 20%，而 TC 水平每升高 1%，冠心病发病率将增加 2%，确定了降低 TC 可使冠心病危险性相应降低的"1∶2 规律"，并且无论采用哪种方式，只要使胆固醇水平降低，均可获益。临床研究还表明，对于冠心病及其他高危患者，无论胆固醇水平增高或处于人群均值，应用他汀类药物积极降脂均可显著降低心血管事件发生率。强化降脂是达标策略，并非指降脂药物的剂量大小。以下 3 个数值为强化降脂的标准:高危患者的 LDL-C 水平应降至 2.6mmol/L（100mg/dl）以下；极高危患者的 LDL-C 水平应降至 1.8mmol/L（70mg/dl）以下；高危和中高危患者无论服用他汀类药物前基线 LDL-C 水平如何，都应进一步将其降低 30%～40%。因此，强化降脂的对象是高危和极高危患者，并非所有高 TC 患者都需要强化降脂。

91. 《中国成人血脂异常防治指南（2016 年修订版）》对于强化降脂治疗的观点及策略是什么

强化他汀类药物治疗的临床研究结果显示，增加数倍剂量的他汀类药物确实可使 ASCVD 事件发生率有所降低，但获益绝对值小，且全因死亡率并未下降。在他汀类联合依折麦布治疗的研究中也得到相似的结果，将 LDL-C 从 1.8mmol/L 降至 1.4mmol/L，能够使心血管事件的绝对危险进一步降低 20%，相对危险降低 6.4%，但心血管死亡或全因死亡危险未降低，提示 LDL-C 降至更低虽然存在临床获益空间，但绝对获益幅度已趋缩小。

他汀类药物调脂治疗的特点是每种他汀类药物的起始剂量均有良好的调脂疗效，而当剂量增倍时，LDL-C 进一步降幅仅约 6%。他汀类药物剂量增倍，药费也会成比例增加，但其降低 LDL-C 的幅度增加相对较小，因此指南建议临床上依据患者的血脂基线水平起始应用中等强度他汀，根据个体调脂疗效和耐受情况适当调整剂量，若胆固醇水平不达标，与其他调脂药物（如依折麦布）联合应用，可获得安全有效的调脂效果。

92. 怎样看待相关指南提及的强化降脂与我国的实际差距

他汀类药物强化降脂治疗可引起血磷酸肌酸激酶及肝酶水平倍增，其临床风险也倍增。曾有多项试验研究我国冠心病患者强化降脂获益的问题，但从目前国内外研究结果来看，强化降脂的优势仅仅是针对血 LDL-C≥125mg/dl 的患者，这些患者获益较大，而实际上我国人群平均胆固醇水平低于欧美人群，具体来说，约 80% 的我国人群血 LDL-C 低于上述水平。

我国人群对大剂量、高强度他汀类药物治疗的耐受性及安全性均较差，发生肝毒性、肌肉毒性的风险明显高于欧美国家人群。正因为如此，《2014 年中国胆固醇教育计划血脂异常防治专家建议》认为临床应根据患者具体病情确定个体化他汀类药物剂量，在追求 LDL-C 和（或）非 HDL-C 达标的前提下，需要充分考虑安全性、耐受性及治疗的费用等。

目前，我国血脂控制现状不容乐观。PURE 研究及 HPS2-THRIVE 研究等结果表明，血脂异常患者的诊断率、治疗率（尤其是长期治疗依从性）及控制率均较低。CPACS 研究提示，治疗费用及不良事件是限制我国患者应用他汀类药物及长期治疗依从性的最大障碍。综上所述，我国急需采取相关举措，积极提高国内患者的他汀类药物治疗率和长期治疗的依从性。

93. 为什么我国人群不需要强化降脂

2012 年 *Circulation* 在线发表了 2007～2008 年中国国家糖尿病和代谢紊乱研究报告。该研究采用多级分层法，随机从全国 152 个城市和 112 个县纳入有代表性的受试者，记录其生活方式、血糖和血脂水平、心血管疾病、脑卒中、糖尿病、用药及家族史等情况。结果发现，80%的血脂异常患者 LDL-C＜130mg/dl，其中 LDL-C 在 100～129mg/dl 者约占 31.9%，LDL-C＜100mg/dl 者约占 47.7%。换言之，80%的血脂异常患者的心血管病综合危险分级为中低危。因此，我国绝大部分患者不需要强化降脂。

94. 怎样看待他汀类药物治疗冠心病的长期疗效

临床上要求冠心病患者长期坚持他汀类药物治疗，做到"合适的剂量、强调达标、长期使用"。

（1）从大规模临床试验的荟萃分析可以看出，随着 LDL-C 水平进一步降低、治疗时间进一步延长，缺血性事件发生率也进一步降低。如果 LDL-C 降低幅度超过 1.5mmol/L，坚持治疗 6 年以上，缺血性事件减少可达 50%以上。因此可以认为，长期治疗，长期获益；强化降脂，更大获益。

（2）他汀类药物治疗获益不会立即显现，只有坚持一定时间后治疗效果才会表现出来，ALERT（氟伐他汀用于肾移植的评价研究）临床试验是首个且迄今最大一项关于肾移植接受者心脏和肾脏预后的前瞻性研究，该研究随访 5.1 年，结果显示，与安慰剂组相比，氟伐他汀组主要终点事件发生率下降 17%，两组间无明显统计学差异（*P*=0.139），之后延长氟伐他汀治疗 2 年后发现，肾移植患者的心脏事件发生率明显降低。

（3）他汀类药物长期治疗，长期获益：西苏格兰冠心病预防研究

（WOSCOPS）是一项冠心病一级预防研究（即针对存在冠心病易感因素的患者，在其未患冠心病前进行冠心病预防的研究）。该研究在患者患冠心病、脑梗死之前便给予他汀类药物治疗，随访 15 年，发现治疗组死亡率下降 12%。ASCOTALL-UK 研究选择了高血压合并高胆固醇血症患者，采用他汀类药物治疗，随访 11 年，发现治疗组死亡率下降 14%。北欧辛伐他汀生存研究（4S 研究）选择 4444 例冠心病患者，将之随机分为他汀治疗组和安慰剂治疗组，平均随访 5.4 年，发现他汀治疗组总死亡相对危险下降 30%。普伐他汀对缺血性心脏病的长期干预研究（LIPID）中受试者为原有心肌梗死或不稳定型心绞痛的冠心病患者，共 9014 例，将之随机分为他汀治疗组与安慰剂治疗组，平均观察 6.1 年发现，普伐他汀治疗组 LDL-C 水平下降了 25%，冠心病死亡相对危险下降 24%，总死亡相对危险下降了 23%，差异有显著统计学意义；双盲期过后，对其中 7721 例冠心病患者继续研究 10 年发现，接受普伐他汀治疗的患者冠心病死亡、心血管疾病死亡、总死亡风险均明显下降，差异具有统计学意义。

上述研究显示，他汀类药物长期治疗可长期获益。此外，由于动脉粥样硬化是一种慢性进展性病变，若任其发展，斑块会不断增大，并可能破裂；长期他汀类药物治疗，不仅可以防止斑块扩大，还可以起到稳定斑块的作用。

95. 中国胆固醇教育计划巅峰辩论的意义是什么

2014 年 10 月 16 日，中国胆固醇教育计划（CCEP）巅峰辩论暨专家共识会项目总结在第 25 届长城国际心脏病学会议期间举行，大会主席、CCEP 项目负责人胡大一教授出席了 CCEP 巅峰辩论项目媒体发布会。他指出，近 30 年来，我国居民中血脂异常的流行趋势日趋严重，对动脉粥样硬化性心血管疾病防治形成严重的挑战，各类国际指南的推出在很大程度上指引了临床实践。整体而言，我国血脂异常患者中他汀类药物使用尚不足，其中相当一部分有明确使用指征的患者仍没有使用他汀类药物治疗，针对此类患者，绝大部分中等强度他汀类药物已经足够。从我国国情出发，应尽量做到"广覆盖、小剂量、长期使用"，从而真正最大化降低患者心血管风险。CCEP 的目的是让医师认识到他汀类药物长期治疗的重要性而非过度关注药物不良反应。就氟伐他汀而言，其可使我国人群 LDL-C 降幅达 43%，并可稳定冠状动脉粥样硬化斑块。

96. 《中国成人血脂异常防治指南（2016 年修订版）》对于其他血脂异常的干预如何

除积极干预胆固醇外，其他血脂异常是否也需要进行处理尚缺乏相关临床试验证据。血清 TG 的合适水平为<1.7mmol/L。当血清 TG≥1.7mmol/L 时，首先采用非药物干预措施，包括治疗性饮食、减轻体重、减少饮酒、戒烈性酒等。若 TG 水平仅轻、中度升高（2.3～5.6mmol/L），为了防控 ACS 风险，虽然以降低 LDL-C 水平为主要目标，但同时应强调非 HDL-C 需达到基本目标值。经他汀类药物治疗后，如非 HDL-C 仍不能达到目标值，可在他汀类药物治疗的基础上加用贝特类、高纯度鱼油制剂。对于严重高 TG 血症患者，即空腹 TG≥5.7mmol/L 者，应首先考虑使用主要降低 TG 和 VLDL-C 的药物（如贝特类、高纯度鱼油制剂或烟酸）；对于 HDL-C <1.0mmol/L 者，主张控制饮食和改善生活方式，目前无药物干预的足够证据。

97. 《中国成人血脂异常防治指南（2016 年修订版）》对于调脂治疗的安全性评价如何

《中国成人血脂异常防治指南（2016 年修订版）》特别强调了调脂治疗的安全性问题，认为需要密切检测药物治疗的不良反应。指南认为调脂药物中首要的是他汀类药物：几十年来数十项临床试验结果已充分证明了他汀类药物为降低心血管疾病发病率和死亡率的最有效调脂药物。目前众多长期大规模研究证明，他汀类药物治疗是安全的，但并非完全无不良反应，因为在临床实际中患者存在合并其他疾病和合并用药的情况，远比临床试验情况复杂。因此，临床试验中获得的他汀类药物不良反应的发生率可能被低估。他汀类药物的主要不良反应为肝酶异常及肌肉毒性，包括肌痛、肌炎，表现为肌肉疼痛或无力，伴或不伴磷酸肌酸激酶（CK）水平升高；其中升高最常发生于合并多种疾病和（或）使用多种药物治疗的患者。当使用大剂量他汀类药物或与其他药物（如环孢霉素、贝特类、大环内酯、某些抗真菌和烟酸类药物）合用时，肌炎的发生率增高，最严重时合并横纹肌溶解，表现为肌肉症状，伴 CK 显著升高超过正常上限的 10 倍和肌酐升高，常伴褐色尿和肌红蛋白尿。不同的他汀类药物肌肉不适发生率不同，故在使用调脂药物时，尤其高危、极高危患者早期应用、强化应用、长期应用时，必须密切监测其毒副作用。在增加药物剂量、调脂药物联用（他汀类药物与胆固醇吸收抑制剂或联用缓释烟酸剂，甚至贝特类等）时，需要仔细斟酌。

98. 临床常用心肌营养药物有哪些

心肌营养药物主要是促进心肌细胞代谢的药物以及心肌代谢需要的物质，临床应慎重应用。心肌营养药物主要有以下几种。①二磷酸果糖：可作用于细胞膜，增加细胞内 ATP 的浓度，促进钾离子内流，恢复细胞极化状态，有益于缺氧、缺血等状态下的心肌细胞能量代谢及其对葡萄糖的利用，对冠心病患者极为有利；②辅酶 Q10 胶囊：可防止急性缺血时的心肌收缩力下降和磷酸肌酸与 ATP 含量减少，保持缺血心肌细胞线粒体的形态、结构，对缺血心肌有一定保护作用；③环磷腺苷针：能改善心肌细胞膜的功能，促使钙离子进入心肌的肌纤维，从而增强心肌收缩，改善心功能及心肌缺氧症状；④曲美他嗪片：通过保护细胞在缺氧或缺血情况下的能量代谢，阻止细胞内 ATP 水平的下降，从而保证离子泵的正常功能，维持细胞内环境的稳定。

99. 怎样处理冠心病合并心律失常

对于冠心病合并心律失常，要根据心律失常的具体类型及患者冠心病的严重程度具体对待，一般处理方法如下。

（1）期前收缩：一般无需特殊处理，如房性期前收缩频发，可适当予以美托洛尔片治疗；室性期前收缩频发，可适当用美西律、胺碘酮等治疗。

（2）心房颤动：持续性心房颤动心室率不快时，症状常不明显，心室率快时可用 β-受体阻滞药控制心室率，合并心力衰竭时可用地高辛、毛花苷 C 等强心药物控制心室率。静脉胺碘酮可用于终止阵发性心房颤动。

（3）室上性心动过速：可先采用刺激迷走神经的方法，无效时可考虑腺苷针（6～12mg 快速静脉注射）或维拉帕米针、普罗帕酮针静脉注射。合并低血压者可用升压药[去氧肾上腺素（苯福林）或间羟胺针等]静脉注射，通过反射性兴奋迷走神经作用以终止心动过速。射频消融术可根治室上性心动过速。

（4）室性心动过速：无症状的短阵性非持续性室性心动过速通常无需特殊治

疗，持续时间较长的室性心动过速则需治疗，β-受体阻滞药常是该病一线治疗选择，而利多卡因针剂短时间应用临床最为常用；对于反复室性心动过速、心室颤动发作的患者，静脉应用胺碘酮可能效果更好；如果室性心动过速持续导致血流动力学不稳定，推荐使用电复律。

（5）心室颤动：应立即电击除颤。

（6）心动过缓（窦性心动过缓及传导阻滞）：阿托品0.5～1mg静脉注射或片剂0.3～0.5mg口服，可以重复使用，如对阿托品无反应，建议置入临时或永久心脏起搏器治疗。

100. 雌激素替代疗法在女性冠心病患者中可行吗

对于女性冠心病患者，除常规采取综合防治（如改善生活方式、干预危险因素等）外，关注较多的是激素替代疗法（HRT）。但是，近期关于激素治疗的大规模临床试验——心脏与雌、孕激素替代治疗研究（HERS）结果显示，雌激素替代疗法在女性冠心病防治中没有显著的益处，并且在接受HRT 1年的女性患者中，心血管事件的发生率明显升高。另外，长期的HRT还可能增加女性乳腺癌、卵巢癌等恶性肿瘤的患病危险。目前，雌激素替代疗法在冠心病治疗中尚处于试验阶段，对之应持慎重的态度。但也有人认为，不能因为一两项研究而完全否定雌激素替代疗法，在是否使用雌激素替代疗法方面应综合评估利弊、严格掌握适应证、合理用药。但是，目前尚无明确的循证医学证据能够支持雌激素替代疗法的疗效。

对于女性冠心病患者，要根据其危险因素、发病机制、临床特点，有针对性地选择治疗方案，采取适当的预防措施降低其风险。

三、药物治疗的注意事项

101. 急性心肌梗死时应用吗啡止痛应注意什么

急性心肌梗死患者出现严重的心前区疼痛或严重肺水肿时，常用吗啡治疗，但应用吗啡要谨慎，因为其有一定的不良反应。吗啡的扩血管作用可引起低血压和显著的心动缓慢，通过补液及应用阿托品可减轻吗啡的上述不良反应。吗啡可抑制呼吸，特别是对有慢性肺部疾病的患者。对于吗啡的严重不良反应，可用纳洛酮药物治疗对抗，但后者也可抵消吗啡的止痛作用。

102. 使用钙通道阻滞药应注意什么

　　钙通道阻滞药主要用于冠心病患者血管痉挛性心绞痛和心律失常的治疗，注意事项如下：①服用钙通道阻滞药可出现头痛、面部潮红等不良反应，目前主张服用长效制剂以减少此类不良反应。②二氢吡啶类钙通道阻滞药可引起心悸症状，目前也主张用长效制剂，并与 β-受体阻滞药合用以减轻心悸症状。③钙通道阻滞药会引起踝部水肿，与利尿药或 ACEI/ARB 合用可能减轻或消除踝部水肿。④与其他降压药合用可加强降压作用，易致低血压，故应注意观察血压的变化。⑤维拉帕米、地尔硫䓬与 β-受体阻滞药合用，可诱发或加重心力衰竭和传导阻滞。因此，病态窦房结综合征、二至三度房室传导阻滞、左心功能不全者禁用。

103. 使用硝酸酯类药物应注意什么

　　（1）注意硝酸酯类药物的剂型。因该类药物剂型较多，应根据患者的病情、药物需求、给药途径，选择不同的药物剂型。

　　（2）因硝酸酯类药物可增高眼压、诱发青光眼，故患有青光眼、低血压、脑出血、颅内高压的患者应禁用或慎用该类药物。此外，梗阻性肥厚型心肌病、心源性休克、硝酸盐过敏、妊娠或哺乳期、严重肝肾疾病等患者也应禁用或慎用该类药物。

　　（3）避免用药过量或给对该药过敏者用药，因硝酸酯类药物可致直立性低血压，会引起头晕、虚弱等脑缺血症状，也可引起意识丧失。一般用药时应从小剂量开始，服药时宜取坐位或卧位，出现症状时可取头低脚高卧位。

　　（4）该类药物可扩张外周血管，导致颜面部潮红；可扩张脑血管，增加颅内压；也可导致反射性心率加快及搏动性头痛。一般应从小剂量开始，连续用药几天即可减轻症状，必要时与镇痛药合用。

（5）该类药物可迅速产生耐药性，停药后又能迅速逆转。

（6）剂量大或长期服用者，不可骤然停药，以防心绞痛急性发作和诱发心肌梗死。

（7）静脉用药一般不超过 72h，如病情需要须超过 72h，应增加用药剂量，否则疗效较差。

104. 使用血管紧张素转换酶抑制药和血管紧张素受体拮抗药应注意什么

血管紧张素转换酶抑制药（ACEI）和血管紧张素受体拮抗药（ARB）分别通过抑制血管紧张素转换酶防止血管紧张素 I 向血管紧张素 II 转化，以及阻断血管紧张素 II 的受体发挥其扩血管作用，使用时应注意如下几点：

（1）两种药物均禁用于妊娠期和哺乳期妇女，以及双侧肾动脉狭窄、严重低血压或循环状况不稳定、严重肾衰竭、过敏体质、血管神经性水肿患者。

（2）服用 ACEI 的患者 10%～20% 可出现咳嗽，表现为干咳，可能与缓激肽的积聚有关，而服用 ARB 的患者咳嗽发生率较低。

（3）两种药物均可致高血钾，应慎与保钾利尿药（螺内酯）合用，定期复查血钾水平。

（4）对于血压正常或偏低的患者，以及正在服用大量利尿药的患者，初始剂量宜从小剂量开始，渐加至常用量。

（5）当心力衰竭患者使用这两类药物时，初始剂量宜小，以后根据情况可逐渐加量。

（6）临床上如果遇到个别患者出现喉头部水肿，应立即皮下注射肾上腺素等药物进行紧急治疗；面部、四肢出现的血管性水肿，一般停药后即可消失。

（7）因两种药物均可以扩张肾小球出球小动脉，而对入球小动脉影响不大，可致肾小球滤过率下降，故严重肾功能不全、肾动脉狭窄患者慎用。

105. 使用肾上腺素类药物应注意什么

肾上腺素类药物包括肾上腺素、去甲肾上腺素、去氧肾上腺素、异丙肾上腺素和间羟胺（阿拉明）等，这些药物的共同特点是升高血压、增加心率、增加心肌氧耗，故使用时需注意观察：①心律、心率、血压的变化；②防止药物血管外渗和体表组织的缺血坏死；③严格掌握其剂量；④长期使用者需缓慢停药。

106. 使用阿托品应注意什么

阿托品属于乙酰胆碱拮抗药，主要用于迷走神经功能亢进造成的心动过缓、血压低等情况，因其有一定的不良反应：①口干、皮肤干燥、潮红、体温上升；②头晕、瞳孔扩散或视物模糊；③心悸、兴奋、烦躁、谵妄、惊厥等；④老年男性、前列腺肥大者易出现尿潴留；⑤引起眼内压升高，青光眼患者禁用，故使用时需注意。

107. 使用利多卡因应注意什么

利多卡因属于Ⅰb类抗心律失常药物，主要用于心肌梗死并发的室性心律失常，也有一定的不良反应，使用时需注意：①其诱发的血压下降、心动过缓、室内或房室传导阻滞加重情况；②过量时可出现欣快感、定向障碍、惊厥、惊恐样反应；③可出现关节运动障碍、肌肉震颤、视物模糊及呼吸抑制等。

108. 使用维拉帕米应注意什么

维拉帕米属于钙拮抗药，主要用于冠心病患者的各种心律失常及冠状动脉痉挛，使用时需注意：①一过性低血压、心动过缓；②嗜睡、头晕、眩晕；③便秘、牙龈增生、下肢水肿等；④避免和β-受体拮抗药合用。

109. 使用碳酸氢钠应注意什么

碳酸氢钠主要用于纠正冠心病心肌梗死病变严重时出现的代谢性酸中毒，特别是静脉应用碳酸氢钠时应注意：①肌肉疼痛或抽搐、精神症状；②心律失常、乏力、纳差；③因碳酸氢钠属于碱性物质，注意不要使液体漏出血管外。

110. 使用儿茶酚胺药物应注意什么

儿茶酚胺药物主要包括多巴胺、多巴酚丁胺等，其主要用于冠心病合并低血压休克和心功能不全，使用时需注意：①心率、心律、血压的变化情况，如心动过速、室性心律失常及血压升高等；②消化道情况，如恶心、呕吐等；③外周灌注及尿量情况，如肢端循环不良患者有出现肢端末梢坏死的可能；④局部情况，如药物血管外渗可造成皮肤组织的坏死和脱落；⑤用药时注意防止突然停药。

111. 使用硝普钠应注意什么

硝普钠含有氰化物，可以直接扩张血管，主要用于高血压危象、急性心力衰竭、肺水肿、休克、心肌梗死时的循环衰竭等，给药时应注意：①监测血压、心律、心率，血压不低于 90/60mmHg；②不可加用其他药物，只能用葡萄糖液稀释；③避光应用，输液时用专用避光输液器、注射器、连接管，防止遇光后分解；④因降压速度过快，必须使用输液泵精确给药，并在配制 4h 内用完，如果溶液变蓝、绿、深红色，说明已失效，应更换液体；⑤剂量过大[>8μg/（kg·min）]或使用时间过长（2~3 天及以上）时，要特别注意观察有无耳鸣、视物模糊、恶心、腹痛、反射亢进和癫痫发作症状等。

112. 使用酚妥拉明应注意什么

酚妥拉明属于非选择性 α-受体拮抗药，可以扩张外周动脉血管，用于心功能不全和嗜铬细胞瘤患者的降压治疗，在给药时要注意血压的变化，如果血容量不足，可导致血压过低、心动过速。

113. 使用乌拉地尔应注意什么

乌拉地尔属于选择性 α_1-受体拮抗药，可以扩张周围小动脉，用于高血压尤其是高血压危象的治疗，静脉滴注时要注意血压的变化，以及有无头晕、头痛、恶心、心悸、失眠等症状。

114. 使用腺苷类药物应注意什么

腺苷类药物属于细胞代谢的能量药物，可用于阵发性室上速的治疗（因用于阵发性室上速治疗时不良反应较多，目前已较少应用），使用时要注意：①腺苷半衰期短，需快速推注（时间<1min）；②在复律过程中可能出现窦性停搏或高度房室传导阻滞，需备用阿托品防止意外；③因半衰期较短，其作用持续时间大多较短；④注意有无面部潮红、呼吸困难、恶心、头晕、出汗、心悸、过度通气、焦虑、视物模糊、灼热感、心动过缓、胸痛等不良反应。

115. 使用洋地黄类药物应注意什么

洋地黄类药物作为临床常见药物，主要用于各种疾病引起的心力衰竭的治疗，因其中毒阈值与治疗阈值较接近，故使用时要注意如下几点。①胃肠道反应：如厌食、恶心、呕吐、腹泻等；②中枢神经系统反应：如眩晕、头痛、疲乏、失眠、谵妄等；③视力障碍：如黄视、绿视、视物模糊等；④心脏毒性反应：如室性期前收缩（33%）、一度和二度房室传导阻滞（18%）、交界性心动过速（17%）、交界性逸搏（12%）、房性心动过速（10%）、室性心动过速（8%）、窦性停搏（2%）；⑤心率、心律情况：如心率<50次/分应停用。

116. 使用利尿药应注意什么

目前的利尿药有噻嗪类利尿药、袢利尿药、保钾利尿药三类，使用时要注意：①使用噻嗪类利尿药和袢利尿药者可出现低钾血症，使用时要注意观察有无乏力、腹胀、恶心、呕吐、厌食、口干、心律失常、呼吸困难等症状，患者心电图可出现明显的 U 波；②低镁血症也见于使用噻嗪类利尿药和袢利尿药者，并注意有无手足抽搐和心律失常；③使用保钾利尿药者可出现高钾血症，使用时要注意观察是否出现传导障碍、心律失常、心脏停搏等情况；④使用各种利尿药均应记录 24h 尿量。

117. 使用抗心律失常药物应注意什么

抗心律失常药物有多种，目前临床常用的有普罗帕酮（心律平）、莫雷西嗪、利多卡因、胺碘酮、美西律（慢心律）等。各种抗心律失常药物不良反应不一，故注意事项不同，但其共同注意点如下：①胃肠道反应，如恶心、呕吐、腹部不适等；②心脏毒性反应，如传导阻滞、心力衰竭加重、心动过速、室性心动过速、心室颤动和停搏等；③神经系统反应，如眩晕、复视、麻木、共济失调、震颤、呼吸抑制等；④过敏反应，如血管神经性水肿、血小板减少等。此外，胺碘酮注意事项见第 122 题。

118. 使用 β-受体阻滞药应注意什么

β-受体阻滞药主要通过阻断心脏 β-受体控制心室率、降低心肌氧耗，使用时需注意如下几点。①心率：每天关注心率或脉搏，一般以心率不低于 55 次/分为宜。②血糖、血脂监测：长期应用 β-受体阻滞药可能使血糖、血脂增高；1 型糖尿病（胰岛素依赖型糖尿病）患者使用非选择性 β-受体阻滞药可掩盖低血糖症状，需加强血糖检测。③性功能障碍或丧失。④有无肢端发凉或雷诺现象，如有无肢体体温降低、脉搏消失、肢体发绀和坏死等。⑤有无感觉异常、失眠、多梦、抑郁、乏力、恶心、腹泻、腹痛等症状。⑥"反跳现象"：长期服用 β-受体阻滞药者突然停药会出现心率加快、血压升高甚至心绞痛发作等症状。

119. 使用抗血小板药物应注意什么

抗血小板药物目前主要包括阿司匹林、氯吡格雷、血小板膜糖蛋白 Ⅱ b/ Ⅲ a

受体拮抗剂等，因其均有一定的不良反应，故使用时应注意：①恶心、呕吐、消化不良、便秘、消化道出血等胃肠道症状；②出血性脑卒中、皮肤黏膜出血等；③过敏性皮疹；④血压下降、面部潮红等。

120. 使用低分子肝素应注意什么

目前临床最常用的抗凝药物为低分子肝素，如达肝素钠、依诺肝素、那曲肝素等，这些药物在使用时应注意：①定期监测血压、呼吸、心率等变化，注意有无皮肤黏膜、牙龈、消化道等出血现象，注射部位有无血肿；②严格按规定使用，注射部位选择在脐周，约脐旁 6cm 处皮下注射，每次选择的注射部位要经常更换，避免反复固定一处，注射时要避开伤口和硬结；③注射时提起皮肤形成皱褶，从皱褶处垂直进针 1cm 左右，回抽无回血后可注入药液，注射完拔针后要局部压迫 1～2min，注意不要用力在注射处按摩，以免导致腹壁毛细血管破裂出血；④禁忌肌内注射；⑤使用期间需监测血小板计数。

121. 使用溶栓药物应注意什么

目前常用的溶栓药物为尿激酶、链激酶、rtPA 等，这些药物的共同特点为激活纤溶酶，后者可降解血栓中的纤维蛋白使其成为纤维蛋白降解产物，从而溶解血栓，使用时应注意：①出血、脑出血等；②发热、皮疹；③低血压；④恶心、呕吐、食欲缺乏、头痛等；⑤使用链激酶者注意短期内不能重复使用，因为该药物具有抗原性；⑥定期监测血常规、凝血功能、血小板聚集率及肝、肾功能等。

122. 使用胺碘酮应注意什么

静脉胺碘酮主要用于治疗各种心律失常，如室性和室上性心动过速、室性期前收缩、阵发性心房扑动和颤动、易激综合征等。因为该药物有一定的毒副作用，故使用时应注意如下几点。①严格掌握用药方法：如剂量准确，选用输液泵或微量泵，按规定速度滴注，在用药前应先给予 10ml 生理盐水滴注冲洗血液。②注意心律、血压变化。③静脉滴注胺碘酮时要注意观察局部反应，有无药物外渗。询问患者的主诉，如果患者诉输液部位有烧灼感或疼痛，不论局部是否有肿胀，都应立即停药，按外渗予以处理。④一旦出现局部红肿或疼痛，应立即停止注射，并尽量回抽药液，然后用生理盐水快速滴注，以冲洗血管中的药物，降低药物浓度。如果发生药物外渗，可以给予类肝素（喜疗妥霜剂），每日 1～2 次，使用时将乳膏涂在患处并轻轻按摩，必要时增加剂量。⑤严重者如重度静脉炎患者可出现水疱、皮肤破溃、感染，在按常规换药后，可用抗生素稀释液每日在破溃处涂擦数次，也可用抗生素湿纱布敷盖在患处，还可用莫匹罗星（百多邦软膏）、美宝湿润烧伤膏在患处涂擦。

123. 使用他汀类药物应注意什么

使用他汀类药物时应注意以下问题。①胃肠道反应：如腹胀、嗳气、食欲减退等，可从小剂量开始，逐渐加量；②肌痛、乏力，CK 增高，以及血和尿中肌红蛋白增多等骨骼肌溶解症状；③是否有肝、肾功能异常，肝、肾功能损害者禁用或慎用他汀类药物；④他汀类与非诺贝特等氯贝丁酯类、烟酸类药物合用，易引起急性肾衰竭及骨骼肌溶解症，故联合应用时要谨慎；⑤老年人应减量，儿童、孕妇和哺乳期妇女禁用。

四、介 入 治 疗

124. 如何看待冠状动脉介入治疗的优缺点

冠状动脉介入治疗与其他方法一样，有其优缺点。

（1）优点：①药物治疗仅能消除或改善症状，对冠状动脉病变影响不大，而介入治疗能改善冠状动脉状况，使血管通畅；②外科手术创伤大，患者恢复慢，而介入治疗创伤小，患者术后 2～3 天即可出院，较安全，一般围术期死亡率＜1%；

③介入治疗疗效可靠，可有效缓解症状，提高患者生存质量。

（2）缺点：①可发生急性血管闭塞（发生率为2%～3%），可致急性心肌梗死，主要与血管损伤、血栓形成、术后抗凝不当有关；②术后再狭窄，部分患者在术后半年内发生冠状动脉血管再狭窄，近年来采用的药物支架可能在一定程度上降低再狭窄发病率；③对左主干病变、弥漫性病变、完全闭塞病变等疗效欠佳。

125. 经皮冠状动脉腔内血管成形术的具体过程是怎样的

经皮冠状动脉腔内血管成形术（PTCA）的过程如下：通过穿插桡动脉或股动脉，将导管、导丝、扩张球囊送至冠状动脉内相应的狭窄部位，扩张数秒至数分钟，球囊产生的机械挤压使狭窄节段的粥样斑块撕裂、拉断和压缩，冠状动脉内膜和部分中膜撕裂、重新塑形以消除或改善冠状动脉狭窄，使冠状动脉腔径扩大，血流增加，从而改善相应区域心肌的血液供应。

126. 为什么要在冠状动脉内置入支架

临床研究发现，常规PTCA术后半年内冠状动脉血管再狭窄的发生率较高，而冠状动脉内置入金属支架可在一定程度上降低其再狭窄的发生率。冠状动脉内支架置入术防止冠状动脉血管再狭窄的原理是将金属支架支撑在冠状动脉狭窄处，使PTCA术后产生的处于游离状态的内膜损伤颗粒固定在血管壁中，扩大冠状动脉腔径，防止冠状动脉痉挛和血管壁的弹性回缩，以达到冠状动脉再通的目的。临床研究表明，在行未置入支架PTCA的患者中，30%～50%的患者由于血管弹性回缩，扩张处血管壁撕裂、夹层，在其后一段时间内（一般是半年内）可能出现血管再狭窄，严重时甚至有些患者可能还会发生急性冠状动脉闭塞、急性心肌梗死，甚至死亡，故行PTCA的患者置入支架极为重要。冠状动脉支架可以撑开病变血管，减少斑块撕裂后急性闭塞，不仅可明显提高介入手术的安全性，而且可降低PTCA术后再狭窄的发生率。此外，对于一些复杂病变的患者，置入支架往往也可以收到较为满意的效果。

127. 血管狭窄至什么程度需要置入支架

一般而言，心脏血管狭窄程度＞70%以上时患者多出现心绞痛症状，应在冠脉造影检查后，根据病变的狭窄程度、稳定性及部位等情况，由专科医师综合分析后确定是否需要置入支架。

128. 置入的支架还能取出吗

置入支架是为了保持冠状动脉的通畅，一般不应该取出，但特殊情况下是可以通过外科手术取出的，支架取出必须由经过严格训练的专科医师详细评估其风险与获益而定。

129. 置入的支架会移动吗

刚刚置入的支架是通过球囊挤压使支架与冠状动脉紧密地贴合在一起，不会移动。经过一段时间后，血管内皮生长覆盖，支架成为血管壁的一部分，则更加不会移动了。

130. 置入支架的结果如何？生物可吸收支架有何优缺点

目前，置入冠状动脉的金属裸支架或药物涂层支架在置入后会成为冠状动脉壁的一部分，未来会伴随患者终身，但部分患者出现支架再狭窄后需要行冠状动脉搭桥术，术中有些患者根据情况也可以取出支架。随着科学技术的进展，出现了可吸收支架，该类支架以金属镁、多聚乳酸等可吸收材料为骨架，在置入人体后一段时间（一般1~2年），在发挥其维持血管畅通的作用后会逐渐被人体自身吸收。与目前的主流金属支架相比，生物可吸收支架可以减轻术后的异物反应，恢复血管的生理舒张、收缩功能，适用于再次介入治疗或外科手术治疗的患者。但目前大部分生物可吸收支架在操作性能、降解速度方面尚有很多不足，还需要大量的基础和临床研究证实其疗效。

131. 冠心病患者置入支架后可能出现哪些异常症状

冠心病患者置入支架后心绞痛症状大多会缓解，但有些患者可能病变较多、有未处理的病变或者是不能处理的病变（如血管较细、血管条件较复杂等），术后症状缓解可能不明显。心绞痛可以表现为胸痛、胸闷、气促、心慌，也可以表现为咽部发紧、牙痛甚至腹痛等。未放置支架的部位病变加重或新发病变及支架再狭窄等都可能导致心绞痛复发。有的患者支架内血栓形成或其他部位病变急性闭塞可能造成急性心肌梗死，表现为持续性胸痛或胸部不适。有的冠心病患者首次发病时表现为心肌梗死而不是心绞痛，即便是放置了支架，以后也可能由于心肌梗死导致的心功能不全而表现为胸闷、气促、不能平卧、体力下降和下肢水肿等。有的患者合并心律失常还可以出现心律失常的症状，如心慌、心跳间歇感、心律不齐等。有些患者会出现药物不良反应，如腹痛、头晕等。服用抗血小板药物的患者还可能出现皮肤瘀斑、黑便、便血，服用他汀类药物的患者可能出现肌痛，服用硝酸酯类药物的患者可能出现头痛等。总之，放置支架后如果有异常表现要及时就医，以便及时处理。

132. 常用支架有几种

目前，市场上常用的支架有药物涂层支架和金属裸支架，与金属裸支架相比，药物涂层支架（常用药物为紫杉醇、雷帕霉素及其衍生物）可以明显降低支架内再狭窄的发生率，改善患者预后。但另一方面，药物涂层支架也会轻度增加支架内血栓的风险。

133. 冠状动脉内旋磨术的临床效果如何及其存在的问题是什么

冠状动脉内旋磨术作为一种相对较晚开展的介入治疗技术，拓宽了冠状动脉粥样硬化性心脏病介入治疗的适应证。这项技术通过冠脉造影或血管内超声等影像学检查显示血管屈曲钙化、无顺应性的局限性病变、支架内再狭窄病变，以及分叉病变或位于血管中远段、管径相对较小的病变等，进行冠状动脉内旋磨，可收到很好的治疗效果。

研究证实，旋磨术后置入支架优于旋磨术后单纯球囊扩张及未行旋磨术而单独的支架置入术。旋磨术后置入支架最终的最小管腔直径较大，可以获得较好的即刻效果及最低的残余狭窄。对行旋磨术治疗的冠心病患者术后 9 个月的随访结果表明，旋磨联合支架置入术的无事件生存率最高（85.4%），无靶病变再血管化的生存率也最高（85.4%）。最近对于重度钙化病变者行冠状动脉内旋磨术及紫杉醇支架置入后 1 年的随访研究表明，旋磨术联合支架置入的无事件生存率和无靶病变再血管化生存率均为94%。

冠状动脉内旋磨术常见的并发症包括：冠状动脉夹层（10.5%），急性闭塞（3.1%），严重冠状动脉痉挛（1.6%～6.6%），无复流/缓慢血流（1.2%～7.6%），冠状动脉穿孔（0～1.5%）。

旋磨术后冠状动脉管壁光滑，冠状动脉夹层的发生率低于单纯球囊扩张，撕裂程度较轻，一般不需要特殊处理。目前由于术前、术中预防性应用血管扩张药，严重冠状动脉痉挛已经少见，主要问题是旋磨术的技术特性导致旋磨术中无复流/缓慢血流的发生率明显高于常规介入治疗（PCI），推测其机制可能与心肌毛细血管清除旋磨碎屑的速度较慢有关，旋磨头直径越大，转速越快，血管病变越长及单次旋磨时间越长就越易出现无复流/缓慢血流现象。冠状动脉穿孔较少见，多发生在严重成角病变，成角病变角度>45°是旋磨术的相对禁忌证，应谨慎操作。

目前，旋磨术几乎已经成为介入手术顺利完成不可缺少的技术之一，但临床上仍将旋磨术作为治疗复杂病变的一种中间手段，而不是最终方法。比如放弃积极旋磨术方法，先用较小旋磨头消融掉部分钙化、纤维化病变，改善血管壁顺应性，再联合应用 PTCA、支架置入术等，这样既避免了球囊高压扩张钙化病变造成的冠状动脉破裂穿孔，以及支架在钙化病变处膨胀不全、贴壁不良导致的支架内急性或亚急性血栓形成和远期血管再狭窄的危险，又降低了旋磨术本身的并发症发生率及手术费用，使介入治疗更加安全、有效。

134. 冠状动脉内旋磨术的适应证和禁忌证有哪些

适应证：①冠状动脉严重钙化或纤维化病变；②球囊无法通过或不能有效扩张的病变；③长狭窄病变（11～25mm），且病变位于血管远端、适合置入支架的患者；④有开口病变、分叉病变；⑤慢性完全性闭塞病变；⑥支架内再狭窄，严重纤维组织增生，球囊扩张后不理想者。

禁忌证：①急性心肌梗死血栓性病变，旋磨有加重血栓倾向，易发生慢血流或无血流现象；②溃疡或瘤样病变，旋磨易致冠状动脉穿孔或破裂；③明显内膜剥脱或夹层，旋磨可致内膜撕裂或夹层加重；④严重成角病变（＞60°），易致冠状动脉穿孔；⑤狭窄长度＞25mm 的病变；⑥心功能不全，左心室射血分数＜30%；⑦大隐静脉旁路移植血管狭窄者。

135. 何谓冠状动脉介入治疗后血管再狭窄

冠状动脉介入治疗后血管再狭窄是指狭窄的冠状动脉在成功进行冠状动脉扩张的介入治疗后，随访时行冠脉造影，符合下述标准之一者：①血管狭窄≥50%；②血管狭窄程度比原先手术后即刻造影时增加≥30%；③原来扩张后所增大的血管直径丧失≥50%。

136. 冠状动脉介入治疗后何种情况下易出现血管再狭窄

临床观察发现，有些患者经过冠状动脉介入治疗后比较容易发生冠状动脉再狭窄，而这些患者往往伴随以下情况：①不稳定型心绞痛、变异型心绞痛、糖尿病、男性及吸烟等。②冠状动脉狭窄程度严重，特别是完全闭塞者，左前降支、近段血管病变，血管分叉处病变，狭窄长度＞15mm，偏心性狭窄，小血管病变，弥漫性狭窄及大隐静脉移植的血管等。③操作上残余狭窄严重；病变部位未完全被支架覆盖、支架释放不完全、支架塌陷、支架对位不好、支架边缘有内膜夹层。④在支架的选材上多为裸支架（较药物洗脱支架再狭窄发生率高）。

137. 如何对冠状动脉支架内血管再狭窄进行分型

冠状动脉支架内血管再狭窄一般分为 5 型：①局限型，狭窄长度＜10mm；②弥漫型，狭窄长度＞10mm，但位于支架内；③增值型，狭窄长度＞10mm，但两端延伸至支架外；④闭塞型，支架内血管完全闭塞，TIMI 血流 0 级；⑤特殊型，狭窄长度更长，临床症状严重，发展迅速，易发生心肌梗死。

138. 冠状动脉支架内血管再狭窄的危险因素有哪些

冠状动脉支架内血管再狭窄的危险因素包括吸烟、年龄、糖尿病、血脂异常和高血压等。冠状动脉支架内血管再狭窄的发生率与原血管病变的部位、长度和大小呈正相关。病变的某些解剖特点也被证实与再狭窄相关，如大隐静脉桥血管病变、小血管病变、长血管病变、慢性完全性闭塞病变和再狭窄病变等也是导致血管再狭窄发生率高的因素。冠状动脉支架内血管再狭窄发生率依次为左前降支＞左回旋支＞右冠状动脉。

139. 药物洗脱支架可以预防支架内血管再狭窄吗

尽管药物洗脱支架（DES）也可减少支架内血管再狭窄的发生，但迄今为止支架内血管再狭窄发生率仍高达 10%～15%。而针对支架内血管再狭窄的药物和机械策略均收效甚微，支架内血管再狭窄极大地影响了患者从 PCI 的获益，特别是糖尿病或多支血管病变患者。DES 还可以引起迟发的血栓形成及不良血管事件，目前的研究方向是在预防支架内血管再狭窄的同时减少晚期支架内血栓。DES 置入后血管再狭窄通常是局灶性的，并常位于支架的边缘。

140. 如何处理冠状动脉支架内血管再狭窄

如果冠脉造影发现支架内血管轻度狭窄即管腔直径减少 50%～60%，在无明显缺血症状或依据时，应该给予强化药物治疗而不再进行 PCI；如果是中重度血管再狭窄即管腔直径减少≥70%或伴有相关的临床症状时，应在强化药物治疗的同时考虑再次行 PCI。

（1）近距离放射治疗：目前，临床已有两种放射源用于治疗冠状动脉支架内血管再狭窄，一种是 β 射线，其释放后形成电子，在靶病变几毫米内被吸收；另一种是γ射线，由光子释放，有很强的穿透性，医护人员需做好严密防护。

（2）单纯球囊扩张：是治疗支架内血管再狭窄的一种常见方法，球囊扩张可使再狭窄处的血管腔扩大，其扩大的成分比例为：62%的斑块被压缩，38%的支架进一步扩张。

（3）切割球囊血管成形术：切割球囊外形与普通球囊类似，不同的是切割球囊表面有3~4个金属切片。

141. 冠状动脉支架内血管再狭窄的防治进展如何

DES 在预防支架内血管再狭窄的同时，也会影响损伤血管的再内皮化过程，导致迟发性血栓及不良血管事件的发生。目前，支架内血管再狭窄治疗的重点在于寻找一种新的药物洗脱支架，既能够特异性地发挥其抗血管平滑肌细胞增殖作用，同时又不影响损伤血管再内皮化；还可以寻找一种新的药物释放途径，可在早期发挥抗炎、抗增殖作用，同时又不增加晚期血栓形成的发生率。

（1）第2代DES：目前第2代DES已应用于临床，主要包括Zotarolimus洗脱支架及依维莫司洗脱支架（EES）。

（2）药物洗脱球囊：近年来，药物洗脱球囊局部注射抗增殖药物作为新的给药途径抑制血管再狭窄已经开始应用于临床，由于紫杉醇脂溶性良好，抗增殖作用稳定，已经成为首选药物。

（3）生物可降解聚合物支架：与传统支架相比，生物可降解聚合物支架特点突出。①组织、血液相容性良好，可降低长期血栓形成风险，无需长期抗凝；②可塑性良好，适应各类血管，可降低治疗相关风险；③中短期机械性能可比拟永久性金属支架，长期降解完全并可促进正性血管重构；④可为支架进一步载药及靶向治疗提供条件；⑤可降解特性使得无创检查成为可能，方便患者长期随诊。

142. 冠心病合并糖尿病患者的血运重建策略有哪些

既往大规模随机对照PCI临床试验中的受试者，25%~30%为合并糖尿病的冠心病患者。研究发现，冠心病合并糖尿病患者常存在冠状动脉左主干、多支血管和弥漫性小血管长病变，且侧支循环较差。当发生不稳定型心绞痛时，其斑块破裂和冠状动脉血栓形成发生率显著增高。与非糖尿病患者相比，冠心病合并糖尿病患者 5 年死亡率高 2 倍多，心肌梗死风险较大。糖尿病患者的冠状动脉病变复杂，合并症较多，PCI 期间和术后并发症较多，住院期间病死率高。

目前，针对冠心病合并糖尿病患者的最佳冠状动脉血运重建策略尚无定论，一般认为应遵循个体化（冠状动脉病变及血管条件）和整体化（患者临床情况）原则。血运重建主要包括以下两方面。

（1）支架疗效比较：虽然 DES 显著提高了 PCI 总体疗效，但其对糖尿病患者的益处尚待进一步证实。最近，在多中心随机对照试验 SIRIUS 研究和 TAXUS-Ⅳ 研究中，对冠心病合并糖尿病患者接受 PCI 效果的荟萃分析表明，在对单支、非复杂病变进行 PCI 时，DES 较裸金属支架（BMS）更安全有效，可以显著降低 4 年的靶病变再血运重建率，但两者的死亡、心肌梗死和支架血栓发生率相似。同时，雷帕霉素洗脱支架（SES）和紫杉醇洗脱支架（PSE）的再狭窄发生率低于磷酸胆碱洗脱支架，SES 在降低冠心病合并糖尿病患者支架置入后 9 个月血管再狭窄和主要心脏不良事件发生方面，疗效优于 PES。

（2）CABG 与支架疗效比较：至今已有多项临床研究证实，在对糖尿病合并多支血管病变患者进行血运重建治疗中，CABG 的远期疗效明显优于单纯球囊扩张术和 BMS，但关于 CABG 与 DES 的比较研究较少。

动脉血运重建治疗Ⅱ期研究（ARTSⅡ）显示，ARTSⅡ组 30 天主要心脏不良事件发生率显著低于 ARTSⅠ研究中的 DES 组。随访 3 年后发现，糖尿病患者接受 DES 治疗后 1 年无主要心脏不良事件生存率与 ARTSⅠ研究中的 CABG 治疗者相似。然而，最近 SYNTAX 研究（一项前瞻性、开放、平行设计研究）结果显示，CABG 对糖尿病多支血管病变患者的疗效明显优于 DES，认为对于糖尿病合并多支血管病变或单支复杂血管病变患者，CABG 减少再次血运重建的作用优于 DES。

143. 为什么合并糖尿病的急性心肌梗死患者宜置入药物洗脱支架

American Journal of Cardiology 2010 年 2 月 8 日发表的一项研究结果显示，糖尿病不会使急性心肌梗死患者置入 DES 的结局恶化。研究指出，目前认为 DES 可降低合并稳定性冠心病的糖尿病患者的严重心脏不良事件危险性，但合并 ACS 的糖尿病患者是否也能获益尚不清楚。

美国学者 Asmir I Syed 博士及其同事对比了 161 例合并糖尿病和 395 例不合并糖尿病的急性心肌梗死患者置入 DES 的终点事件：选择两组中紫杉醇洗脱支架和雷帕霉素洗脱支架使用情况相近的患者作为观察对象，尽管住院期间糖尿病患者更易出现并发症复合终点（死亡、Q 波 MI 或冠状动脉搭桥术）（$P=0.046$），但是两组间任何单一严重并发症的发生率均差异无统计学意义。至 1 年时糖尿病组数项结局较差，包括复合终点（死亡、Q 波 MI 和靶病变血运重建）（18.5% vs 9.4%，$P=0.003$）和死亡率（12.9% vs 4.6%，$P<0.001$）。但在多变量模型分析中，死亡的独立预测因素仅有性别（女性）和年龄，并且冠状动脉严重不良事件的独立预测因素仅有年龄和住院时间。研究者认为，对于急性心肌梗死患者，相比非糖尿病患者，DES 更能改善糖尿病患者的结局，因此 DES 可能成为这一人群的治疗选择。

144. 经皮冠状动脉介入治疗的糖尿病患者血糖管理的方法有哪些

经皮冠状动脉介入治疗的糖尿病患者血糖管理的主要方法包括非药物疗法和药物疗法。

（1）非药物疗法：强调适当摄入总能量，以及以水果、蔬菜、全麦谷物和低脂的以蛋白质来源为主的饮食。体力活动以有氧运动为主，戒烟限酒可降低 PCI 冠状动脉再狭窄的风险。

（2）药物疗法

1）双胍类：合理使用这类药物可以使糖尿病患者相关心血管疾病死亡率和心肌梗死发生率下降。目前，对于 PCI 术前常规停用双胍类的做法并无循证医学依据，对于所有 PCI 术前应用二甲双胍的患者，术后应仔细监测肾功能，如果术后发生肾功能恶化，建议停用二甲双胍 48h，直到肾功能恢复到初始水平。

2）磺脲类：目前的临床研究数据表明，不同的磺脲类药物心血管安全性有所不同，第一代磺脲类药物可增加心肌梗死患者心血管疾病死亡风险，但有研究认为格列齐特不增加糖尿病患者心血管事件风险。

3）格列奈类：研究表明，瑞格列奈有助于减轻 PCI 术后氯吡格雷抵抗，也有研究发现格列奈类与二甲双胍相比有增加心血管疾病风险的趋势，但无统计学意义。与磺脲类相比，格列奈类低血糖的发生率较低。

4）α-糖苷酶抑制剂：荟萃分析发现阿卡波糖可降低心血管事件发生率，对血脂和血压有一定改善作用，其降糖地位也较前提升。

5）噻唑烷二酮类：尽管研究发现吡格列酮可降低心血管事件风险，但由于体液潴留导致心力衰竭的风险增加，故对于 PCI 术后仍合并心力衰竭的糖尿病患者不应该使用噻唑烷二酮类。

6）二肽基肽酶-4（DPP-4）抑制剂：荟萃分析发现，DPP-4 抑制剂未显著降低心血管事件的危险性和全因死亡率。DPP-4 抑制剂可增加多巴胺的心肌应力，改善心肌收缩功能，增加左心室射血分数，从而改善缺血心肌功能，减缓糖尿病心血管并发症发生。目前研究显示，DPP-4 抑制剂无论单用还是联用，均不会增加心血管不良事件发生风险，但其上市不久，效果有待进一步观察。

7）胰高血糖素样肽-1（GLP-1）受体激动剂：GLP-1 受体激动剂可以减轻心肌缺血-再灌注损伤，改善左心室收缩功能，扩张血管，显著降低心血管危险性。近年来研究显示，该类药物还会对心肌组织、血管内皮，以及体重、血压、血脂等替代指标产生有益影响。

145. 药物洗脱支架临床应用现状如何

药物洗脱支架（DES）于 2002 年引入国内，目前已成为血运重建中使用最多的工具之一，其优点是可明显降低再狭窄的发生率，但也要认识到，由于使用双重抗血小板治疗及支架的聚合物对血管壁的长期影响，支架内血栓始终是 PCI 无法解决的一个难题。随着支架研发和制作工艺的不断改进，新一代 DES 将投入临床使用。

习惯上将 Cypher、TAXUS、Endeavor、Firebird、Partmer 称为第一代 DES，支架上所载的药物是雷帕霉素及其衍生物和紫杉醇，第一代支架存在许多弊端，如支架内血栓、支架断裂等。18%的支架断裂发生在内膜明显增生、有再狭窄的血管，而无明显内膜增生者支架断裂发生率仅为 2.6%。支架断裂的危险因素包括右冠状动脉扭曲近段内支架、CYPHER 支架及长支架，其一方面与手术本身有关，如粗暴操作、对病变角度缺乏正确的评估、多个支架串联重叠等；另一方面与支架本身有关，如开环支架易发生断裂，支架表面内膜覆盖不全、贴壁不良及血管正性重构等。

新一代 DES 包括 Xience V 支架、Nevo 支架（Cordis）及 Resolute 支架（Medtronic）。Xience V 支架采用钴铬合金，其特点在于支架壁薄，输送外径小，支架上所载药物可于 120 天持续释放。目前已经公布的临床试验数据证实，Xience V 支架在安全性和有效性方面均可与目前临床上使用的 DES 相媲美，某些方面甚至更优。Nevo 支架的钴铬支架小梁薄，其上密布小的微粒，内含载有雷帕霉素生物可降解聚乳酸-聚乙醇酸聚合物；该设计的目的在于减少其与血管壁的接触，促进快速内皮化，3～4 个月释放药物，多聚物被完全吸收，从而降低炎症风险；而且支架扩张时不影响微粒结构，不会影响药物的释放。Nevo 支架已于 2009 年在欧洲上市。NEVORES-1 研究结果初步证实了这种支架的有效性和安全性。

Resolute 支架保留了 Endeavor 支架的三个组成部分：钴铬支架、推送系统及 Zotarolimus 药物成分，增加了 BioLinx 聚合体以提高生物利用度，同时延长了药物洗脱时间。多聚物 BioLinx 是专为 DES 设计的生物相容性多聚物，表面亲水，核心亲脂，提高了 DES 的安全性和有效性，具有极低的炎性反应发生率和致血栓性。入组 130 例患者的 Resolute 单组试验随访结果显示，3 年靶病变血运重建率为 1.6%，且第 2 年至第 3 年无新增事件。其他临床事件的累计发生率也非常低，2 年后无新增心肌梗死事件或心源性死亡。此外，虽然只有 36.6% 的患者坚持双重抗血小板和药物治疗到第 3 年，但随访 3 年中一直未发生支架内血栓事件。因此，随着新一代支架的上市，介入医师处理冠状动脉病变时将拥有更多的选择。

146. 如何看待国产支架和进口支架

既往由于国产支架生产量较少，冠状动脉介入治疗多以进口支架为主。而近些年来，国产 Firebird 支架、Nano 支架、Veovas 生物可降解支架和 Excel 药物洗脱支架等已经上市，由于其有较高的性价比，故越来越受国内各大中型医院的欢迎。很多临床试验均已证实国产支架在使用性能、介入治疗术后心脏不良事件发生率、再狭窄发生率及支架血栓形成等方面，与进口支架相比并无明显差异，而更进一步的大规模临床试验目前仍在进行中，国产支架的主要优点是价格低廉。

一般来讲，在支架选择上，由于进口支架制作工艺较为成熟，如经济条件好且冠状动脉病变为高危再狭窄者，可考虑置入进口支架；而对于一般性狭窄病变，国产支架与进口支架已无较大区别，甚至在管径偏小的血管性病变中，国产 Excel

支架占有一定优势性。

147. 经桡动脉途径介入治疗对老年人有益吗

对于老年人而言，介入治疗比较困难，因为在一般情况下，老年患者全身的血管都发生了动脉粥样硬化改变，经股静脉介入治疗对老年人有一定的风险，可能引起腿部的一些并发症，且压迫时易引起休克、出血等情况，所以经桡动脉介入治疗有一定的优势。经桡动脉介入治疗时，由于血管较小，故出血较少、并发症少，不良事件的发生率也较低死亡率也随之下降。并且，经桡动脉介入治疗的伤口比较小，患者恢复较快，术后不用卧床 24h，一般 12h 就能下床。另外，经桡动脉介入治疗还能克服静脉血栓形成等不利情况，因而比其他介入途径更具有优势。

148. 无症状性心肌缺血患者适合行介入治疗吗

无症状性心肌缺血指冠心病患者存在心肌缺血的客观证据（如心电图缺血性ST 段改变、核素缺血性心肌灌注异常、超声心动图室壁运动异常等），而临床并无心绞痛症状和心肌梗死发生，是冠心病心肌缺血的临床表现形式之一。对于无症状性心肌缺血患者需按心绞痛进行治疗。由于症状并不能完全反映冠心病的病情，因此无症状性心肌缺血患者中有相当大一部分患者冠状动脉病变十分严重，特别是糖尿病患者，即使出现胸闷往往患者也不加以重视，这部分患者属高危人群，药物治疗效果差，应考虑采取合适的冠状动脉介入治疗或外科搭桥手术治疗，以改善整个心肌供血状况。

149. 如何治疗心肌冬眠

心肌冬眠是心肌氧供和心功能达到相对平衡的一种状态，但这种平衡是一种暂时现象。当心肌氧耗进一步增加或心肌氧供进一步减少（如动脉粥样硬化病变进展、斑块破裂、冠状动脉持续痉挛）时，该平衡可被破坏，心肌冬眠可演变为心肌坏死。因此，对有条件的心肌冬眠者需进行积极治疗，以改善其预后。对冬眠心肌进行治疗的目标是彻底改善冠状动脉血供，其治疗方法主要包括：经皮冠状动脉球囊扩张术（PICA）或其他冠状动脉介入治疗（如安放支架、旋切、旋磨、激光等），冠状动脉搭桥手术，目前尚无证据表明内科治疗（包括溶栓治疗）对治疗心肌冬眠有效。

150. 阿司匹林在预防支架置入后血栓事件中的作用如何

PCI 术后高危患者替格瑞洛单用或与阿司匹林合用试验（TWILIGHT 研究）是迄今为止规模最大、专门探讨置入药物涂层支架的高危 PCI 患者，在使用 3 个月替格瑞洛联合阿司匹林的双抗治疗后，继续采用替格瑞洛单药长期治疗的抗血小板策略的随机对照研究。该研究纳入 9006 例受试者，最终 7119 例患者完成随机分组，其中我国有 27 家中心参与，入选 1028 例患者。研究结果证实，与双抗治疗组相比，替格瑞洛单药治疗组主要终点事件发生率显著降低（4.0% vs 7.1%），绝对风险降低 3.08%，相对风险降低 44%。与双抗治疗组相比，替格瑞洛单药治疗组危及生命的消化道出血事件发生率也显著降低（1.0% vs 2.9%），相对风险降低 51%。至于缺血事件，两组全因死亡、心肌梗死或卒中事件发生率相似，均为 3.9%。结果提示，这一新的治疗策略与标准双抗治疗方案相比，可以明显降低出血风险，同时不增加缺血风险。该研究为短期双抗治疗后放弃阿司匹林，而采用 P2Y12 受体（血小板中的一种受体，阻滞其可以抑制血小板聚集）抑制剂治疗提供了可靠的临床证据，从而使阿司匹林在预防支架置入后血栓事件中的地位受到挑战。

151. 什么是主动脉内气囊反搏术？其原理如何

主动脉内气囊反搏术是一种可使冠状动脉血流量增加和心脏后负荷降低的辅助装置。其原理是将一个气囊导管放入降主动脉近心端，当心脏收缩时，气囊内的气体迅速放空，使主动脉压力瞬间下降，心脏射血阻力、心脏后负荷降低，心排血量增加，心肌耗氧量减少。当心脏舒张时，在主动脉瓣关闭的同时气囊迅速充盈向主动脉远近两侧驱血，使主动脉根部的舒张压增高，从而增加了冠状动脉血流和心肌氧供，同时也使全身器官灌注增加，这种装置尤其适合于急性心肌梗死并发心源性休克患者。

152. 如何评价和比较药物、介入治疗、搭桥术的治疗效果

在冠心病治疗过程中，治疗方案的选择应根据冠脉造影结果、左心室功能状况和心肌缺血范围等情况综合判断。

与冠状动脉搭桥术（CABG）相比，PCI 的主要优点是应用相对简便，可避免或减少全麻、开胸、体外循环、中枢神经系统的并发症并缩短康复时间。重复 PCI 较重复旁路手术更简便易行，而且在紧急情况下能迅速实现血运重建。PCI 的缺点是早期再狭窄，不能解决多个完全闭塞或弥漫性狭窄病变。

CABG 的优点是能更持久和更彻底地进行血运重建，这与阻塞性动脉粥样硬化病变的形态无关，故冠状动脉粥样硬化越广泛、越弥漫，越应该选择 CABG，尤其是左心室功能不全时。但许多 CABG 研究未能反映当前外科实践的结果，当前只要手术者技术上可行，多使用动脉旁路移植，其 10 年通畅率＞90%。

许多非随机和随机研究对经皮冠状动脉腔内血管成形术（PTCA）和 CABG 进行了比较，获得了一些普遍性结论。

（1）对单支病变患者，这两种血运重建方法的远期生存率和心肌梗死发生率相似。但是接受 PTCA 的患者需要应用更多的抗心绞痛药物治疗，而且进行靶血运重建术者明显多于接受 CABG 的患者，其差别主要是由 PTCA 治疗后的再狭窄造成的。

（2）对多支病变患者，针对 5 年的多支冠状动脉病变患者的 PTCA 和 CABG 随机临床试验的随访研究显示，尽管 PTCA 组患者比 CABG 组提前出院，但 PTCA 组包括日常活动在内的功能状态的改善情况弱于 CABG 组，两组总病死率、心脏性死亡率和心肌梗死发生率无差别。与 PTCA 组相比，CABG 组患者心绞痛发作的比例较低，需要再次血运重建治疗的更少，特别是糖尿病患者 CABG 组存活率明显高于 PTCA 组。因此，对于糖尿病、多支血管弥漫性病变、左心室功能减退、左主干远端和伴有前降支开口病变的多支病变，以及通过 PCI 不能达到完全血运重建的患者，选择 CABG 更为有益。ARTS 试验是第一个比较支架置入和外科手术的试验，共收入 1205 例心绞痛或无痛性心肌缺血的多支病变患者。经过 1 年的

随访，冠状动脉内支架置入组和 CABG 组的死亡、脑卒中和心肌梗死发生率相似，仅再次血运重建率支架置入组较 CABG 组更高，其原因与 PCI 后的再狭窄有关。但合并糖尿病的患者经 2 年随访时，CABG 组病死率及重要心脏不良事件发生率低于支架置入组。

一些临床试验资料提示，PCI 与药物治疗相比，其在缓解症状、改善患者生活质量方面更有优势，而两组远期预后相似。新近发表的 AVERT 研究结果表明，对于低危的稳定型心绞痛患者，积极的降脂治疗在减少缺血事件方面至少与 PTCA 同样有效。目前，尚有一些比较血运重建与药物治疗临床效果的研究正在进行中。根据有限的随机试验结果，目前可以认为，对轻度心绞痛（CCS 分级 1 或 2 级）患者可以首先采取药物治疗，而对心肌缺血症状重及因有症状而体力活动受限的患者更倾向于接受 PCI。

目前较为公认的看法：PCI 适合有中等范围以上心肌缺血或存活心肌证据、伴前降支受累的单双支病变、能进行完全血运重建者；PCI 成功率高、手术风险低、再狭窄率低的病变（如血管直径＞2.5mm 的短病变）；能够进行完全性血运重建的多支病变，适合有外科手术禁忌证或要经历非心脏大外科手术者，以及急性冠脉综合征，尤其是急性心肌梗死患者。

CABG 适合于 LVEF＜40% 的多支病变、PCI 不能进行完全血运重建者，糖尿病伴多支弥漫性病变，左主干病变及前降支开口病变伴多支病变、PCI 不能成功者。

药物治疗适合于 2 级分支病变，非前降支开口或近端的不能进行血运重建的单支病变，无大面积心肌缺血证据者，以及病变狭窄＜50% 者。

五、中医药治疗及其他

153. 中医药治疗对于冠心病的疗效如何

从中医上讲，冠心病属于胸痹。中医治疗冠心病必须权衡标本虚实的轻重缓急。一般中医将冠心病按以下治疗原则进行辨证施治。

（1）活血化瘀：多适用于冠心病心血瘀阻者，多见胸闷、胸痛，疼痛固定，痛如锥刺，舌下有瘀点、瘀斑，代表中成药为冠心丹参滴丸等。

（2）芳香温通：适用于寒凝血脉冠心病心绞痛患者，代表中成药为苏合香丸等。

（3）益气养阴：适用于冠心病气阴两虚证者，多见胸闷隐痛、时作时止、心悸气短、倦怠懒言等。常用方剂有麦冬汤等。

（4）通阳宣痹：适用于外寒内袭或内有阴寒痰湿者，多见胸闷痹阻、气机不畅而胸闷心痛，代表方剂为瓜蒌薤白半夏汤。

（5）滋阴潜阳：适用于冠心病心肾阴虚证，多见胸闷胸痛、心悸盗汗、心烦不寐、头晕耳鸣等。中成药有六味地黄丸、银耳密环菌片等，方剂有六味地黄汤等。

154. 冠心病治疗常用的中成药有哪些

（1）速效救心丸、麝香保心丸：属于活血理气药，可以缓解冠心病心绞痛，用于治疗胸闷、憋气，心前区疼痛，急性发作可舌下含服 10～15 粒，一般在 5min 内心绞痛可缓解。

（2）苏合香丸：属于传统中成药，具有芳香开窍、理气止痛之功效。每次 1 丸，日服 3 次，口含或嚼服。

（3）通心络：具有益气活血、通络止痛作用。用于冠心病心绞痛证属心气虚乏、血瘀络阻者。口服，每次 2～4 粒，每日 3 次，4 周为 1 个疗程。轻、中度心绞痛患者可每次 2 粒，每日 3 次；中、重度患者可每次 4 粒，每日 3 次。

（4）冠心丹参滴丸：具有活血化瘀、理气止痛之功效。用于胸中憋闷、心绞痛者。口服或舌下含服，每次 10 丸，每日 3 次，4 周为 1 个疗程。

（5）地奥心血康胶囊：具有活血化瘀、行气止痛之功效，可以扩张冠状动脉血管，改善心肌缺血。每次 1～2 粒，每日 3 次，饭后服用。

（6）静脉用药：复方丹参注射液每次 20ml，每日 1～2 次，2～3 周为 1 个疗程；参麦注射液每次 40ml，每日 1 次，7～14 天为 1 个疗程；银杏达莫注射液每次 20～25ml，每日 1 次，10～15 天为 1 个疗程；灯盏花注射液每次 12ml，每日

1 次；红花注射液 10~20ml，每日 1 次，15 天为 1 个疗程。

155. 针灸可以治疗冠心病吗

研究证明，针灸对冠心病防治有一定的疗效，其可改善冠心病患者的冠状动脉循环和左心功能状态，提高心肌抗缺血性损伤的能力，从而使心绞痛缓解。

156. 针灸治疗的注意事项是什么

针灸治疗时要注意：①对于饥饿、疲劳、精神高度紧张者不宜针刺；体弱者刺激不宜过强，应采取平卧位治疗。②尽量避开血管针刺，防止出血；对于有凝血功能障碍者，不宜针刺。③皮肤感染、溃疡等部位，不宜针刺。④针灸时应注意防止晕针、滞针、弯针、断针。⑤注意防止血肿，一旦出现，可先冷敷止血，然后热敷消肿。⑥防止气胸，防止损伤重要脏器。

157. 干细胞移植治疗冠心病效果如何

随着生物技术的飞速发展，干细胞移植已经应用到多个医学领域。大量实验和临床研究表明，干细胞移植可以改善心功能，明显改善心肌梗死患者临床症状和预后，促进缺血心肌区域供血的新生血管形成，改善灌注、冬眠心肌和顿抑心肌功能，减少心室扩张及心室重构。目前，关于干细胞移植与分化机制的基础研究尚未取得一定的进展，合适的移植细胞类型、理想的细胞移植途径、细胞移植的安全性和有效性、干细胞移植的远期效果及安全性方面一直存在争议，干细胞真正应用于心血管疾病的治疗尚未成熟。

158. 什么是体外反搏，其原理是什么

体外反搏（EECP）是用于缺血性疾病的一种无创伤的辅助循环治疗方法，也是目前经过临床检验证实对心脑血管疾病等有确切疗效的治疗方法。

EECP 原理：在患者下肢和臀部束裹上气囊，连接空压机，在电脑操控系统中以患者自身的心电 R 波为触发信号，确保气囊充气与心律同步协调工作。在心脏舒张期，气囊充气，施压于下肢和臀部的血管。施压于静脉系统血管，借助静脉瓣的作用，使血液定向流动，增加静脉回心血量和肺循环，同时心排血量增加，心脑等器官的供血供氧增加和功能提高。施压于动脉血管，血液向两边流动，向正常方向流动的血液可增加器官血供，但向心脏方向流动的血液会影响心脏后负荷，与治疗目的相悖。因此，施压于心脏舒张期，在动脉瓣完好关闭的情况下，血液则流向动脉，从而增加流量，提高动脉压，增加心脑等器官的供血供氧，促进侧支循环的形成及开放。同时，通过血液流变学理论方法得到缺血器官血流灌注，有利于冠心病及脑血管病患者的康复治疗。

心肌收缩前，气囊迅速放气，肢体受压的血管转为开放，使心脏射血阻力减少，心脏后负荷减轻，有利于心脏康复和血液循环提高，以此按心动周期不断重复工作，达到辅助治疗缺血性心脑血管疾病的目的，并改善患者的心功能。

159. 体外反搏的适应证有哪些

（1）心血管疾病：心绞痛、心肌梗死、缺血性病态窦房结综合征、经皮冠状动脉腔内血管成形术及冠状动脉搭桥术后。

（2）脑血管病：脑动脉硬化、短暂性脑缺血发作、脑梗死、脑卒中后遗症、眩晕综合征、早期血管性痴呆，帕金森综合征（供血不足所致）。

（3）眼底病：视网膜中央动脉栓塞、缺血性视神经病变、缺血性视神经萎缩。

（4）耳疾病：突发性耳聋、耳鸣。

（5）肢体疾病：动脉硬化性血管闭塞、血栓闭塞性脉管炎、末梢循环障碍。

160. 体外反搏对于冠心病患者康复治疗效果如何

（1）体外反搏前后心、脑、肝、肾、肢体血流量增加百分比分别为 50%、77%、38%、20%、49%。

（2）冠心病有效率90%，脑血管病有效率92%，眼疾病有效率91%，其他缺血性疾病有效率84%。

（3）体外反搏前后心脏血管侧支和微循环改善效果经冠脉造影对比明显增加。

（4）体外反搏治疗后冠心病患者血管重构，血管恢复趋于正常。

（5）体外反搏用于冠心病康复治疗的效果分析表明，体外反搏具有安全性高、耐受性好等优点。

第四章

冠心病患者的护理

- 急性心肌梗死是危重病，确诊或高度怀疑者均应住院治疗，并要求卧床休息，给予心电监护、血流动力学监测和严格的护理。

- 长期卧床休息可能使心肌梗死患者呼吸功能受抑制、体力活动量下降、血容量减少、消化功能不良、血黏度增高，易致下肢和肺血管栓塞等。

- 冠状动脉介入治疗术后 48h 内，多数患者常有腰痛、腰酸、腹胀、失眠、排尿困难、尿潴留等不适症状，要及时处理。

- 冠状动脉介入治疗术后患者要坚持服用氯吡格雷 1 年，以预防支架内血栓及再狭窄；要戒烟限酒，低脂饮食，控制体重；控制冠心病危险因素，如高血压、高血糖和高血脂；按规定定期复查。

- 冠心病患者的输液速度尽量不要太快，但对于右心室心梗合并心源性休克患者，因其存在有效循环血容量不足，应尽量加快滴速。输液时要密切观察血压、中心静脉压、肺毛细血管楔压变化情况，并根据其数值情况调整输液速度。

- 冠心病患者的心理调护应以解释、鼓励、安慰、保证和暗示等方法为主；注意不要过度强调药物的副作用。

1. 急性心肌梗死患者住院后要注意哪些问题

急性心肌梗死（AMI）是心血管系统的常见病和危重病，确诊或高度怀疑急性心肌梗死者均应住院治疗，对于确诊急性心肌梗死的患者要求严格卧床休息，根据情况进行必要的心电监护、血流动力学监测，同时还要注意下列问题：①睡硬板床、平卧位，保持室内环境整洁和安静；②低流量（2～5L/min）鼻导管吸氧；③避免环境刺激和精神刺激，防止情绪激动，必要时可口服镇静药，若胸痛可使用止痛药；④注意日常活动，不要大声说话及用力咳嗽，在陪护帮助下定时翻身、饮食和大小便，避免用力屏气；⑤饮食要求易消化、清淡、少食、多餐，每日可分4～6次进食，切忌暴饮暴食；⑥严禁吸烟、饮酒；⑦患者要主动配合医护人员观察病情变化，定时测血压，要如实诉说症状变化；⑧活动方式和时间及活动量要严格按照医生要求进行，不可随意运动；⑨若有异常要及时告知医生。

2. 影响急性心肌梗死预后的因素有哪些

影响急性心肌梗死预后的因素中有些与心绞痛类似，但也有其独特性，这些因素归纳如下。①年龄：年龄越大，死亡率越高；②心肌梗死面积：梗死面积越大，并发症越多，病死率越高，40%～60%发生心脏泵衰竭（即心力衰竭）；③胸痛：持续时间越长，程度越剧烈，尤其是剧烈胸痛不易控制者预后不佳，提示有心脏部分穿破的可能；④心电图ST段抬高：ST段抬得越高，心肌酶水平越高，超出正常水平10倍以上者病死率明显上升；⑤心肌梗死发作次数：心肌梗死发作次数越多，心肌破坏越广泛，预后越差；⑥心电图持久性：呈QS型伴ST段持久性抬高，提示大片瘢痕或室壁瘤；⑦心肌梗死心电图判定：Q波急性心肌梗死的近期死亡率较无Q波急性心肌梗死高，而远期预后则相反；⑧住院期间护理是否及时到位、出院后是否实施正规的预防。

3. 急性心肌梗死患者在什么情况下应严格限制运动

急性心肌梗死患者在下列情况应严格限制运动：①急性心肌梗死抢救期间或

在其发生后的前 3 天。②患者在休息时仍有胸闷不适、心绞痛发作或持续存在充血性心力衰竭症状和体征，以及心力衰竭尚未控制者。③冠脉造影显示三支冠状动脉分支严重狭窄者（80%～90%）。④不稳定型心绞痛近期频繁发作者。⑤急性心肌梗死并发心肌炎、心包炎者。⑥巨大室壁瘤者。⑦血压≥180/100mmHg 或≤90/60mmHg 未能控制者。⑧心律失常者：如心电图出现二度或三度房室传导阻滞；窦性心率＞110 次/分；频发室早，活动后增加；持续室速；快室率房颤而药物控制不佳者。⑨合并严重急性感染。

4. 急性心肌梗死早期如何安排康复运动

目前认为，急性心肌梗死患者只要无运动禁忌证，应该早日进行康复运动，这对于患者的预后极为有利。但康复活动应在医护人员的指导下进行，并要强调个体化原则，一般早期康复运动如下。第 1 天：卧床休息，被动活动肢体（即在别人帮助下活动肢体）5 次/天，每次 6～12min。第 2 天：床上刷牙洗脸，主动活动；四肢、肩、肘、髋、膝、手屈伸 3 次/天，6 回/次。第 3 天：坐位洗漱、进餐 3～5 次/天。第 4 天：自动坐位，进餐 3～5 次/天。第 5 天：床旁站立5min，2 次/天，可以在室内下床用床旁便器。第 6 天：室内原地踏步 30min，3次/天，餐后 30min 进行。第 7 天：室外慢行 20 米，2 次/天，如有家属在旁可以自动如厕。第 8 天：步行 50 米，3 次/天。第 9～12 天：步行 100～200 米，2次/天。

5. 急性心肌梗死患者在哪些情况下应停止康复运动

有些急性心肌梗死患者虽然不必严格限制运动，但应停止康复运动，如：①稍活动即有胸闷等不适感；②运动后出现新的心律失常；③运动后感到头晕、头痛；④运动后出现心动过速、心率＞120 次/分；⑤运动后收缩压较原来下降超过 20mmHg；⑥轻度运动后动态心电图出现 ST 段下降＞0.1mV，或抬高＞0.2mV。

6. 预防急性心肌梗死患者便秘的方法有哪些

急性心肌梗死患者由于长期卧床，消化功能减退，加之少食和经常使用哌替啶（度冷丁）、吗啡等止痛药，使胃肠道功能受抑制，因而易致便秘，故应注意：①多饮水，每日饮水量在2000ml左右。②多吃蔬菜、水果等富含纤维素的食物，特别是香蕉、梨、桃、橘子、芹菜、韭菜、菠菜、小白菜等。③适当进食粗粮也有利于通便，如糙米、玉米、全麦面粉、红薯等。④培养患者定时规律排便的习惯，可选择在晨起、早饭后或睡前等时间大便。⑤急性心肌梗死后1个月内，可每日适当使用泻药，如苁蓉通便液、果导片、番泻叶等，以利大便通畅。⑥适当进食一些润滑肠道和软坚通便的食物，如香油、蜂蜜、核桃仁等。⑦坚持适当的锻炼，增强胃肠运动，促进胃肠道消化液的分泌，有助于排便。运动方式因人而异，如可做腹部环形按摩，轻压肛门后部，通过局部刺激促进胃肠蠕动，有助于排便。⑧消除患者的紧张心理，如在床上排便时，应给予适当的遮蔽，防止干扰。⑨不喝浓茶，茶叶中含鞣酸，可起到收敛作用，使大便干燥，易造成便秘；避免食用不利于通便的食物，如高粱米、柿子等；避免使用不利于通便的药物，如阿托品、溴丙胺太林、四环素、铋剂、山莨菪碱等。

7. 探视急性心肌梗死患者时要注意什么问题

急性心肌梗死患者住院初期，应严格限制探视，目的是保证患者的精神调养和休息，并有利于医护人员的临床工作。探视患者应注意下列问题：①不要当面透露忧伤和焦虑的情绪，防止患者恐惧和不安，加重病情；②不要和患者谈及激动、兴奋或生气的话题，防止患者情绪波动，病情加重；③谈话要有艺术性，尽量多鼓励、多安慰患者；④不宜和患者交流过长时间；⑤尽量不要从家里带过多的食物，要按医护人员的要求给患者食用，不要让患者吃得过多过快；⑥适当送一些可使患者心情愉快、舒畅的礼物，如鲜花、纪念品等；⑦各种探视均应注意不能让患者处于疲劳和持续兴奋状态，防止病情加重；⑧出院前一天应特别谨慎，注意观察患者的变化，防止发生意外。

8. 长期卧床对急性心肌梗死患者有何危害

急性心肌梗死患者发病后要求前 3 天卧床休息,但并不是要求长期卧床休息,长期卧床的危害如下:①可影响呼吸功能,使肺通气功能降低,易致局限性肺不张和肺炎;并可造成抵抗力下降、压疮并发感染,也可引起真菌、病毒感染或二重感染。②卧床 3 周以上,体力活动量将下降 20%～25%,心排血量也降至最低水平,最大耗氧量从 5L/min 降至 3.5L/min 以下。③卧床 7～10 天后,可使血容量减少 700～800ml,宜出现直立性低血压和反射性心动过速。④长期卧床可致消化功能不良,胃肠蠕动功能下降,造成腹胀、便秘、食欲缺乏等症状,尤其是在出现便秘时,用力屏气排便可致心力衰竭或心力衰竭加重,甚至发生猝死、室壁瘤形成、心脏破裂和严重心律失常。⑤长期卧床使血容量减少、血黏度增高、下肢活动减少,易致下肢和肺血管栓塞。⑥长期卧床缺乏锻炼可致失用性肌肉萎缩、骨质疏松、关节僵硬固定等。⑦长期卧床与外界接触过少可致患者精神压抑,发生性格变化和痴呆等。

9. 为什么急性心肌梗死患者需要吸氧

吸氧对于急性心肌梗死的益处为限制梗死面积扩大,消除或减轻患者的焦虑、恐惧心理,减轻胸痛、呼吸困难和发绀的程度,减少并发症的发生。

急性心肌梗死经常在早期出现不同程度的低氧血症,表现为呼吸困难,其原因为肺的细支气管周围出现水肿导致小气道狭窄和气道阻力增加,氧流量减少,局部换气量减少,尤其是两肺底最为明显。早期给氧的优点是有利于氧气的氧合和交换,减轻气促、疼痛和焦虑症状。临床上一般在发病早期给予鼻导管吸氧 24～48h,流量为 3～5L/min。如果急性心肌梗死并发急性左心衰竭、肺水肿、休克或心脏破裂、心包压塞等严重并发症,由于这时单纯鼻导管吸氧难以纠正其严重低氧血症,故应立即进行面罩吸氧和机械通气,一般给予持续吸氧,吸氧开始 3～5天持续吸入高流量氧,待病情稳定后再改为低流量氧,总吸氧时间一般为 7～10天。有的患者尽管有严重缺氧但呼吸交换尚可,可给予面罩持续吸氧。

10. 如何护理行溶栓治疗的急性心肌梗死患者

急性心肌梗死再灌注治疗手段之一是静脉溶栓治疗，由于溶栓治疗所需药物的特殊性，对溶栓患者要进行特别的护理。

（1）溶栓前加强心理护理，向患者说明溶栓治疗的意义，消除患者的焦虑、恐惧、紧张、悲观等情绪，详细解释病情，劝导其积极配合各种治疗、护理及检查。

（2）要求患者绝对卧床休息，同时给予吸氧（4~6L/min）、心电监护，及时检查血常规、血小板、出凝血时间，有的患者需要配血备用，建立静脉通路，常规备好必要的仪器如除颤仪、心电图机、血压计及必要的抢救用药。

（3）溶栓过程中经常询问患者胸痛有无减轻及减轻的程度，仔细观察其皮肤、黏膜、咳痰、呕吐物及尿中有无出血征象。心电、血压监测注意有无心律失常、低血压发生。

（4）对于使用肝素者应监测凝血时间，查活化部分凝血活酶时间（aPTT）并调整肝素剂量，使 aPTT 达正常对照的 1.5~2.0 倍。

（5）按规定检测 CK、CK-MB 和肌钙蛋白等心脏损伤标志物的变化，观察酶学峰值出现时间。

11. 对于置入临时起搏器的急性心肌梗死患者需注意什么

有些急性心肌梗死患者合并房室结或窦房结病变时，需要安装临时起搏器治疗，以防止心脏意外，但对于安装临时起搏器的患者要注意密切观察，适当护理。

（1）安装起搏器后嘱患者左侧卧位 15°、平卧位 30°，尽量减少手术部位的肢体活动。

（2）注意观察心脏内电极的机械刺激作用，如胸痛、心包摩擦音，必要时行超声心动图。

（3）检测起搏器导联的电活动情况，至少每日 1 次检测起搏阈值及感知功能，同时检查起搏器的连接是否脱落及起搏器电池消耗情况。

（4）防止局部感染和血栓形成，保持穿刺部位的清洁、消毒，注意足背动脉搏动等。

12. 对于急性心肌梗死合并心律失常患者需注意什么

心律失常是急性心肌梗死严重并发症之一，对于合并心律失常的急性心肌梗死患者，需要注意：

（1）应准备好抢救药物（如利多卡因、胺碘酮、阿托品等）及设备（除颤仪）。

（2）注意监测心律、心率、血压等。

（3）一旦发现监护仪上出现心室颤动或快速室性心动过速，同时有血流动力学改变者，应紧急通知医生，立即准备除颤。

（4）对于正在使用抗心律失常药物的患者，应注意药物不良反应及药物对局部的不良反应。

13. 对于急性心肌梗死合并糖尿病患者需注意什么

糖尿病是冠心病的等危症，当合并急性心肌梗死时其预后要比非糖尿病患者差，故对急性心肌梗死合并糖尿病患者要注意：

（1）由于急性心肌梗死合并糖尿病患者出现胸痛的症状不典型，因此必须密切观察。

（2）要进一步加强心电监护，观察心率；备好各种药物和除颤、起搏装置；严密观察面色、四肢温度、湿度及血压变化。

（3）严密监测血糖、尿糖、尿酮、血气分析，并注意呼吸的频率及气味。

（4）严格无菌操作，加强环境消毒；注意及时给患者翻身，进行皮肤和口腔护理，严格无菌操作下导尿；注意留置针输液护理，并定期更换。

（5）要合理饮食，每日摄入热量104.5～125.4kJ/kg体重。其中，糖占总热量的50%～60%，蛋白质占总热量的12%～15%，脂肪占总热量的30%～35%。

（6）心理应激易诱发血糖升高、心律失常甚至猝死，应注意心理辅导。

14. 对于急性心肌梗死合并心源性休克患者需注意什么

对于急性心肌梗死合并心源性休克患者，应将其头部及下肢分别抬高 30°～40°，给予高流量吸氧，密切观察生命体征、神志变化，留置导尿管，计算每小时尿量，保证静脉输液通畅，有条件者可监测中心静脉压或肺毛细血管楔压。做好患者的皮肤护理、口腔护理，按时翻身以预防肺炎等并发症，并做好记录。

15. 如何处理冠状动脉介入治疗后患者常见的症状

冠状动脉介入治疗后 48h 内，由于平卧、下肢伸直不能活动等，多数患者常有腰痛、腰酸、腹胀、失眠、排尿困难、尿潴留等不适症状，其中比较主要的是腹胀、腰痛和失眠。对此常用的处理方法如下。

（1）介入治疗患者因卧床导致胃肠蠕动功能减弱，进食不易消化导致腹胀，可用热水袋、热毛巾在腹部热敷，也可按顺时针方向以肚脐为中心轻轻按摩治疗；严重腹胀时，可以药物或肛管排气缓解症状。

（2）长期卧床及腰椎病变等可导致腰痛，这时在腰部应用气垫床、靠垫，或垫一些柔软、舒适的棉织品，定时做腰部按摩可以缓解腰痛症状，如可以在患者腰部做按、揉、压，每次 3～5min。对于严重心脏病患者，在度过绝对卧床期后，可做一些小幅度的侧身活动，也可给予热敷、针灸、按摩治疗，必要时应用镇静止痛药物治疗。

（3）精神紧张、身体不适可能造成失眠，可以通过自我精神调整、减少探视、保持环境安静缓解，也可以使用镇静药。

（4）从心理上解除紧张、恐惧心情，放松全身，这些症状会在下床活动后很快消失。适当活动对侧肢体，尽可能早期进行床上活动，可采取平卧与侧卧交替的体位。

（5）对于排尿困难、尿潴留患者，可采用诱导排尿法，如用温水冲洗会阴部，听流水声，热敷、按摩膀胱并适当加压等，并要求患者主动配合。大多数患者经过上述治疗都能自行排尿，如果无效可行导尿术。

16. 如何掌握冠状动脉介入治疗后限制活动患者的活动量

对于冠状动脉介入治疗后限制活动的患者，仍应该让其适当活动，以利于病情恢复，并减少并发症的发生，一般可以进行如下活动：①手术侧肢限制活动时，非手术侧肢可自由活动。②手术侧下肢可稍微外展弯曲，但不要大幅度弯曲或肌肉紧绷。③手术侧下肢在去除沙袋压迫后可以进行活动，以防止血栓形成，具体方法为向脚尖部绷紧肌肉运动和向脚背部勾紧肌肉运动各做数次；转动脚踝关节数次；膝关节做弯曲与伸展运动。④对于下肢静脉曲张或静脉炎患者，注意不要用力按压、挤捏下肢，防止其破溃。

17. 冠状动脉介入治疗患者拔鞘管前、中、后应注意什么

（1）鞘管拔除前，要注意穿刺侧的下肢绝对禁止活动，有时可见穿刺部位的覆盖敷料被浸透，如果渗血并不严重，不必处理；但如果渗血较严重，应及时处理（或更换敷料，或提前拔除鞘管，或更换大一号的鞘管）。此外，冠状动脉介入治疗后的一些并发症常发生在术后24h内，应严密观察心电图、心律、血压等指标的变化情况，如果有胸闷、胸痛等症状时应及时处理。由于极少数患者注射造影剂后会发生过敏反应，故还应注意是否有寒战、发热、全身皮疹等反应，如有则要给予激素类等药物治疗，以缓解症状。

（2）鞘管拔出时，由于各种因素（如疼痛、恐惧等）会刺激患者大脑神经中枢，造成迷走神经张力增加，血压下降，脉搏减慢，患者会出现胸闷、心悸、恶心、出汗等表现，严重时可以出现迷走反射，表现为血压低、心率慢，有时可危及生命，故这时要特别注意，并随时准备采取必要的措施：首先，拔出鞘管时局部注射麻醉药，解除患者疼痛；其次，术后适量饮水、适当补液；最后，教育患者拔出鞘管时不要过分紧张、忧虑，当其感到恶心、头晕时随时准备给予阿托品等药物治疗，以免发生迷走反射。

（3）鞘管拔出后，要注意用弹性胶布、胶布或绷带对介入手术的穿刺点进行加压包扎；在这些包扎尚未解除前，要注意观察伤口局部渗血情况，如包扎的敷料渗血、包扎侧肢体的色泽、足背动脉搏动、有无明显肢体发凉或疼痛等现象。

在解除这些包扎后 48h 内，要注意听诊局部有无血管杂音。

对于经桡动脉穿刺介入治疗的患者，因其卧床时间较短、易压迫止血，主要需观察其手部血液循环情况，注意观察局部手指的色泽、手指温度、手指腹部的张力等情况，避免严重者发生手部缺血性坏死现象。

18. 如何安排冠状动脉急诊介入治疗患者第 1～9 天的活动

冠状动脉急诊介入治疗患者在术后第 1 天应绝对卧床休息，在护理人员帮助下进食，穿刺部位应加压包扎 12h，4～6h 后拔除鞘管，下肢制动 12h；要被动地进行关节、大肌群活动；在病情稳定后可以听音乐以解除焦虑，要多饮水。

第 2 天，患者应在床上自己进食，在护理人员协助下洗脸、梳头、擦浴、刷牙；可以主动活动对侧肢体，穿刺侧限制活动 12h 后可床边用马桶排便；可以读书、看报；脱离冠心病监护病房（CCU）监护，每次活动后应休息半小时。

第 3 天，患者可在床上坐起活动 1～3h，可在床边擦洗；可下床站立，在床边走动；允许会客、谈话；护士应向患者介绍心脏康复知识；每次活动后应休息半小时。

第 4 天，患者可在椅子上坐 1～2h，在他人帮助下洗漱；可在护理人员协助下室内慢走 100 米，允许读书、看报；护理人员可以向患者介绍冠心病的防治常识，并向其说明可以从事何种可以耐受的活动。

第 5 天，患者可在椅子上坐更长时间如 2～4h，但穿衣服需要在他人帮助下进行，允许在室内行走，或在陪护人协助下在病区内行走，可以读书、看书报或电视；护理人员应加强对患者的冠心病宣传教育。

第 6 天，患者可以离床坐椅上，可自己擦身、穿、脱衣服；可自行慢走 200～350 米，时间控制在 30min 内。

第 7 天，患者生活基本自理，可以在病区内自由走动，但上下楼梯需要搀扶，允许进行非体力娱乐，护理人员应向患者介绍运动常识，可进行亚极量运动试验。

第 8 天，患者可继续进行上述活动，强度稍强于原来，可慢走 400～500 米，每日 2 次，可自行上下一层楼，允许大部分娱乐活动。

第 9 天，患者生活基本可自理，可上下二层楼，护理人员应对其进行生活常识尤其是冠心病二级预防教育，准备出院。

19. 支架置入体内后患者常有哪些顾虑

目前，患者对支架置入体内后的主要顾虑是担心其会塌陷、移位或生锈。由于介入支架一般采用的是不锈钢合金材料，具有很强的支撑力、耐腐蚀性和塑形记忆功能，故不会生锈和塌陷。此外，冠状动脉支架置入术中扩张支架时所给予的高压力可以使支架紧紧地镶嵌于冠状动脉壁上，使支架不会移位。

20. 硝酸酯类药物对介入治疗患者有效吗

硝酸酯类药物在介入治疗后短期应用是有益的，其益处与患者的病情密切相关。硝酸酯类药物的剂量及疗程一般根据患者介入治疗后的症状（如是否有心绞痛或心肌缺血）而定：有些患者未扩张所有狭窄的病变，术后一般可以使用单硝酸异山梨酯 20mg，每日 2 次，主要用于控制冠心病症状，防止病情发展；有些患者已扩张所有狭窄的病变，一般也在术后 1～2 周服用上述药物，主要防止冠状动脉痉挛。

21. 对于冠状动脉介入治疗患者应注意哪些问题

根据目前的资料，冠状动脉介入治疗患者尤其要注意以下几点：①根据医嘱坚持服药，尤其是氯吡格雷要坚持服用 1 年，以预防支架内血栓及再狭窄；②注意预防动脉粥样硬化斑块进展，戒烟限酒，低脂饮食，控制体重，坚持有规律的轻松缓和的体育锻炼和体力劳动，保持精神愉快，改变急躁易怒的性格，保证足够的睡眠，减少精神刺激和紧张；③控制冠心病危险因素，血压、血糖和血脂保持在正常水平；④注意服用药物的各种副作用；⑤按规定定期复查，如果感到心前区疼痛或不适，要随时检查；⑥尽可能避免磁共振等带磁性的检查技术。

22. 为什么冠心病患者介入治疗后需要进行冠脉造影复查

临床统计表明，在成功置入冠状动脉介入支架后，约 15%的患者可能出现再狭窄，这些再狭窄多发生在术后 3～6 个月。因此，行冠状动脉介入支架置入治疗的患者最好在术后 6 个月内进行冠脉造影复查，如果发现再狭窄可以及时处理，并在此处进行球囊扩张或支架内再置入支架，必要时进行冠状动脉搭桥。

23. 应如何护理冠状动脉介入治疗引起假性动脉瘤的患者

假性动脉瘤易发生在肥胖、高血压、依从性差、多次穿刺的患者，对这些患者的护理应注意如下几点：①术后注意观察穿刺部位，一般 30min 观察 1 次。要做好交接工作，严密观察出血、渗血情况，血肿范围的变化，并做好记录。②注意观察穿刺侧肢体远端的血液循环情况，特别是足背动脉搏动和皮肤温度情况。③加压包扎解除后，注意观察局部有无肿块，触摸有无搏动感。④听诊有无血管杂音，注意防止假性动脉瘤的扩大。⑤注意观察血压、心律、面色、肤温等全身情况。⑥要求患者卧床休息，限制患肢活动，指导患者在床上大小便，尽量避免屏气、用力解大便。

24. 急性心肌梗死患者的饮食护理如何

一般认为，急性心肌梗死患者的饮食在急性期和缓解期有所不同。

（1）急性期：为发病后 3 天内。要求患者在发病后 3 天内绝对卧床休息，一切活动需专人护理。在急性心肌梗死发病后 1～3 天，因其不能活动，脾胃功能亦必受影响，故饮食必须以细软易消化的流质食物为主，注意给予少量菜汤、去油过滤肉汤、红枣汤、米汤、稀粥、果汁、藕粉、口服补液等，避免给予可引起胀气的刺激性食物，包括豆浆、牛奶、浓茶、咖啡等。每日补液总量控制在 1000～1500ml，可以分 5～6 次喂服。每日总热量控制在 2093.5～3349.6kJ，避免过热过冷。急性心肌梗死发作后，小便中常见钠的丢失，故过分限制钠盐也可诱发休克。因此，患者的食物应尽量含钠、钾、镁离子，但注意一般要低盐饮食，这对于合并心力衰竭的患者极为重要。对于不宜从消化道进食的患者，可补充胃肠外营养。

（2）缓解期：为发病后 4 天至 4 周。这时随着病情好转，可逐步改为半流质饮食，注意少量多餐。一般在急性期后总热量可适当增加至 4187～5024.4kJ。饮食宜清淡、富有营养且易消化。可以进食粥、麦片、淡奶、瘦肉、鱼肉、蔬菜和水果。食物不宜过热、过冷，并应少吃多餐，经常保持胃肠道通畅以防止大便时过分用力。心肌梗死 3～4 周后，随着患者逐渐恢复活动，饮食也可适当放松，但仍应控制脂肪和胆固醇的摄入，对伴有高血压或慢性心力衰竭的患者仍应低盐饮食。一方面，肥胖者应减食，避免饱餐高脂饮食，防止餐后血脂增高，血液黏度增高引起局部血流缓慢，血小板凝集而致血栓形成，引发再梗死。另一方面，饮食限制也不能过于严格，以免造成营养不良。

25. 发生心肌梗死后多久可以恢复体育锻炼

传统观念认为，患了心脏病就应该好好休息，尤其是发生急性心肌梗死后，运动曾一度被列为禁忌。但是对于冠心病患者的调查显示，与没有进行运动康复的患者相比，进行运动康复的患者死亡率大幅度降低。目前，针对急性心肌梗死患者的运动康复治疗一般包括住院期、出院后早期、恢复期、终身维持期4 个阶段。

（1）住院期：患者在急性心肌梗死发病 1 天后即可在医护人员的监护下进行以下 7 个步骤的运动：床边坐位、关节运动、慢走、中速行走、上下几个台阶（每日 2 次）、下一楼段楼梯后乘电梯上来（每日 2 次）、重复前一过程。

（2）出院后早期：即出院后 1～6 周，患者可以在密切监护下直接增加活动量，这一阶段主要推荐健身车运动。此外，还可以选择其他形式的运动作为辅助，如步行、游泳、太极拳等，每次运动时间可达 10～15min，每周 3～4 次。

（3）恢复期：一般在出院后 7～12 周开始，持续 3～6 个月。患者可以在医学监护下进行锻炼，并接受营养、生活方式、控制体重方面的健康教育。

（4）终身维持期：出院 6 个月以后，患者学会正确的锻炼方法及健康的饮食和生活方式后，不再需要医学监护，只需要终身维持健康状态，定期接受随访。

26. 如何正确掌握冠心病患者的输液速度

冠心病患者的输液速度尽量不要太快，一般输液速度控制在每分钟 25～40

滴，但对于右心室心梗合并心源性休克的患者，因其存在有效循环血容量不足，应尽量加快输液滴速，输液时要密切观察血压、中心静脉压、肺毛细血管楔压变化情况，并根据三者调节输液速度。

27. 如何从心理上调护冠心病患者

保持良好的心理健康状态对于冠心病患者极为重要，日常生活中对于冠心病患者的心理调护以解释、鼓励、安慰、保证和暗示等方法为主，主要归纳如下：①对患者进行冠心病健康教育，尤其是对冠心病预防知识的宣传教育，尽量使患者对冠心病发病有一个正确的认识，包括其病因、危险因素、发病机制、危害及诊疗手段；②患者生活应尽量有规律性，注意劳逸结合，心态平静、从容、乐观向上；③尽可能满足患者的各种需求，如被尊重的需求、适应陌生环境的需求，安全的需求以及获得信息的需求等，后者主要包括了解住院制度的信息、安排治疗的信息、病情进展信息及预后的信息等；④持续注意矫正患者异常心理行为。

28. 如何恰当地向患者告知药物不良反应以避免不利的心理影响

现代医学要求，患者应在对医疗决策（包括药物不良反应）充分知情的前提下做出是否同意治疗的决定。我国《医疗机构管理条例》和《医疗事故处理条例》也明确规定，进行有创、侵袭性操作时，医务人员需征得患者的同意。医生有告知义务，患者享有知情同意权。但是实践中，并没有界定医生告知义务履行标准及患者知情同意权的保障问题。从心理学角度来看，过度强调药物不良反应的告知，对患者有不利影响。

临床上，人们对安慰剂效应比较熟悉，如肌内注射生理盐水止痛的有效率达30%～50%（安慰剂效应）。对抗抑郁药的荟萃分析表明，服用安慰剂的群组自杀或企图自杀率下降30%，而服用抗抑郁药的群组下降率为40%。这种安慰剂心理作用对患者无疑是有利的。

临床上同时还存在"反安慰剂效应"，如约60%的癌症患者接受化疗前就会感到恶心，这就是"反安慰剂效应"的结果，但这种效应往往被忽视。如果心血管医生按照规则事先告知某种心脏药物的全部不良反应，则发生不良反应的概率和强度无疑将增加。最近还发现，模拟心脏手术也会有相似现象。从心理学的角度来看，这对患者无疑是不利的。

药物发生不良反应是在正常用法用量的情况下，出现与用药目的无关或意外的有害反应，其本身也是药理作用的一部分。一般说来，发生的不良反应比较轻微，停药后通常可以很快消退。考虑医疗目的，势必要使患者忍受药物轻微的不良反应。俗话说"药有三分毒"，从这点来看，心血管医生可以不必过度强调药物的不良反应。多数心血管药物的适应证说明较简单，而对其不良反应则描述很多且这些不良反应很罕见，如果详细说明需要耗费大量时间，且可能导致患者对这些药物的不信任。此外，有的不良反应描述需要专业性，特别是心脏介入治疗，患者并不能完全理解医生对不良反应的解释，而这反而会增加"反安慰剂效应"。但如果药物的不良反应超过主要治疗作用，不良反应明确且具有严重的毒副作用、特别的配伍禁忌等，这时应该详细介绍以避免不必要的纠纷。

第五章

冠心病患者的日常生活

- 冠心病患者在日常生活中饮食、睡眠及运动均要有规律性。避免精神紧张和情绪激动；合理饮食，严禁暴饮暴食；戒烟限酒，不喝浓茶、咖啡；避免过度劳累或突然用力，劳逸结合；根据个人身体条件、兴趣爱好参加适当的锻炼；坚持按规律服药，控制冠心病各种诱因。

- 冠心病患者饮食要科学，不要盲目、过度节制饮食。饮食宜清淡，主食以五谷杂粮为主，副食以蔬菜、水果等为主。蔬菜对冠心病患者有益，应该合理摄入。茶叶有抗凝血和促进纤维蛋白溶解的功效，对冠心病患者有益。

- 运动能够扩张冠状动脉，增加侧支循环，改善心肌供血，还能够提高心肌对缺氧的耐力，增加心排血量；运动能够降低血脂，加强血液中抗凝系统的活性；运动有助于减肥；运动可减轻精神压力，提高冠心病患者的生活情趣，这对患者的身心健康都有益处。稳定性冠心病患者每周1~2次高强度运动最为有益。

- 冠心病患者要注意科学地选择适合自己的运动项目，遵守循序渐进的原则，控制好运动的强度。

1. 冠心病患者应如何安排作息时间

冠心病患者生活要有规律性，尽量做到如下几点。①起床宜缓不宜急：应先慢慢坐起来，稍活动一下，再缓缓地下床，从容地穿衣。②饮水：经过一夜的体内代谢，血液黏度增高，可能诱发脑血栓和心肌梗死，故建议晨起即饮一杯白开水。③洗漱：宜用温水，尤其是冬季，骤然冷水刺激可致血管收缩而使血压升高。寒冷刺激也是心绞痛发作常见的诱因。④晨练：冠心患者适当锻炼可改善病情，但运动项目应柔和，如太极拳、健身操、散步等，时间不宜过长。运动强度以心率不超过 120～130 次/分钟为宜。⑤三餐：原则上宜清淡，富含优质蛋白。血脂高、偏胖者，应适当限制高脂肪和高热量食物；病情较重伴水肿、尿少者，应严格限盐。冠心病患者三餐的分配和健康人一样，早餐要吃好，午餐要吃饱，晚餐要吃少，尤其是晚餐，切不可吃得过饱，以免加重心脏负担，使病情加重；不宜喝浓茶、咖啡。⑥外出：尽量不乘公共汽车，过度拥挤和嘈杂的环境可致血压升高。⑦午休：午饭后最好休息半小时至 1h。坚持午休有助于血压保持稳定，对心脏功能差者尤为必要。⑧晚饭后可稍坐一会儿，到幽静的环境中散步半小时左右，如有家人为伴更好，以使身心都处于放松状态。⑨服药：服降压药不宜过晚。一般认为晚上不宜服降压药，以上午服用为宜；按医嘱服药，不能随便更换药物和改变剂量。⑩睡眠：睡前 10min 应处于安静状态或听一会轻松优美的音乐；冠心患者床边应备好保健盒。

2. 冠心病患者在日常生活中应注意什么

冠心病患者在日常生活中要尽量避免疾病诱因，禁烟限酒，避免过饱饮食、情绪激动，注意气候变化。注意事项具体归纳如下。

生活中应注意"寒冷、劳累、清晨时段"和"饱餐、饮酒、兴奋"。其原因为：①清晨血压波动明显，血液黏度高，心肌容易缺氧，已有研究表明，清晨冠心病心脏事件发生率明显高于其他时间；②冷刺激易诱发血管收缩反应，加重心肌缺氧；③过度劳累极易诱发心肌梗死、猝死；④饱餐可使血流重新分配，胃肠血流增多，而心脏血流反而减少，心肌容易缺氧；⑤酒精刺激会使心跳加速，心脏兴奋性增加，加重心肌缺氧状态，故注意不要过度饮酒；⑥情绪激动容易造成心肌梗死、心律失常，故避免情绪激动极为重要。

起床时要小心，防止意外发生：①睡醒后在床上躺半分钟；②起床前在床上坐半分钟，下地前两腿垂在床沿再等半分钟。主要原因是如果起床太快，发生突然性体位变化，容易造成直立性低血压，诱发脑缺血等意外事件。目前已有报道，有的冠心病患者由于起床过快而发生心脏事件，甚至出现猝死。

3. 冠心病患者的饮食原则是什么

冠心病患者应选择那些脂肪和胆固醇含量较低，维生素、有益的无机盐、食物纤维与微量元素较多的食物。冠心病患者应当遵守如下饮食原则。

（1）减少脂肪的摄入量。通常脂肪摄入量必须低于总热量的30%，其中饱和脂肪酸要控制在总热量的10%以内，增加不饱和脂肪酸。

（2）减少每日胆固醇的摄入量，使每日胆固醇摄入量不超过300mg。

（3）多吃新鲜水果、蔬菜，如洋葱、绿豆芽、大蒜、扁豆等；多吃豆制品、谷类，尤其是粗粮；食用油以植物油和鱼油为主。

（4）减少蔗糖、葡萄糖等简单糖类的摄入，宜多食用复合糖类或者有降血脂、抗凝血功效的食物。

（5）将热量控制在标准量之内。应将体重控制在标准水平（高于或低于标准体重5kg为正常参考范围），如果超重，则要适量运动，增加体力活动，限制总热量的摄入。

（6）建议少吃富含胆固醇和饱和脂肪酸的肥肉、动物油（如猪油、羊油、鸡油、黄油等）、高脂奶制品、蛋黄和动物内脏等。

（7）降低盐的摄入量。人均每日摄入量应低于6g，冠心病患者应减少到每日5g以下。

（8）少喝酒。每日摄入量不能超过30g，可适量饮茶。

（9）日常饮水时要多饮用经过软化处理的水，如北方在饮水前可将水放置一会儿，使水中的碱性物质能较好地沉淀。

4. 冠心病患者如何控制饮食

冠心病患者要科学控制饮食，不要盲目过度节食，以免增加精神负担，导致营养不良、抵抗力下降等。

控制饮食是指在满足机体需要的情况下，尽可能地减少热量的摄入，而不是指吃得越少越好。每人每天根据不同情况需要的热量不同：轻体力劳动者约为125.6J/kg 体重，中等体力劳动者或者脑力劳动者为 146.5～167.4J/kg 体重，重体力劳动者为 188.4～243.1J/kg 体重。另外，摄入热量还要根据年龄进行修正。资料表明，人体热量需要量最高是在 21～31 岁时，把此值看作 100%，则 51～60 岁时应降到 80%，61～70 岁时应降到 70%，70 岁以后应降到 60%。因此，当人体已经肥胖时，饮食的热量应减少到正常量的 50%～70%。

控制饮食不仅要控制热量的摄入总量，还要合理调整饮食的成分结构，使蛋白质、脂肪、糖类的比例达到平衡。通常情况下摄入的总热量中，13%～15%由蛋白质提供，其中一半应该是动物蛋白；15%～30%由脂肪提供，其中大部分应当是植物性的，植物油中含有较多的不饱和脂肪酸，可以促使脂代谢和凝血系统的正常化；其余50%～60%是由糖类提供的（要限制糖精的摄入）。所以，人类完全可以从低热量的植物性食物中获取所需的维生素、糖类、微量元素、矿物质和电解质。在感到饥饿时，应该多吃水果、蔬菜，以减少热量摄入。同时，还要合理安排餐次，要少食多餐。

5. 冠心病患者的食物选择及饮食方法应注意什么

食物选择对冠心病的防治极为重要，一般将食物分为可随意进食的食物、适当进食的食物、少食或忌食的食物。冠心病患者一般可食用可随意进食的食物，如谷类（粗粮）、豆类（大豆，高尿酸者忌食）、蔬菜（大蒜、白菜）、菌藻类（香菇、海带）、水果、瓜类；可有选择性地少量摄入适当进食的食物，如瘦肉、鱼类、植物油（豆油、花生油）、奶类、鸡蛋（每周 2～3 个）；尽量避免少食或忌食的食物，如动物油（猪油）、肥肉、动物内脏、巧克力、糖等。

食物的选择对冠心病的防治极为重要，但饮食的方法同样重要，应注意如下：

①合理分配早、中、晚各餐，要定时定量就餐，早餐占全日量的 35%～40%，以豆类、牛奶、鸡蛋为主；午餐占全日量的 40%～45%；晚餐占全日量的 20%～25%。②按规律进餐，三餐要"早饭吃好、午饭吃饱、晚饭吃少"，尽量多样化，避免偏食。③进食时细嚼慢咽，要粗细粮搭配，避免挑食和偏食。④避免进食大量富含动物性脂肪和胆固醇的食物，忌长期饮用软水，忌饮用大量富含咖啡因的饮料等，严格限制饮酒。⑤尽量少放糖和盐，少吃甜食。⑥忌暴饮暴食。⑦忌餐后立即饮茶、喝水，以避免其妨碍营养物质的吸收；忌餐后吸烟和剧烈活动；忌餐后立即大便和上床睡觉。⑧少量多餐，但合并糖尿病正进行降糖治疗的患者例外。⑨烹调食物以蒸、煮、焖、拌为主，尽量减少营养物质的丢失，保证低脂饮食，少吃煎、炸、炒食物。

6. 冠心病患者的主食选择应注意什么

科学研究证明，冠心病患者的主食应以下面几种为主。

（1）玉米：性平、味甘甜，有开胃、利尿、利胆、降压的作用；有抗血管硬化的功效，其脂肪中亚油酸含量高达 60% 以上，还有卵磷脂和维生素 E 等，能够降低血清胆固醇，防止高血压、动脉硬化，防止脑细胞衰退。可促进血管舒张，维持心脏的正常功能。

（2）燕麦：富含亚油酸、燕麦胶和可溶性纤维，可以降低血清总胆固醇、甘油三酯等物质，可以消除积累在血管壁上的低密度脂蛋白，防止动脉粥样硬化。

（3）荞麦：含有芦丁、叶绿素、苦味素、荞麦碱及黄酮元素，可以降血脂、降血压，促进和调节心肌，增加冠状动脉的血流量，防止心律失常。

（4）大豆：性平、味甘甜，有健脾养胃、润燥消水的作用。大豆中含有大量皂苷和不饱和脂肪酸，能够降低血中胆固醇水平，防止高脂血症、动脉粥样硬化和冠心病。

（5）甘薯：能提供大量黏多糖和胶原物质，含有丰富的糖类、维生素 C 和胡萝卜素，可以有效维持人体动脉血管的弹性，保持关节腔的润滑，防止肾脏结缔组织萎缩。坚持食用甘薯，可以防止脂肪沉积、动脉硬化等疾病。

（6）绿豆：性寒、味甘甜，有清热解毒、利尿消肿及消暑的作用。常食绿豆能够降低胆固醇、脂肪，减少动脉中粥样斑块，还可防治冠心病、高血压及夏季中暑。

（7）花生：含有大量的氨基酸和不饱和脂肪酸，长期服用能够防止动脉硬化。

7. 冠心病患者应怎样合理搭配早餐

现代人生活节奏快，常不吃早餐或早餐过于简单，而午餐、晚餐时则经常暴饮暴食，导致吸收的热量增多，再加上运动不足，使剩余热量以脂肪的形式储存在体内引起肥胖。

研究证明，不吃早餐者较吃早餐者血液中胆固醇和中性脂肪水平要高33%，这些人较易患胆结石和胆囊炎等疾病。另外，早餐时吸收的热量不容易转化成脂肪存储起来，而晚餐摄取的热量很容易转化成脂肪存储在体内。但并非坚持规律吃早餐就可以防止某些疾病，如果早餐的食物选择不当，同样会影响健康。不健康的早餐包括煎鸡蛋、油饼、油条、汉堡、甜点、高糖饮料等，常吃这样的早餐会引起肥胖或糖尿病、胆固醇水平过高等。

冠心病患者要按时吃早餐，因为清晨血液黏度增加，不吃早餐会加重血液黏度，诱发心脏病和缺血性脑卒中。冠心病患者经过一夜空腹后，血小板活性增加，血液黏度增加，血流缓慢，冠状动脉血流量减少，尤其是患有动脉硬化和心血管疾病者，在血液黏度增加、血流缓慢的情况下，很容易形成血栓，阻塞冠状动脉引发心脏病，阻塞脑血管引起缺血性脑卒中。吃早餐可使这种危险性降低，因为餐后血液中促血栓形成物质会相对减少，血液黏度下降。由此可见，吃早餐既是营养上的需要，又是预防心脏病发作和缺血性脑卒中的有效措施。

早餐搭配要合理，应含有适当比例的糖类、蛋白质、脂肪及适量维生素和矿物质，以保证进食后血糖继续维持在较理想的水平。高质量的早餐包括谷类、乳类、肉类、蔬果类。

8. 冠心病患者的营养配餐及食谱举例

由于冠心病发病与饮食密切相关，故合理的饮食可以起到重要的冠心病防治作用。成年冠心病患者可参照以下原则进行营养配餐。

（1）适宜的食物：每日可食牛奶或酸奶260g左右，绿色蔬菜360g，水果140g，豆制品 100g，鱼肉 90～140g 或瘦肉 100g，主食 200～300g，鸡蛋每周 2～4 个，海带、紫菜 20g。另外，可以多吃含黄酮类的食物，如洋葱、西红柿、绿叶菜、苹果、山楂等。

（2）餐饮和餐量：提倡少食多餐，最好每日 3～5 次，注意不要过饱，因为饱餐和高脂肪餐会使血液黏度增加，诱发急性心肌梗死。要以清淡、易消化的食物为主，适当采取蒸、煮、拌、炖、炒等少油的烹调方法。

常用食谱举例如下。

例 1

早餐：牛奶 190g，大米粥 25g，馒头 40g，拌白豆腐干芹菜适量。

午餐：大米饭 150g，清蒸鱼、香菇炒小白菜、西红柿豆腐汤适量。

晚餐：小米粥 25g，馒头 90g，炒牛肉丝葱头、炒绿豆芽青蒜适量。

例 2

早餐：牛奶 180g，小米粥 25g，麻酱花卷 50g，拌煮黄豆黄瓜少许。

午餐：蒸发糕（玉米面 50g 和标准面粉 50g 混合制成）90g，炒鸡丝 50g，豆腐汤 90g。

晚餐：大米饭 110g，精肉末 25g，炖香菇白菜丝 100g，炒土豆丝少许。

例 3

早餐：牛奶 90g，八宝粥 30g，拌青豆些许。

午餐：炒木耳适量，杂面窝头 2 个，鲫鱼豆腐汤适量。

晚餐：拌香菇青椒丝 80g，小米粥 50g，紫菜汤适量。

9. 急性心肌梗死患者的饮食有哪些特殊性

急性心肌梗死患者属于冠心病高危人群，饮食方式对疾病的转归极为重要，故其饮食具有一些特殊性。①为了减轻心脏负担，一般采用低热量饮食：发病初期，每日摄入的热量应为 2093.5～3349.6kJ，补液量以 1000～1500ml 为宜。②要少食多餐，避免过饱，晚餐要尽量少吃。③适量补充蛋白质，选择膳食要注意平衡、清淡和富有营养的原则，尽量保证心肌有足够营养供给。④避免过冷、过热、刺激性食物，不饮浓茶、咖啡等，以免引起胃肠不适和精神兴奋等。⑤注意保持电解质平衡，尤其是钠、钾离子的平衡，要注意适当补充镁盐，防止心律失常和心力衰竭。⑥对于并发左心衰竭的患者,要适当限制盐类,每日盐摄入量以 2～5g 为宜;对于重度或难治性心力衰竭患者,盐摄入量应控制在每日 1g。⑦在发病开始的 1～2 天,一般给予少量流质食物,每日 6～7 次,每次 100～150ml,待病情稳定后改为半流质或普通饮食,注意补充适量的水果、蔬菜,防止便秘。

10. 冠心病患者怎样才能做到低脂低盐饮食

目前认为,冠心病患者均应低脂低盐饮食,要严格限制动物内脏、肥肉、鱼籽、蟹黄等饱和脂肪和胆固醇含量高的食物摄入,但可适当食用瘦肉、鱼类和奶类等低胆固醇食物,每日胆固醇摄入量控制在 300mg 以下。值得注意的是,鸡蛋中所含胆固醇主要在蛋黄中,每只鸡蛋约含 250mg 胆固醇;适当食用鸡蛋,比如每天 1 个,并不会增加心血管疾病风险,事实上适量吃鸡蛋对身体有益,但不宜多吃。对于反式脂肪酸含量较丰富的食物,如人造黄油、起酥类食物,应尽量少吃,因为这些食物有明显增加高脂血症风险的作用。冠心病患者可适量摄入海鱼、鱼油类食物,这些食物富含 n-3 多不饱和脂肪酸,具有保护血管内皮细胞、减少脂质沉积等功能。

冠心病患者应以低盐饮食为主,以防心力衰竭的加重和血压的升高,一般每日摄入量不超过 6g。要做到低盐饮食,一般应注意以下几点:①烹调食物中少放盐(普通啤酒盖去掉胶垫后一瓶盖食盐约为 6g)。②注意食物中看不见的“盐”,在常见食物中,谷类、瓜类、水果含钠较少;而动物性食物含钠较多;有些调味品、熟食、半熟食、饮料等含盐量较高,在选用时要注意。③注意了解常用增味剂中盐的含量,做到心中有数,注意控制。

11. 五谷杂粮对冠心病的防治有何价值

五谷杂粮主要为谷类和豆类,均是我国人群最常食用的食物,其特点分别如下。①谷类:是我国居民的主食,其中约 3/4 的热量由谷类供应,包括糯米、粳米、玉米、大麦、小麦、燕麦、高粱等。谷类食物的主要成分为淀粉,其次是一定量的蛋白质、维生素和铁、铜、铬、锌等微量元素,谷类食物中的蛋白质是人体蛋白质的重要来源。由于各种谷类蛋白质所含的氨基酸不完全相同,为了保持体内氨基酸平衡,提高蛋白质利用率,应提倡各种谷类搭配食用。②豆类:可以供应优质蛋白质，是防治高脂血症和冠心病的健康食物，主要包括大豆、黑豆、绿豆和赤豆等。豆类蛋白质含量如下：每100g大豆中含蛋白质40g；每100g绿豆、赤豆中也可含20g～25g蛋白质。此外，大豆中还含有16%～20%的脂肪，其中主要为不饱和脂肪酸。大豆中所含皂草苷可以降低血胆固醇，对于高血压、糖尿病、冠心病和高脂血症的治疗都有一定的重要作用。单从营养价值上评估，豆制品如豆浆、豆奶等的营养价值与牛奶接近。

12. 蔬菜、水果对冠心病的防治有何价值

　　蔬菜对于冠心病的防治价值主要在于其含有人体所必需的多种物质，如矿物质、微量元素、维生素、纤维素、糖类、蛋白质等，这些均是冠心病患者体内尤其是心肌细胞不可缺少的物质，目前认为对冠心病防治有重要价值的蔬菜有西红柿、胡萝卜、大蒜、芹菜、洋葱、芦笋、香菇、木耳、姜等。通常认为冠心病患者应多吃蔬菜，但并不主张完全素食，主要是由于纯素食易导致某些必需氨基酸、维生素和微量元素的缺乏，而这些物质对于心肌和其他重要器官具有重要的营养价值，如果缺乏势必造成不利的影响。

　　水果和蔬菜类似，有其独特的营养价值，但水果较蔬菜维生素C含量丰富，此外，山楂、樱桃、菠萝等红黄色水果还富含胡萝卜素，鲜果和干果也是钙、磷、镁、铜、铁、锰等矿物质的良好来源，这些均对冠心病患者极为有利。目前认为，水果属于低能量高纤维食物，冠心病患者可以适当多吃一些，不必过于严格限制。根据季节和地区不同，冠心病患者可以经常选用山楂、西瓜、苹果、香蕉、猕猴桃等。

13. 冠心病患者可经常选用的蔬菜、水果有哪些特性

　　蔬菜和水果对于冠心病患者是必需的，既可以防止过多脂肪的摄入，又能补充大量的维生素、各种矿物质及微量元素。冠心病患者常用的蔬菜和水果特性如下。

　　（1）白菜：性微寒、味甘，能够防治动脉粥样硬化、心血管疾病、便秘等，还可以除烦解毒、通利肠胃。

（2）胡萝卜：性微温、味甘，能预防动脉粥样硬化及血栓，增加冠状动脉血流量，降低血脂，促进肾上腺素的合成，预防冠心病、高血压病等。

（3）茄子：富含维生素 P，能降低胆固醇，防止小血管出血，增强毛细血管弹性和促进细胞新陈代谢。能够预防高血压病、动脉粥样硬化等心脑血管疾病。

（4）洋葱：富含大量类黄酮和二烯丙基二硫化合物，可以增加纤维溶解酶的活性，促进已经凝结的血块溶解，并能够降血脂，防止动脉粥样硬化，预防心肌梗死。此外，它所含有的前列腺素 A 可以加快冠状动脉血流量，扩张冠状动脉和外周血管，降低血液黏度。

（5）苹果：味酸甜，有解暑、开胃的作用。苹果中还富含多种降血脂、抑制血小板聚集、防止动脉硬化、降低血管栓塞倾向的物质，可以防止因心肌缺血、缺氧而引起的心力衰竭，可以软化血管，使血管畅通，能够预防冠心病、动脉粥样硬化、心肌梗死等。

（6）香蕉：味甘甜，具有清肠、消炎、降压的功效。香蕉可以防止人体内胆固醇的聚积，有效降低血压，保持血管畅通，可以预防冠心病、原发性高血压等。

（7）柑橘：含有丰富的维生素 C、维生素 P，味酸甜，能开胃顺气、生津止渴，还可以降血脂、降血压、防止胆固醇在人体内沉积。此外，其还对心血管起到很好的保护作用，可以预防冠心病、高血压病等。

（8）葡萄：富含大量类黄酮，能有效预防动脉阻塞，缓解冠心病、高血压病等症状。据研究表明，平均每日摄取含 30g 类黄酮食物的冠心病患者，死亡率可以降低。

（9）西瓜：味甜、性凉，具有生津止渴、消暑、利尿、降压的作用。

14. 硬果类食物对冠心病的防治有何价值

冠心病患者经常食用的硬果类食物包括瓜子、花生、核桃、杏仁、榛子等，其营养价值与豆类相似，特点为不仅含有较高含量的蛋白质和脂肪，还含有较高的维生素 E，这些物质都对冠心病的防治极为有益。目前较为肯定的对冠心病防治有一定作用的硬果类食物包括花生、核桃、松子、榛子等。

15. 牛奶对冠心病的防治有何价值

牛奶是冠心病患者常食用的食物,每 100ml 牛奶中约含有 3.3g 蛋白质、130mg 钙、13mg 胆固醇等,且牛奶含有较多的优质蛋白,这些优质蛋白中包含各种必需氨基酸(包括蛋氨酸在内的人体不能合成的 8 种必需氨基酸),其生物利用率和营养价值均很高。牛奶中的蛋白质具有消除血液中过量的钠的作用,故能降低血压,防止动脉粥样硬化的发生和发展;牛奶中的乳酸钾具有抑制胆固醇合成的作用;此外,牛奶还含有丰富的钙质和胆碱,具有减少胆固醇从肠道吸收、促进胆固醇排泄的作用,钙还具有保护心脏的作用。

值得一提的是,牛奶经过发酵处理后形成酸奶,后者不仅保持了原奶的营养素,而且其胆固醇含量更低,如每 100g 酸奶中仅含 12mg 胆固醇。酸奶的主要优点是含有较多的乳酸钾,可以抑制胆固醇的生物合成,故冠心病患者长期饮用酸奶对机体极为有利。

16. 蛋类对冠心病的防治有何价值

蛋类是人类最常食用的食物,其富含脂肪和蛋白质。鸡蛋中所含蛋白质氨基酸组成与人体蛋白质氨基酸组成较接近,而蛋黄中除含有多种脂肪酸、卵磷脂外,还含有丰富的维生素 A、维生素 B_1、维生素 B_2 和烟酸。目前认为适当进食鸡蛋对冠心病有益,但由于蛋黄中含有较多的胆固醇,伴高胆固醇血症的冠心病患者应适当控制鸡蛋摄入量。故目前认为,冠心病患者可以适当食用鸡蛋,但要控制量,一般以每日 1 个鸡蛋为宜,也可仅吃蛋白而不吃蛋黄,对于伴高脂血症的冠心病患者,要尽量少吃或不吃鸡蛋,或仅吃蛋白,避免蛋黄。

17. 肉类对冠心病的防治有何价值? 患者应如何选用

目前,人们食用的肉类主要包括家禽肉和家畜肉。肉类的食用价值在于它能为人体提供优质的蛋白质、脂肪、矿物质和维生素,是人类的主要副食品之一。但对冠心病患者而言:①瘦肉是蛋白质的良好来源,属于完全蛋白,易为人体消化吸收和利用，并且瘦肉中含有较多的矿物质和 B 族维生素，故摄取一定量的瘦肉对冠心病患者有益；②而肥肉属于高脂肪、高热量食物，冠心病患者应少食用；③动物的内脏也含有较多的胆固醇，故高脂血症患者应严格控制。一般而言，冠心病患者的肉类选择如下：牛肉优于猪肉，家禽肉优于家畜肉，仔禽优于老禽，兔肉优于牛肉和猪肉，鱼肉优于家禽肉。

适合冠心病患者的肉类常有以下几种。

（1）鸡肉：所含脂肪几乎均为不饱和脂肪酸，是老年人和心血管疾病患者较为理想的蛋白食品。鸡肉性平、味甘咸，具有补益五脏、补精充髓的作用。此外，鸡肉对于水肿、产后乳少、消渴、病后虚弱等都有很好的效果。

（2）泥鳅：脂肪含量较少，胆固醇含量低，且含有一种称为十六碳烯酸的物质，有助于人体抗衰老。还可以补益脾胃、祛湿，可用于防治高血压病、贫血等疾病。儿童多吃可有助于生长发育，老年人多吃则可减缓衰老。

（3）鲫鱼：性平、味甘，具有补脾健胃、通乳利湿的功效。鲫鱼是高蛋白、低脂肪食物，有助于高血压病、冠心病、脑血管病患者的治疗。

（4）鲤鱼：富含不饱和脂肪酸，具有降低胆固醇的作用。因其性平、味甘，有下气通乳、消肿的功效，可用于防治冠心病、高脂血症。

（5）带鱼：含有多种不饱和脂肪酸，具有降压、降低胆固醇，以及补虚、暖胃、润肤的作用。

（6）甲鱼：其脂肪中富含不饱和脂肪酸，具有减少胆固醇沉积、防治动脉粥样硬化的作用。另外，甲鱼性平、味甘，有益气补虚、补肾健骨、滋阴凉血、软坚散结的功效。

（7）兔肉：富含卵磷脂，但胆固醇含量低，可用于防治动脉粥样硬化及冠心病。另外，因卵磷脂有抑制体内血小板凝聚的功效，可以有效预防血栓的形成。

（8）海参：含有高蛋白、低脂肪，而且不含胆固醇，对于防治冠心病、动脉粥样硬化、糖尿病、心绞痛等有明显的功效。此外，海参还具有补肾养精的功效，可用于缓解阳萎遗精、肠燥便秘、身体虚弱等症状。

18. 冠心病患者应该怎样选择海产品类食物

海产品类食物种类繁多，主要包括鱼、虾、蟹、软体动物和贝壳类等，其特点为味道鲜美、营养丰富，如鱼的脂肪和肝脏富含维生素 A 和维生素 D；牡蛎等贝壳类食物富含铜和锌；海鱼的碘和氟含量丰富。研究表明，鱼类食物可降低血压，每日平均食 30g，可使冠心病的死亡率降低约 50%。一般鱼类（包括海鱼和河鱼）胆固醇的含量都不会很高，鱼类的脂肪酸碳链很长（有 20～22 个碳原子），并且不饱和程度很高（含 5～6 个双键），故具有一定的降胆固醇作用（食用鱼油降低胆固醇有效率为 66%，降甘油三酯有效率为 74%）。

另外，海产品类食物还包括海藻类，如海带、昆布、紫菜等一大类海生植物，富含蛋白质、维生素和矿物质，这些物质对于维持营养均衡和防治冠心病有重要作用，目前市场上很多海藻类药物如藻酸双酯钠具有明显的降低血胆固醇和抗凝血作用。有资料表明，日本人冠心病发病率偏低的原因之一就可能与其食用海产品较多有关。

19. 饮茶可防治冠心病吗

众多研究表明，茶叶对防治冠心病有很好的效果。茶叶有抗凝血和促纤维蛋白溶解的功效。茶中含有的茶多酚可改善微血管壁的渗透性，能有效增强心肌和血管壁的弹性及抵抗能力，还可降低血液中的中性脂肪和胆固醇。维生素 C 和维生素 P 也具有改善微血管功能和促进胆固醇排出的作用。而茶叶中的咖啡因和茶碱则可直接兴奋心脏，扩张冠状动脉，改善冠状动脉血流，提高心脏功能。研究发现，饮茶与降低冠心病发病率密切相关。不饮茶的人群冠心病发病率为 3.1%，偶尔饮茶的为 2.3%，常饮茶的（饮茶 3 年以上）为 1.4%。由此可知，常饮茶对预防冠心病确有益处。

茶叶中虽含有咖啡碱，但与饮用咖啡或纯咖啡碱是完全不同的。饮用咖啡和纯咖啡碱会升高血脂，易引起动脉粥样硬化；而饮茶不仅不会升高血脂，反而能够降低血脂，减少动脉粥样硬化与冠心病的发生，这是茶叶中含有的多种成分综合作用的结果。

20. 冠心病患者如何饮茶

茶叶中含有茶碱、鞣酸、茶多酚、氨基酸、维生素和少量咖啡因等，其中茶碱能兴奋呼吸和心血管中枢，使呼吸加深、心肌收缩力加强、冠状动脉扩张；能降低血清胆固醇浓度，改善胆固醇与磷脂的比例，减轻动脉粥样硬化，增加毛细血管壁弹性，并可抗凝血和促进纤维蛋白溶解，同时还有利尿作用。鞣酸有消炎、解毒、抗菌等作用。茶多酚、维生素、氨基酸等对冠心病患者也有益处。因此，茶成为冠心病患者最适宜的饮料之一。由于冠心病患者的血管和心脏功能已发生障碍，所以其饮茶时应注意以下几点：①茶宜清淡，不可太浓。因为茶能增加心室的收缩，加快心率，过浓会使这种作用加剧，使患者心跳加快，出现胸闷、心悸、气短等异常现象，严重者甚至造成危险的后果。②临睡前最好不要饮茶。茶中所含咖啡因有兴奋大脑皮质的功效，为保证休息，冠心病患者睡前最好不要饮茶。③饮茶量和品种应根据体质、饮后感受等进行适当调整。就茶的品种和性能而言，绿茶未经发酵，各种天然有效成分含量较多，对人体产生的各种作用也最强；青茶和花茶属于半发酵，红茶为全发酵，效果较弱。究竟选用哪种茶，除考虑平时嗜好外，还应根据饮后感受及其对病情的影响进行选择。

除茶外，其他常见的饮料如可乐和咖啡最好不饮或少饮。大量饮用可乐可产生中毒症状，出现躁动不安、呼吸急促、肌肉震颤、心动过速等，甚至诱发心绞痛、心律失常等；咖啡可以增加体重、升高血糖，并使血胆固醇中各成分比例失调，对冠心病和心肌梗死患者均极为不利。

21. 如何看待冠心病患者饮酒

目前，对于冠心病患者饮酒的利弊尚无统一意见，有人认为饮酒对健康有利，也有人认为饮酒会使血管扩张、心跳加快、心肌耗氧量增加，加重心肌缺血，笔者认为饮酒对于人体的利弊，除个体差异外，关键在于饮酒的量。

大量饮酒会增加心脏和肝脏负担，酒精能直接损害心肌，造成心肌能量代谢障碍；抑制脂蛋白脂肪酶，促使肝脏合成前 β 脂蛋白，血中 β 脂蛋白（主要含胆固醇）消失减慢，甘油三酯水平上升，促进动脉粥样硬化。但持续少量饮酒可使血中 HDL 增加，并有降血脂的功效，可保护心血管系统，抑制动脉粥样硬化形成；少量饮酒还可以活血提神，有防止心绞痛发生的作用，对冠心病患者是有利的。有研究表明，少量饮酒者心肌梗死发生率较不饮酒者低 40%。冠心病患者在饮酒时要注意：饮低度酒如葡萄酒、黄酒等，不要饮烈性酒如高度白酒；饮酒次数要少，要控制饮酒的量；空腹及烦闷、烦恼、激动时，心肌梗死急性期或心绞痛发作期间避免饮酒。

22. 饮酒对冠心病风险的影响存在性别差异吗

丹麦研究人员发表在 *The BMJ* 上的一项研究提示，饮酒对冠心病风险的影响存在性别差异。对于年龄较大的女性，饮酒量对冠心病的影响比饮酒频率更大，然而对于男性情况正相反。

这项研究纳入了 28 448 例女性和 25 052 例男性受试者，受试者年龄在 50～65 岁，他们在 20 世纪 90 年代参加了丹麦的饮食、癌症和健康研究，在研究开始时所有受试者均没有心血管疾病。饮食调查显示，女性每周饮酒的中位数为 5.5 次，而男性达 11.3 次。

汇总两个注册地的数据发现，截至 2002 年 1 月，中位随访 5.7 年间，女性受试者发生了 749 次冠心病事件，男性发生了 1283 次冠心病事件。研究人员承认，其中一个注册地所用的数据只更新到 2000 年，因此在研究的最后两年一些致死性事件失访。

数据分析显示，每周至少有一天饮酒的女性发生冠心病的风险低于那些饮酒频率更低的女性，但是，每周多次饮酒对冠心病风险影响不大。与之不同的是，男性饮酒频率与冠心病风险呈负相关，与饮酒频率较低的男性相比，每日饮酒的男性冠心病风险最低。

除了这些结果，研究人员警告说，大量饮酒的有害作用远远超过了其益处，这可能局限于中年或老年人群中。他们警告：大量饮酒与许多疾病或意外呈正相关，如肝病、癌症和车祸，酗酒人群的总死亡率也高于少量饮酒者。因此，在作出公共卫生建议时，应该考虑这种情况下饮酒和冠心病之间的负相关性。

23. 冠心病患者为什么要戒烟？可通过哪些方式戒烟

吸烟是冠心病的主要危险因素之一，其不仅仅是一种习惯，更是一种慢性、成瘾性疾病。资料显示，一支卷烟产生的烟雾中含有焦油 40mg、尼古丁 3mg、一氧化碳 30mg。这几种物质对人体危害均极大，其中尼古丁可直接刺激心血管中枢，促进肾上腺素和去甲肾上腺素释放，血管对尼古丁的敏感性提高，更易引起血管痉挛、血压剧增、冠状动脉痉挛，导致心绞痛发作；一氧化碳可直接损伤血管内皮细胞，使血中胆固醇水平增高，HDL 水平下降，加重冠心病病情。对于伴有肺部慢性疾病的老年人，吸烟会使其呼吸道分泌物增加，抵抗力下降，易被感染，通气功能更加低下，低氧状态加剧，引起心肌缺氧。而戒烟可使血中 LDL 水平下降，HDL 水平升高，脂代谢紊乱趋于均衡，对阻止动脉粥样硬化持续发展、防止冠心病发作有良好效果。临床调查表明，戒烟后心肌梗死率、冠心病猝死率、脑血管意外发生率明显降低。

冠心病患者可通过以下方式戒烟：①注意力转移，多和别人交流；②采用逐日减量法，逐渐减少吸烟量，直至完全戒除；③采用厌恶控制法，从心理上厌倦吸烟；④服用戒烟药、糖、茶、贴片等，或服用中草药地龙、鱼腥草、远志等，帮助戒烟；⑤采用针刺或按压内关、合谷等穴位，协助戒烟。

24. 冠心病患者便秘的危害如何

大便次数减少且大便干燥坚硬、排出困难称为便秘。便秘对冠心病患者极为不利：大便在肠道内滞留的时间过久会产生大量组胺，后者吸收进入体内可引起头痛；过度用力排便易使腹压增高，造成动、静脉内压力增高，心脏负荷加重，导致心肌缺血加剧、心肌梗死或心律失常，严重者可致猝死；用力排便可诱发脑血管破裂，造成脑出血等；用力排便还可使长期卧床并发静脉血栓的冠心病患者体内栓子脱落，造成肺栓塞；大便干结难解还可引起腹胀、腹痛、烦躁不安等症状，从而加重心脏负荷，诱发心绞痛、心肌梗死、动脉瘤或室壁瘤的破裂等。

冠心病尤其是急性心肌梗死患者由于长期卧床，消化功能减退，进食减少，经常使用哌替啶（度冷丁）、吗啡等止痛剂，使其胃肠道功能受到抑制，因而出现便秘症状，所以冠心病患者应合理饮食、适当运动，必要时采用药物治疗。

25. 冠心病患者应如何安排睡眠

足量、有效的睡眠对于冠心病的防治也极为重要，除睡眠量外，更重要的是保证睡眠质量。

（1）安排合理的睡眠时间：睡眠时间因人而异，根据其习惯不同而定，大多数主张早睡早起，一般为晚上 9～10 点入睡，早晨 5～6 点起床，午饭后可午睡 1～2h。

（2）安排正确的睡眠姿势：一般主张右侧卧睡，以避免压迫心脏（左侧卧睡可压迫心脏和胃部）；仰卧时不要将手放至胸部，以免引起噩梦。睡眠时可采取头高脚低位（床头比床尾高 20～25cm），这样可以减少回心血量，降低中心静脉压和肺动脉舒张压，减少卧位型心绞痛的发生。

（3）安排合适的睡眠环境：要注意室内空气清洁，严禁室内吸烟。

（4）避免睡前喝浓茶、咖啡等刺激性饮料，以防影响睡眠；对于失眠患者，晚饭避免过饱、过咸，避免睡前大量饮水，导致夜尿过多。

（5）睡前可适当看些图书和健康的电视连续剧等，但时间不可过长，防止造成神经兴奋影响睡眠；出现烦躁和焦虑时，可适当服用镇静药物助眠。

26. 冠心病患者如何进行洗浴

通常来讲，冠心病患者可以进行洗浴，洗浴时应将水温控制在 25～40℃，不要进行温度过高的热水浴、蒸汽浴或桑拿浴等。同时还要注意：①洗浴要在服药后、病情稳定时进行。②严禁饱餐后洗浴。③洗浴前后注意保暖，水温不能过高；禁冷水浴，防止心绞痛发作。④注意浴室的通气和湿度。⑤洗浴时最好有人陪同，防止意外发生。

27. 冠心病患者为什么要坚持运动

众所周知，适当的运动对身体健康是非常有益的。对于冠心病患者来说，运动更是恢复健康的最佳方法，运动配合药物能对患者的身体康复起到良好的效果。长期坚持体育锻炼能够加强心脏功能，使血管更有弹性，还能增加心肌的厚度，以及冠状动脉的血流量。经常锻炼的人，心肌收缩能力增强而心肌耗氧量并不增加，所以心脏的跳动会变得有力。适量的体育运动还能够增强人的心肺功能，减少冠心病发作的机会。有关研究证实，运动可以引起心脏细微结构的改变，运动后心肌毛细血管密度加大，冠状动脉微血管扩张，有利于患者康复。随着人们生活水平的提高，肥胖人群逐渐增多，而这也是冠心病的重要诱发因素之一。据调查，肥胖人群中因心血管疾病致死的人数较正常体重患者多了62%。运动的益处主要表现在以下方面。

（1）运动能够扩张冠状动脉，增加侧支循环，改善心肌功能。

（2）运动能够提高心肌对缺氧的耐力，增加心排血量，使全身重要器官的供血、供氧量增加。

（3）运动能够降低血脂，加强血液中抗凝系统的活性，对防止血栓形成和心肌梗死有重要作用。

（4）运动有助于减肥。

（5）运动可减轻精神压力，提高冠心病患者的生活情趣，对冠心病患者的身心健康有益处。

28. 冠心病患者的运动原则及注意事项是什么

冠心病患者能够通过运动适当提高自身免疫力，恢复身体功能。有氧运动可以改善血流动力效果，扩大心室舒张容积。制定科学合理的运动计划对于冠心病患者的康复是非常有利的。冠心病患者要遵循循序渐进的原则，逐渐增加运动量，控制好运动强度，不要做过于剧烈的运动，要按照科学原则选择适合自己的运动方法。

（1）冠心病患者的运动原则包括以下几点。

1）运动类型：冠心病患者不能做较大强度的运动，要根据自己的年龄和病情选择正确的运动。刚开始时，应选择比较缓慢的运动，如散步、慢跑等低强度的有氧运动类型，持续进行这类有氧运动能够增加心肌的供氧量，提高心、肺功能。

2）运动强度及频率：临床实践显示，发生过心绞痛的患者运动时的最高心率要控制在110次/分以内；40岁以上的冠心病患者运动时的最高心率最好不要超过120次/分。运动频率也要合理，每周运动3～4次，每次半小时即可。

3）选择正确的运动时间：因为上午6点至10点是冠心病患者发病的危险期，所以运动最好选择其他时间。下午比较适宜冠心患者做户外运动。

4）因人而异：不同患者的个人体质有所差别，要根据患者的自身情况制订运动计划。按照其年龄、身体素质和爱好来决定运动的内容和强度。

5）随时检查身体状况：冠心病患者运动前，应与医生沟通，经医生同意后才能够进行相关运动。运动中如出现胸闷、心绞痛等症状，应立即停止活动，请求医生帮助。

（2）冠心病患者运动时应注意下列几点：

1）运动前先确定能否参加运动和体育锻炼，以及可进行何种强度的运动等。轻症患者可进行自我评估，可以连续下蹲 10～20 次或原地慢跑 15s，若无不适症状，则可进行相关运动；相对重症的患者可请医师评估。

2）由于早晨交感神经张力较高，易使冠状动脉张力增加，发生心绞痛、心肌梗死、猝死等心血管意外事件，故冠心病患者最佳运动时间应选择在下午，最好不要饭后立即进行，一般在饭后 1～2h 开始。

3）要注意避免剧烈的竞技性体育运动；禁止洗冷水浴，不要在活动后立即洗热水浴；严禁在无人监护区进行游泳等危险性运动；做深呼吸和屏气动作时要慎重。

4）在运动前应做半小时准备工作，在运动后应有 15min 的放松缓冲时刻。运动时要注意自我感觉，如果出现胸痛、胸闷、心慌、呼吸困难、冒冷汗、头晕、恶心等，应立即停止运动，必要时到医院诊治。

5）运动应坚持持之以恒、循序渐进的原则。

6）注意运动时携带急救药品、必要的救生卡（说明姓名、年龄、联系电话、疾病名和用药方法等）。

7）下列病情严重者应严格限制运动量：①急性心肌梗死、重度心力衰竭、频发严重心绞痛、有室性心动过速等严重心律失常病史的患者；②糖尿病尚未良好控制者；③有传导阻滞、置入起搏器、服用洋地黄类药物、高血压未很好控制者。

心肌梗死患者待病情稳定并出院后，可先由室内活动发展为室外活动，随着体力的逐渐恢复逐步发展到一般性室外活动。但应该充分认识到，心肌梗死是一种严重且易受各种危险因素影响的病症，在一定条件下极易再发，为了防止心肌梗死再发，患者应平时常服并随身必备硝酸甘油等药，其单独外出时还要佩戴标志显著的应急性保健卡片（卡片要随身携带，放在明显的位置），说明病情和随身的必备药物及联系人等，以备不测。

29. 什么是有氧运动、乏氧运动？冠心病患者应如何选择

　　有氧运动又称动态运动，表现为不同的肌群交替收缩和舒张，使肌肉的张力不变而长度有变化，如步行、游泳、骑车、跑步、爬山、打太极拳和打球等。无氧运动又称静态运动，表现为肌肉持续收缩，肌肉的长度不变而张力增加，如举重、拔河等。冠心病患者宜进行适量的有氧运动，其运动量包括每次运动持续时间和运动强度两方面，一般认为冠心病患者的运动时间应以 30～50min 为宜。冠心病患者要掌握运动量，一般主张运动强度达到最快心率的70%左右为宜，即（200－年龄）×70%=运动应该达到的心率。老年患者运动强度最低值不宜低于最快心率的 50%。身体素质差者，可按运动强度小、时间长的原则进行。在运动前要进行数分钟的准备放松活动，再逐渐加大运动量，使心率逐渐适应运动变化，尽量避免剧烈运动。

30. 为何提倡冠心病患者以散步作为主要运动方式？其应如何散步

　　一般来讲，冠心病患者应选择运动量适中、简单易行的方式进行运动，其中散步是冠心病患者最为适合的运动方式。除急性心肌梗死急性期、严重未能控制的心力衰竭患者需要绝对卧床休息外，绝大多数冠心病患者都可进行散步活动。有研究显示，长期坚持每日 20min 以上散步活动的患者，其心电图心肌缺血性异常改变的发生率较不散步者少 1/3。散步对于冠心病防治的益处在于：①促进全身血液循环，尤其是冠状动脉的血液循环，同时使心肌收缩力增强、心排血量增加；②能使身体产生一种低频、适度的振动，这种振动可使血流加速、血管张力增加，同时可降低 LOL，提高 HDL，有利于防治动脉粥样硬化；③可促进机体新陈代谢，增加机体的能量消耗，减低肥胖患者体重；④消除精神疲劳和情绪紧张；⑤帮助消化，防治便秘。

　　冠心病患者散步时应该：①选择清晨或傍晚时段和空气新鲜、环境优美的地方进行。②散步的时间和距离应因人而定，一般每日散步 30～60min。③最好匀速行进，不要时快时慢。④散步中可根据具体情况适当休息 1～2 次，每次 3～5min。⑤散步前要做好准备工作，衣服不宜穿得太多，冬天应注意保暖，鞋袜要舒适，

情绪要放松；散步时要随身携带急救药。⑥最好在散步前和散步结束后的即刻、3min、5min 各数脉搏数，及时调整运动量。除散步外，慢跑对冠心病的防治也有益处，可加速冠状动脉循环，减少冠心病心脏事件的发生，不利之处是跑步是一种体力消耗较大的运动，对于老年冠心病患者或体质较差的患者可能不利，应当注意。

31. 如何掌握正确的运动方法

掌握正确的运动方法对冠心病的防治十分重要，冠心病患者要从实际出发，掌握运动规律，量力而行，不能忽视自己的病情和基本的身体条件，否则将会产生危险的后果。运动应注意以下几点。

（1）准备活动：患者在运动之前处于休息状态，冠状动脉没有充分扩张，应抽出 15min 左右的时间活动身体各个部位，如颈部、腰部、手、脚等，使全身各部位预先进入运动状态，也让体内各个器官有一段适应的时间。

（2）运动过后不要马上休息：因为运动时全身的器官都处于紧张状态，如果立即停止运动，会导致非常严重的后果。在结束运动之前，需逐渐减小运动量，让血液流动逐渐缓慢后再停止运动。

（3）适量运动、循序渐进：运动初期不要立即从事比较剧烈的活动，要循序渐进，不要急于求成。运动初期适合慢走、散步等舒缓的运动方式，并制订计划，按阶段练习，逐渐增加运动量和运动时间。刚开始运动时，脉搏最好控制在 100 次/分，之后可逐渐加快，但最快也不要超过 120 次/分。在运动时间方面，开始应为 15min 左右，之后可增加到 0.5～1h。运动频率开始最好为每周 3 次，然后逐步增加。

（4）坚持运动：运动康复往往短期内效果不明显，需要持之以恒方能显示其康复效果。

32. 如何判断不同类型冠心病患者的运动量

冠心病患者的运动量要根据其年龄、体质等决定：①急性心肌梗死患者急性期应严格限制运动量。②合并心力衰竭、心律失常的冠心病患者，如果有明显的心悸、乏力、胸闷、气促等症状，其活动量宜小，以活动后不加重现在的症状为宜，如果心力衰竭明显，应适当地限制其活动。③心绞痛或隐匿型冠心病患者可适当增加活动强度和次数，坚持持之以恒、循序渐进的原则，酌情选择散步、慢跑、骑自行车、打球、打太极拳、广播体操等项目。心绞痛发作期内及心肌梗死半年内的患者，不宜做剧烈运动。

33. 为什么冠心病患者不宜屏气和深呼吸

通常情况下，人体进行屏气（深吸气后紧闭声门用力呼气）动作可使血压产生如下双向性变化：屏气使胸腔内压增高，血压上升；也可因回心血量和心排血量减少，血压随之下降，反射性引起心率加快；当屏气完毕后，用力长呼气，可使胸腔内压下降，血压继续下降至原来水平以下。故冠心病患者应避免进行屏气动作，如提重物、用力解大便、举重、俯卧撑。

冠心病患者也不宜进行深呼吸动作，深呼吸不能缓解心绞痛症状，对冠心病患者有害无益。深呼吸可造成体内含氧量增加，二氧化碳含量降低，干扰体内氧与二氧化碳的平衡，导致患者生理功能紊乱，使酸性物质含量减少和碱性物质含量相对增加，形成碱中毒；此外，深呼吸还可造成冠状动脉痉挛、支气管痉挛等，故冠心病患者不宜深呼吸。

34. 户外活动时气候变化会对冠心病患者身体造成哪些影响

冠心病患者进行户外体育运动时，必须注意气候条件变化对身体和疾病的影响。冠心病患者体质大多较差，对各种致病因素抵抗力较弱，对气候条件变化敏感。天气特别寒冷时，冠心病患者不宜进行户外运动，尤其是体质弱、病情较重及年龄较大者。而体质较好、有一定耐寒力的轻症患者，可以适当接触寒冷刺激，但应以不感到明显不适、不致引起感冒为前提。除寒冷因素外，刮风、炎热、干燥、阴雨及温差过大等气候变化（中医学将其概括为"六淫"——风、寒、暑、湿、燥、火），对冠心病患者也是不利的，也可能直接或间接导致冠心病，如炎热可能引起脱水、虚脱及中暑等症状，这些都会加重心脏负担，重则导致冠心病复发。因此，进行户外锻炼时，应该注意或适当回避这些气候。

35. 冠心病患者在冬季应该注意什么

资料表明，冠心病的死亡率以 12 月至次年 2 月份最高，这主要与季节有关，冬季寒冷刺激可以引起交感神经兴奋，使外周血管收缩、痉挛，血流速度缓慢，血液黏度增高，心率加快和血压升高，加重心脏负荷，诱发冠状动脉痉挛，导致心绞痛和心肌梗死。因此，冠心病患者在冬季应注意：①坚持服药，外出随身携带保健急救盒，定期复查，了解病变动态，注意预防感冒等疾病。②气温骤降时要多穿衣服，注意保暖，以防受凉，但也要注意着装轻便，减轻重量，防止心肌耗氧量增加；户外活动时应戴口罩。③尽量减少户外活动，参加力所能及的体育运动，增强御寒能力，北方地区冬季户外活动最好选择在上午 10～11 时或下午 3 时左右，以阳光充足时为宜。④居室应该保持温暖（室温 18～20℃），不要突然离开温暖的居室到户外，防止室内外温差剧变。⑤尽量用冷水洗脸、温水擦身，提高机体御寒能力。⑥冬季注意多吃蔬菜、水果等，保持大便通畅，不宜过冷饮食，避免饱餐。⑦避免过度饮酒，戒烟。

36. 冠心病患者在夏季应该注意什么

夏天患者出汗多，血液黏度高，容易形成血栓，诱发冠状动脉痉挛，故冠心病患者在夏季应注意下列几点：①注意防暑降温，适当补充丢失的钠盐和水分，必要时室内可适当开空调，其最佳温度为 24～27℃；②保持心情平静，避免烦躁和激动，按时作息，如入睡较晚，早晨则不宜过早起床，中午应适当休息，以补充睡眠；③注意清淡饮食，不要吃过多冷饮，注意瓜果及蔬菜饮食卫生，保持大便通畅。

37. 冠心病患者进行娱乐活动时应注意什么

冠心病患者可以开展的娱乐活动很多，如打扑克、打麻将、下象棋、跳舞、唱歌等，这些活动对于冠心病患者都有一定的益处，例如可以调节患者的情绪，转移其注意力，减轻疾病的痛苦、放松身心，以利于疾病康复；但也有其不利的一面，例如娱乐时过分激动或过度用力可能诱发心绞痛、心肌梗死或猝死，因此冠心病患者在进行娱乐活动时应注意如下几点：①娱乐活动应选择在通风良好、空气新鲜、气候宜人的地方进行；②活动时尽量避免情绪过度激动；③娱乐活动时间要恰当，不宜太长；④如果出现胸闷、胸痛、气促等症状，应立即停止娱乐活动，及时诊治；⑤尽量避免饱餐后或饥饿时进行娱乐活动。

此外，冠心病患者在观看电视节目等时要注意：①选择健康向上、轻松、愉快的内容，避免惊险、恐怖、悲伤的内容；②注意观看时间不宜过长，音量不宜太大，以 1~2h 为宜，每半小时需活动一下身体；③尽量有人陪同观看，避免情绪波动；④保持室内空气清新。

38. 冠心病患者进行性生活时应注意什么

大多数冠心病患者在心肌梗死出院后的恢复期第 3~6 周后可恢复性生活。一般来说，年龄在 50 岁以下、上 3 层楼而无不适症状的患者可以进行性生活，为预防心绞痛发作，可在开始前 10min 服用硝酸甘油；如上 3 层楼感到不适、心率在 110 次/分以上者暂不要进行性生活。存在下列情况应避免进行性生活：①近半年内发生心肌梗死者；②近日内心绞痛频繁发作，或平时经常感心前区不适、心悸、气促、胸痛症状不稳定者；③饱餐、烦恼、焦虑、疲劳状态等；④性生活中或事后出现胸痛、胸闷、心悸、气促等症状及或心率>120 次/分者；⑤遇到其他不良事件时。

另外，冠心病患者应注意，治疗勃起功能障碍的药物如西地那非不可与任何硝酸酯类药物合用，两者合用可致严重低血压，甚至引发生命危险。

39. 哪些冠心病患者不能乘坐飞机

冠心病患者存在以下情况时不可乘坐飞机：①急性心肌梗死患者；②未能有效控制较严重的心律失常、休克和心力衰竭者；③频发心绞痛、心肌梗死前综合征、高血压未控制者；④心功能不全，稍活动即感气促、胸闷者。

40. 情绪激动和过度劳累对冠心病患者的影响如何

情绪激动和过度劳累对冠心病患者的影响均很大，因此冠心病患者在面对意外事件时，要尽量保持冷静，注意休息和良好的睡眠，可从事一些力所能及的活动，以便转移精力。过度劳累会使心肌耗氧量增加，诱发心绞痛，故冠心病患者避免过度劳累，尤其是精神疲劳也极为重要。

41. 稳定性冠心病患者每周高强度运动的最佳频率是多少

稳定性冠心病国际性、前瞻性、观察性、纵向注册研究（CLARIFY）发现，稳定性冠状动脉疾病（SCAD）患者每周 1～2 次高强度运动最为有益，可以降低心血管死亡、心肌梗死或脑卒中风险。研究纳入了来自全球 45 个国家的 32 370 例 SCAD 患者，随访 5 年。结果显示，与低强度运动相比，每周进行 1～2 次高强度运动的 SCAD 患者的主要终点事件（心血管死亡、心肌梗死或脑卒中）风险最低，降低 18%；该组患者主要终点的各组分风险也最低，全因死亡、心血管死亡和脑卒中风险分别降低 19%、21% 和 26%。

而加大运动频率并未带来更多的益处。每周 3 次以上高强度运动组与低强度运动组的主要终点事件发生风险无明显差异。研究还发现，与低强度运动相比，久坐不动的 SCAD 患者主要终点事件风险升高 31%。女性、有外周动脉疾病、糖尿病、既往心肌梗死或脑卒中、脑部疾病和体重指数均为低强度运动的独立预测因素。

42. 如何安排冠心病患者的居住环境

居住环境对于冠心病患者的康复也非常重要，一般安排其居住环境时应注意：室内保持安静，保持其噪声白天应＜50 分贝，夜间＜45 分贝；居室保持良好的通风，保持适宜的温度和湿度，室温 20℃，湿度 60%；居室布局合理，家具简洁，便于活动，花草放置得当；环境优雅、室内温馨；厕所有坐便器，防止排便时意外情况发生。

43. 如何看待冠心病患者服用滋补品

根据目前资料，冠心病患者适当服用滋补品对其康复有一定的益处，但滋补品并不能取代药物治疗。冠心病患者服用滋补品应注意：①最好在冬季服用，适当选择以党参、黄芪、附子、桂枝为主的温补药物；②老年冠心病患者宜选用西洋参、人参、何首乌、枸杞子、天麻、冬虫夏草等药物和（或）羊肉、银耳、核桃、山药等食物；③患心肌梗死的老年人，尤其是怕冷、四肢发冷、精神不振者，可适当选用红参、附子、肉桂、当归、干姜、桂圆、胡桃肉等温补药物；④对于可补可不补的患者一般不补，对于能食补的患者不用药补，为了避免不良反应，要避免大量滥用滋补品。

44. 置入起搏器的冠心病患者应注意什么

冠心病患者经常合并窦房结或房室结病变，有时也置入永久性起搏器，这些患者应注意：①按时服用冠心病相关药物。②起搏器电池的一般寿命为6～8年，要定期测试起搏器各项参数，定时检查体表心电图或24h动态心电图。③除颤或外科手术使用的电刀对起搏器有一定的影响，应事先说明。④尽量远离磁场区（雷达站、电台和电视中转发射站），忌行磁共振检查和使用电神经肌肉刺激器；在使用金属探测器或防盗系统时要小心，不宜停留太久，必要时向检查者说明，乘飞机前应向安检人员出示起搏器置入证明。⑤手机应距离起搏器15cm以上，尽可能用起搏器置入部位的对侧上肢接听电话等。⑥避免用力挥动置入侧上肢。⑦洗澡时避免用毛巾用力擦洗起搏器置入处。⑧起搏器的置入时间和型号要有记录，尽量随身携带起搏器置入卡。⑨当发现伤口发红、发热、肿胀，疼痛加重或开始有分泌物，或出现安装起搏器之前的相同症状，或感到疲劳、呼吸短促、心悸改变等时，要及时就诊。

45. 心肌梗死患者如何进行家庭疗养

心肌梗死患者病情稳定后出院的一段时间内，要在家中疗养，这些患者应注意：①按照规定坚持治疗，按时服药；②不要滥用药物，用药要尽量精简；③定期复查，及时了解疾病变化情况，相应调整药物；④适当运动，运动量要由小到大，要有规律性，不能过度劳累；⑤戒烟，不喝酒或少喝酒，避免烈性酒；⑥合理安排饮食，合理营养搭配，避免过饱，多吃水果和蔬菜，保持大便通畅；⑦尽量掌握一些基本的护理常识，如测脉搏、量血压等。

在家疗养期间，患者家属应注意：①提醒患者按时服药、定期复诊；②及时了解患者的内心想法，帮助其消除恐惧和不安情绪，保证足够的睡眠时间；③协助患者控制冠心病的危险因素，如高血压、高脂血症、糖尿病、肥胖等；④及时发现患者常见的一些并发症，如心律失常、心力衰竭、心绞痛等，并及时治疗。

46. 如何安排疗养康复后心肌梗死患者的工作

应根据患者的具体情况安排疗养康复后心肌梗死患者的工作。如果心肌梗死面积并不大，且无明显并发症，基本上恢复到心肌梗死前的心功能状态，则可在心肌梗死康复后 2～3 个月开始恢复轻体力工作；如果心肌梗死面积大，且有并发症出现，只要恢复正常心功能，并且病情控制稳定，无心绞痛等症状，心肌梗死康复半年后可以适当参加一些社会活动。总之，心肌梗死患者如何安排工作，主要取决于其病情的严重程度和康复情况。安排心肌梗死患者参加工作时应注意：①工作时要从轻活动开始，可先半日工作，半日休息，待有充分的思想和体力准备后再全日工作。②根据病情选择需不同体力的工作，要避免重体力工作和风险性较大的工作，不要长期从事精神紧张性工作。③避免一切引起精神紧张的活动。④工作要量力而行，劳逸结合，注意放松身心，如出现心悸、胸痛、气促、冷汗、恶心等症状，应立即停止工作，必要时就诊；定期体检，做到心中有数，掌握自己的病情变化。⑤上下班途中要尽量小心，防止意外发生。⑥随身携带必需的药物以备急用。⑦避免饥饿或饱餐状态下进行工作。

47. 老年冠心病患者血压控制的目标值如何

纽约大学兰贡医学中心 Sripal Bangalore 博士和同事对 INVEST 研究中 8354 例患者进行非预设事后分析（即并非预先设定的试验方案，而是事后进行的回顾性分析方法），发现与 2014 年美国成人高血压治疗指南（JNC8）推荐的目标收缩压（SBP）140～150mmHg 相比，伴有冠心病的≥60 岁高血压患者 SBP 控制在＜140mmHg 有更好的心血管预后。这些结果对 JNC8 推荐的≥60 岁患者 SBP 目标值放宽至＜150mmHg 提出质疑。

"该研究支持利益相关者包括 ACC、AHA 和 JNC8 工作组的个别成员关于 JNC8 提高老年患者降压目标的担忧。" ACC 主席 Patrick O' Gara 和 AHA 主席 Elliott Antman 指出，"该研究提示放宽≥60 岁患者的降压阈值对于患者和公众的最佳利益可能有害。ACC/AHA 联同美国心肺血液研究所正在组建编写组，将评价各种来源证据，制订更全面的高血压指南。"

该分析未解决无冠心病的≥60 岁患者的最佳目标值，"但年龄与冠心病密切相关，因此这些数据可能适用于无冠心病患者，" Bangalore 指出，"我认为这会成为衡量患者风险和获益的一种判断。"

第六章

冠心病的预防

- 冠心病的预防应以预防动脉粥样硬化为主。
- 冠心病的预防，从青少年时期就应着手，只有无病早防，才能降低冠心病的发病率。学术界提倡的现代预防策略是：综合评估和干预多重危险因素，而非单一危险因素。
- 就心肌梗死而言，糖尿病、血脂异常和吸烟是较大的危险因素，应该重点防治。慢性稳定性冠心病（SCAD）患者需进行长期动态评估。
- 冠心病的三级预防：

  一级预防是指针对尚未患病,但具有高危因素患者进行的针对性防治。

  二级预防是指对已患冠心病者，采用药物或非药物性治疗措施，以预防复发或病情加重。

  三级预防是指预防或延缓冠心病慢性合并症的发生和患者的死亡，包括康复治疗等。

- 加强宣传以预防猝死发生；开展心肺复苏培训，掌握复苏技能；避免过度劳累和情绪激动；避免暴饮暴食；避免过度受凉；避免吸烟和酗酒等；及时处理高危因素等。
- 控制血脂异常是预防冠心病的关键，饮食上应注意"一个平衡"和"五个原则"。即平衡饮食,低热量、低胆固醇、低脂肪、低糖、高纤维原则饮食。

1. 冠心病可以预防吗

　　研究表明，冠心病是可以预防的。随着社会的进步，科学技术水平的提高，人们对冠心病的预防已经积累了丰富经验。经验表明，冠心病的预防以控制危险因素，改善生活方式为核心；而对已患冠心病者，重点应放在防止冠心病的进一步发展；对于已经发生心肌梗死的患者，应进一步防止其复发和并发症的发生。

　　研究发现，冠状动脉粥样硬化斑块是可以消退的。大量动物实验和临床资料表明，经过 1～2 年积极适当的治疗，包括合理饮食、降血压、降血脂、戒烟、适当运动等，约 30% 的患者体内的冠状动脉粥样硬化斑块有所消退。对已经发生急性心肌梗死的患者，如果给予正确处理和适当治疗，也可以抑制病变的进一步发展，使病情长期处于稳定状态，不再复发，达到正常人群的生活质量和生存年限。

2. 为什么冠心病的防治工作刻不容缓

　　近年来，由于我国人民的生活节奏加快，生活水平提高，饮食结构不合理，其中动物脂肪食物比例增加，运动量下降、工作压力加重等，使得我国冠心病发病率也逐年上升，冠心病给家庭和社会带来了严重的危害。

　　冠心病的基本病因是动脉粥样硬化。动脉粥样硬化起病隐匿，幼年即可发生。当表现出血管狭窄引起心绞痛以及严重心肌缺血症状时，多数患者冠状血管壁纤维化已达严重程度，且合并钙化、溃疡、血栓形成等病理状况，现代医疗手段也较难使其完全康复。实验研究证明，对于早期粥样病变，通过减除危险因素可使粥样斑块减退。某些药物对动脉粥样硬化的发生、发展可能有一定的防治作用，但对晚期已出现复杂病变的粥样斑块则无效。因此，目前对于动脉粥样硬化、冠心病重在预防，应坚持预防为主的策略，其防治工作刻不容缓。

3. 冠心病预防应从何时着手

有人误认为冠心病是老年病，四五十岁开始预防即可，但国内外大量资料显示，冠状动脉粥样硬化从幼年开始便可逐渐出现，美国研究人员发现 10～20 岁年龄人群发病率高达 13.3%（注：这时称为冠状动脉粥样硬化而非冠心病）。美国曾对平均年龄 22 岁的 300 名士兵的尸体进行检验，发现这些死亡的青年中，肉眼可见冠状动脉病变者达 77%。日本一组尸体解剖资料显示，893 例 10～30 岁的少年和青年中，有冠状动脉粥样硬化的占 33.7%。随着年龄增长，冠状动脉粥样硬化会逐渐加重，40 岁以上人群冠状动脉粥样硬化发生率显著增高，老年期更是如此。因此，戒除危险因素，改善生活方式，预防冠心病发生，应从青少年时期着手，只有无病早防，才能降低冠心病的发病率。

4. 什么是冠心病的一级预防、二级预防、三级预防

（1）冠心病一级预防是指针对尚未患冠心病，但存在冠心病高危因素的患者，采取预防疾病发生的行为措施。冠心病是一种多因素疾病，其主要危险因素包括高血压、高血脂、吸烟、糖尿病，次要危险因素包括体重超标、缺少体力活动、A 型性格等，故一级预防就是针对这些危险因素的干预控制，也是在人群中的主要预防措施。有人主张一级预防应从幼儿，甚至婴儿时做起。

（2）冠心病二级预防亦称继发性预防，是指对已患冠心病者采用药物或非药物性治疗措施，以防止疾病复发或病情加重。近年来，冠心病二级预防的概念与范围发生了重大变化：其最初涵盖的目标仅仅是心肌梗死后的患者，随后目标扩大到具有冠心病、脑血管病和外周血管疾病客观证据的患者。最近，人们认识到糖尿病在预后意义上是冠心病的等危症，使冠心病二级预防进一步扩展到冠心病高危人群，包括：①有多重危险因素，未来 10 年发生心血管事件的风险＞20%的患者；②糖尿病患者（尤其合并其他心血管危险因素者）；③患动脉粥样硬化性心血管疾病者；④既往发生过心肌梗死者，此类为心血管疾病最高危的人群。

冠心病二级预防主要包括 A、B、C、D、E 方案。

A 方案：阿司匹林，75mg（稳定时），≥150mg（不稳定时）；ACEI 类药物；（低分子）肝素抗凝（不稳定时）。

B 方案：β-受体阻滞药，血压控制至理想水平。

C 方案：他汀类药物，彻底戒烟。

D 方案：控制糖尿病，清淡饮食。

E 方案：健康教育（对患者）和继续教育（对医护人员），适量体力运动（有氧性）。

（3）冠心病三级预防指预防或延缓冠心病慢性合并症的发生和患者的死亡，包括康复治疗等。

冠心病患者如果不注意保健，很容易并发心肌梗死和心力衰竭，进而危及生命。目前有相当多的人对心肌梗死存在 3 个误区：①忽略心肌梗死的紧急信号——胸痛。因为心肌梗死的发生常常在后半夜至凌晨，患者往往因不愿意影响别人而等到天亮，失去抢救机会。②身体一直较好或没有胸痛的患者突发胸痛时，误认为是胃痛而放松警惕，但这一放松可能导致致命性的危险。③心肌梗死发生在白天时，如患者去一些条件差的诊所或基层医疗单位就诊，因顾虑转诊有危险而未能及时转到有条件的大医院，从而错过了宝贵的"时间窗"。因此出现胸痛症状怀疑心肌梗死时，要尽快呼叫急救系统，去有条件的大医院进行救治。另外，慢性心力衰竭是患心肌梗死 10～15 年后常见的一个"结局"，慢性心力衰竭预后差，治疗花费巨大，已成为全球最沉重的医疗负担之一。因此，早期诊断和早期治疗常可预防并发症的发生，使患者生活质量得到改善。除二级预防中提及的强化治疗外，需采取抗凝、溶栓疗法。肝素及抗血小板制剂，如阿司匹林对抗血小板黏附和聚集，以及稳定心绞痛有明确的疗效，可预防心肌梗死或再梗死。

5. 为什么阿司匹林对动脉粥样硬化性心血管疾病具有重要的防治作用

动脉粥样硬化性心血管疾病（ASCVD）包括冠状动脉粥样硬化性心脏病、脑梗死和周围动脉栓塞性疾病，这些疾病的动脉粥样硬化血栓都是在局部动脉粥样硬化斑块破裂的基础上形成的，会造成心肌梗死、脑卒中和周围血管栓塞。动脉粥样硬化的进程十分缓慢，而斑块破裂却是瞬间发生的。血小板聚集是血栓形成发生较为重要的步骤，阿司匹林可以不可逆地抑制血小板聚集，阻止冠状动脉血管斑块破裂发生时的血小板聚集，进而防止血栓形成，起到预防心肌梗死、脑卒中等的作用。"无血栓，则无事件"这句话充分显示了斑块破裂时预防血栓形成的重要性。

6. 使用阿司匹林进行动脉粥样硬化性心血管疾病防治是否需长期服药

美国心脏协会（AHA）、美国卒中协会（ASA）及欧洲心脏协会（ESC）等的指南均推荐：ASCVD 及存在高危因素者，如无禁忌证，应终身服用小剂量阿司匹林。高危患者服用阿司匹林预防心血管事件发生是一个终身过程，Ferrari 等对1236 例急性冠脉综合征（ACS）住院患者进行了问卷调查，结果发现，中途停用阿司匹林的患者 ST 段抬高型 ACS 再发率达 39%，比持续服用阿司匹林患者高18%；同样，脑梗死高危患者停用阿司匹林会明显增加脑梗死和短暂性脑缺血发生的风险。

Califf 等观察了坚持服用阿司匹林与生存率之间的关系。其在研究中共纳入25 000 例患者，其中包括以下几类人群：坚持服用阿司匹林、开始服用后来未坚持服用、一直未服用者。研究结果显示，坚持服用阿司匹林的患者，其 20 年的生存率显著高于一直未服用阿司匹林以及开始服用后来未坚持服用的患者。结果表明，坚持服用阿司匹林的患者生存获益最大。

7. 冠心病二级预防的策略是什么

冠心病二级预防的策略为：①评估预防对象的全身综合危险因素；②干预所有的危险因素；③从治疗性生活方式改变启动，其内容包括限制饮食摄入的热量、控制体重、有氧代谢运动、戒烟和控制血压。

冠心病防治策略的重点是综合评估与干预多重危险因素，而不是针对单一危险因素。对于冠心病高危人群，除应将血浆低密度脂蛋白胆固醇（LDL-C）降至<2.6mmol/L（冠心病极高危者 LDL-C 应降至<1.8mmol/L），还要推荐使用阿司匹林（80~150mg/d）。目前关于阿司匹林随机临床试验的荟萃分析表明，与安慰

剂比较，阿司匹林可使联合的心血管终点事件减少 25%。CURE（clopidogrel in unstable angina and recurrent event）试验显示，在使用阿司匹林的基础上，加用氯吡格雷可使心血管事件进一步减少 16%。HOPE（heart outcome and prevention evaluation）试验显示，血管紧张素转换酶抑制药（ACEI）可使冠心病高危患者的死亡率显著降低 25%。

8. 在冠心病的他汀类药物预防性治疗中，女性同样可以获益吗

研究表明，女性应用他汀类药物可以降低大约 1/3 的心血管疾病（CVD）危险性，这与在男性中的研究结论相近。2008 年 Mora 博士及其同事对 JUPITER 研究中的性别特异性结果进行了分析，并进行了一个关于女性应用他汀类药物试验的荟萃分析。

JUPITER 试验纳入了 6801 例年龄≥60 岁的女性以及 11 001 例年龄≥50 岁的男性。他们的 C 反应蛋白（CRP）水平均偏高（≥2mg/dl），LDL-C 水平均正常或偏低（≤130mg/dl）。受试者每日接受瑞舒伐他汀或安慰剂治疗。荟萃分析入选了 7 项一级预防试验，包括 13 154 例女性，其中发生 240 例 CVD 事件和 216 例死亡。在 JUPITER 试验中，女性绝对 CVD 事件发生率为 100 人/年，较男性低（瑞舒伐他汀组：0.57 vs 0.88，安慰剂组：1.04 vs 1.54），但两个性别的人群相对危险度均降低了约 44%。进一步分析显示，他汀类药物显著降低了女性血运重建和不稳定型心绞痛的发生率，但没有影响其他 CVD 事件。在荟萃分析中，他汀类药物使女性原发性 CVD 事件发生率降低了 37%（$P<0.001$），但对总死亡率无显著影响。

对 JUPITER 试验和荟萃分析结果进行整合分析后，研究者得出这样的结论：他汀类药物治疗可使女性原发性 CVD 相对危险度降低约 1/3，这与以往对男性的荟萃分析结果相近。

9. 不稳定型心绞痛患者在二级预防中应注意什么

不稳定型心绞痛患者要防止病情加重，应注意以下几点：

（1）定期门诊随诊。低危险组患者 1～2 个月随访 1 次，中、高危险组患者无

论是否行介入性治疗都应每月随访 1 次，如果病情无变化，随访半年即可。

（2）继续服用阿司匹林、β-受体阻滞药和一些扩张冠状动脉的药物。不宜突然减药或停药，尤其是 β-受体阻滞药。对于已进行 PCI 或 CABG 者，术后可酌情减少血管扩张剂或 β-受体阻滞药的使用量。

（3）在冠心病的二级预防中阿司匹林和调脂治疗是最重要的。作为预防用药，不稳定型心绞痛患者平时服用阿司匹林宜采用小剂量，每日 50～150mg 即可。降胆固醇治疗即将 LDL-C 降至＜1.8mmol/L，或非 HDL-C＜2.6mmol/L，均应服用他汀类降胆固醇药物，并达到有效治疗的目标。

（4）进行健康教育宣传，戒烟，控制高血压、血脂异常、糖尿病、肥胖和并存的其他心血管危险因素，改变不良生活方式，合理膳食，适度运动等。

10. 怎样才能有效预防心肌梗死

要有效预防心肌梗死，除坚持冠心病的一、二级预防外，还应注意以下几点：①冠心病高危人群应禁止搬抬重物，尽量少做屏气动作，注意保持大便通畅。②冠心病患者要保持身心放松，生活愉快，心态平静，可以适当参加一些体育运动，避免过度、剧烈运动。③避免过饱，不要在餐后或饥饿时洗澡，水温不宜过冷或过热，洗澡时间不宜过长，严重者应在家人帮助下洗澡。④注意气候变化，适当保暖，防止受凉。⑤随时注意心肌梗死的先兆症状，如近期频繁发作或明显加重的心绞痛；胸痛性质发生改变并含服硝酸甘油无效；胸痛时伴随出汗、恶心、呕吐或明显心动过缓等症状；心绞痛发作时出现心力衰竭，或原有心力衰竭加重；心电图出现 ST-T 特征性改变；老年患者出现不明原因的心律失常、心力衰竭、休克、呼吸困难或晕厥等症状，要及时治疗，不要错过心肌梗死后的黄金 6h。

11. 如何预防心肌梗死患者再梗死

心肌梗死患者再梗死发生率较高。国外研究表明，再梗死的发生率为 10%～20%，并且再梗死多数发生在上一次梗死后的第一年内。再梗死的特点是病情比上次更加严重，容易并发心力衰竭或心源性休克，甚至猝死；再梗死次数越多，间隔时间越短，其病死率也越高。由于再梗死的高发病率及其严重性，防治再梗死对于改善患者的长期预后极为重要。国内外研究资料表明，预防再梗死要注意以下几点：①注意识别容易发生再梗死的高危人群，如急性非 ST 段抬高型心肌梗死患者、多支冠状动脉血管病变患者，以及合并高血压病、血脂异常、情绪激动、糖尿病、吸烟及代谢综合征患者；②梗死后心绞痛的发生可以作为预示再梗死的危险因素之一，心绞痛频发患者发生再梗死的概率是梗死后无心绞痛患者的 2.5 倍；③坚持冠心病二级预防原则，避免各种诱发因素，如感染、饱餐、大量饮酒、疲劳、情绪激动、突然的寒冷刺激等；④改变生活方式，合理运动，合理饮食，减肥，戒烟，限酒；⑤控制危险因素，如高血压、高血脂和糖尿病。

12. 心肌梗死的诱发因素有哪些？怎样预防这些危险因素

心肌梗死经常是在冠状动脉粥样硬化病变基础上，在一些诱发因素的作用下发生的，这些诱发因素主要有：①休克、脱水、出血、外科手术等，这些因素均可使冠状动脉灌注严重不足；②严重的心律失常可以导致血流动力学障碍，从而影响冠状动脉循环；③繁重的体力劳动、用力大便、情绪波动、血压不稳及便秘等因素会使腹内压增加，心脏负荷加重，儿茶酚胺分泌增加，心肌耗氧量相应增加；④进食过多脂肪性食物后，血液黏度增高，血流缓慢，血小板易聚集而致冠状动脉内血栓形成；⑤睡眠时迷走神经张力增高，易造成冠状动脉严重而持久的痉挛；⑥天气骤然变化或冷、热刺激等诱发冠状动脉痉挛、心跳过速及心肌耗氧量增加等。

预防这些诱发因素的主要方法有：①按规定、按时服用冠心病二级预防药物，如阿司匹林、β-受体阻滞药、他汀类调脂药物等；②避免剧烈的体力活动和过度情绪波动；③注意保暖，防止受凉；④注意预防脱水、出血、休克等情况的发生，外科大手术前应及时请心内科医师会诊；⑤有效控制心律失常和高血压；⑥合理安排膳食，避免暴饮暴食，坚持低脂、低盐饮食等；⑦保持大便通畅，生活规律。

13. 冠心病患者家庭应必备哪些药物

冠心病患者除选择几种随身携带的药物（包括复方丹参滴丸、硝酸甘油或单硝酸异山梨酯等）和应急保健卡外，其家庭还应准备如下急救备用药物：①复方丹参滴丸、硝酸甘油或硝酸异山梨酯 1 盒（硝酸甘油打开 6 个月后必须更换，没有打开过的硝酸甘油每年更换 1 次）。②硝苯地平。③美托洛尔。④地西泮片，有镇静、抗焦虑作用。⑤阿托品片，当出现严重心动过缓、血压降低时应用；阿托品针剂，必要时可肌内注射 0.5～1.0mg。⑥阿司匹林片和必要的护胃药物。另外，还应准备常用医疗器械，如体温计、血压计、听诊器、氧气袋。

14. 冠心病患者应该如何应对心脏病事件发生

冠心病患者最常出现的心脏病事件为心绞痛和心肌梗死发作，如果患者感觉到要发生这些情况时，要尽量做到：①停止一切工作和活动，原地休息，迅速舌下含服硝酸甘油；②保持镇静，闭目养神，用鼻孔呼吸，必要时可口服 5mg 地西泮或 25mg 艾司唑仑（舒乐安定）镇静；③迅速联系 120 急救中心或附近医院；④尽量缩短转送医院时间，保持心情尽量放松，避免主动用力。

患者家属也要尽量做到：①尽量就地抢救，根据病情使用一些熟悉的抢救药物；②迅速联系 120 急救中心或附近医院；③及时给患者含服硝酸甘油，有条件的可以先予以吸氧，并注意观察心率、心律、脉搏、呼吸等生命体征；④想方设法安慰患者，使其心情放松；⑤具备下列条件者可直接转送到医院进行诊治：患者安静，心绞痛不明显；尽量维持血压稳定、呼吸正常；维持心率 60～100 次/分，无心律失常。

15. 海鱼对预防冠心病有益处吗

鱼类味鲜肉嫩，利于消化，蛋白质含量高，脂肪含量明显低于动物肉。流行病学资料中曾公布过各地区动脉粥样硬化和冠心病的发病情况：欧洲和美洲人群冠心病发病率最高，亚洲的日本人则发病率较低，而北极的爱斯基摩人几乎不患这种病。分析表明，这 3 个地区人群的饮食最为显著的区别是欧洲和美洲人平均每日吃鱼 20g，日本人吃 100g，爱斯基摩人吃 400g。随后，科学家集中对鱼肉的细胞进行分析和研究，发现其中所含鱼油，尤其是海产鱼油中含有一种特殊的必需脂肪酸——n-3 多不饱和脂肪酸。结果表明：n-3 多不饱和脂肪酸具有影响人体脂质代谢的作用。n-3 多不饱和脂肪酸可使血甘油三酯和总胆固醇降低，HDL 稍增高，肝合成极低密度脂蛋白（vLDL）减少，因此有防止动脉粥样硬化和冠心病的作用。n-3 多不饱和脂肪酸还有抑制血管炎性反应的作用。此外，n-3 多不饱和脂肪酸还可抑制血小板的释放、集聚。因此，n-3 多不饱和脂肪酸对预防动脉粥样硬化和冠心病极为重要，科学家把发现 n-3 多不饱和脂肪酸具有预防冠心病的作用，称为近年冠心病研究中的三大进展之一。

此外，鱼类食品所含的无机盐也比一般畜肉高，碘、钙含量也很高，这对防治冠心病都有好处。

16. 海藻类食物对预防冠心病有益处吗

流行病学调查表明，沿海渔民冠心病患病率较低，这可能与其食用海产食物较多有关。近年来海藻类提取物已在冠心病的防治方面显示功效，如藻酸双酯钠（PSS）、褐藻淀粉硫酸酯（LS）等。

研究表明，海藻类提取物具有多方面的生理功能，可以有效降低血脂、血液黏度、抗血小板凝集，改善血液流变学指标，提高血中 HDL 水平，起到预防冠心病及心肌梗死的功效。

有人给 Wistar 大鼠饲以高脂饮食造成高脂血症，然后给予 LS，结果大鼠血脂水平显著下降，HDL 水平上升。PSS 也有抗凝、抗血小板的功能，可防止微血栓形成，因此在临床广泛用于冠心病心肌梗死的防治。

17. 低热量饮食和低脂饮食在降低冠心病风险方面哪个更优

美国 Tulane 大学 Lydia A. Bazzano 博士等入选了 148 例基线时无糖尿病或心血管疾病的受试者，将之随机分配至低热量饮食组或低脂饮食组。研究发现，1年后低热量饮食组体重与脂肪含量降低比例均显著高于低脂饮食组。两组受试者总胆固醇和 LDL-C 均无显著改变，血压也未显著降低。低热量饮食组 C-反应蛋白、10 年冠心病风险、总胆固醇/HDL-C 比值和甘油三酯水平均显著降低。

研究认为，对于肥胖人群，低热量饮食使体重和心血管危险因素降低幅度比低脂饮食更大。研究提示，希望减肥并有心血管危险因素者应考虑低热量饮食以减轻体重，改善危险因素。

18. 如何判断冠心病患者的预后

由于冠心病病理变化的复杂性和心脏事件发生的不可预见性，造成冠心病的预后与其临床表现并不一定平行，有时临床医生很难预判。统计资料表明，冠心病的预后一般如下。

（1）与动脉粥样硬化病变累及冠状动脉的范围和程度有关：冠心病心绞痛患者年均死亡率为 1%～4%，其中冠状动脉 3 支病变或冠状动脉主干病变伴有左心室射血分数显著下降者死亡率明显增加，年均死亡率为 10%～15%；经冠状动脉手术干预后，如行冠状动脉旁路移植后，年均死亡率可下降至 5%；急性冠脉综合征患者心源性猝死的发生率为 10%～15%，其中血管痉挛型心绞痛（变异型心绞痛）患者 3～6 个月内发生急性心肌梗死和心源性猝死的概率在 10%以上。

（2）在静息状态下心电图正常且血压得到良好控制的心绞痛患者年均死亡率为 2%，而静息状态下心电图异常且血压未得到良好控制的心绞痛患者年均死亡率为 8%。

（3）心绞痛反复发作且疼痛加剧等（恶化型心绞痛）或休息时出现心绞痛者（自发型心绞痛）3 个月内发生心肌梗死的概率为 16%，死亡率为 20%；新发不稳定型心绞痛的患者（初发型心绞痛）3 个月内发生心肌梗死的概率为 2%，死亡率为 10%；冠状动脉搭桥术 5～10 年后，约有 33%的患者发生移植血管的粥样硬化病变。

（4）患者整体健康状况：年龄越大，预后越差；心肌缺血和坏死范围越大，预后越差；左心室射血分数<30%者，预后差；患冠心病的同时合并其他器官或系统严重疾病，如冠心病并发高血压及糖尿病者，预后较差，并发心源性休克者死亡率在 50%以上；心脏扩大者预后差。

19. 为什么说心脏性猝死是一个不容忽视的临床问题

心脏性猝死是指心脏性原因导致的，在急性症状发作后 1h 内的自然死亡，其特点是自然发生、突然性和不能预期。心脏性猝死发作过程中会经历心搏骤停，但心搏骤停不能与心脏性猝死等同，因其是一个可逆的或经过积极治疗干预可以被逆转的过程，而心脏性猝死是不可逆的生物学死亡。

各种心脏疾病患者都有发生心脏性猝死的可能，但最常见的病因是冠心病，其在西方国家可占心脏性猝死病因的80%，第二位是心肌病，一些先心病或遗传性疾病如长QT综合征等也是猝死的原因。现阶段我国冠心病发病率尚低于西方国家，但近年来发病率有增加趋势，因此心脏性猝死发生率也呈上升势头。值得重视的是，无论心脏疾病病因如何，一旦发生心力衰竭，心脏性猝死的发生率将大为增加，因此，心力衰竭患者心脏性猝死的预防也是当前研究的重点。

目前，我们对心脏性猝死的病理及病理生理过程仍未完全清楚，研究提示，约80%的心脏性猝死是由恶性心律失常引起的，而严重心脏病，如心肌梗死、严重心力衰竭都是诱发恶性心律失常的原因。因此，对于冠心病合并心律失常，尤其是室性心律失常的有效治疗，可减少心脏性猝死的发生。其中，最易被接受的是应用抗心律失常药物，尤其是对死亡率呈中性影响（即对死亡率增减影响不大）的Ⅲ类抗心律失常药物（如胺碘酮）。然而，虽然抗心律失常药物能减少心律失常的发生，但却不能最终降低心脏性猝死的发生率。近年来，国内外陆续报道了射频消融治疗室性期前收缩和室性心动过速而预防心脏性猝死的新方法，其疗效正在临床验证中。

总之，心脏性猝死是一个不容忽视的临床问题，防治工作除着眼于积极预防和治疗心血管疾病外，急需开展心脏性猝死的预防和急救知识的普及教育，积极研究如何识别高危人群，针对高危患者，遵循个体化原则，根据心律失常的类型选择不同的预防和治疗手段。

20. 心肌梗死后猝死可以预防吗

近年来，急性心肌梗死后猝死的发生率明显升高，主要原因是恶性心律失常（室性心动过速、心室颤动）。既往研究证实，应用抗心律失常药物并不能降低患者的猝死发生率，血运重建治疗（介入治疗术、外科手术）也不能解决这一问题。埋藏式心脏转复除颤仪（ICD）是预防猝死的可靠手段，对于已经发生过猝死的患者，其预防再次猝死的作用已经得到公认；而对从未发生过猝死的患者进行预防的做法，也已经在欧美国家普遍推行，但是目前这一方法并未在我国完全普及。

21. 如何预防猝死

　　猝死是指症状出现后 6h 内发生意想不到的突然死亡，特指患者自身疾病引起，而不是由外伤或事故所致。其中在发病 1h 以内死亡的患者人群中，绝大多数为心脏性猝死患者。要预防猝死，尤其是心脏性猝死，应做到以下几点：①加强宣传教育，尤其是心血管疾病的预防宣教，严格按冠心病一级、二级和三级预防要求进行防治；②开展心肺复苏培训，掌握复苏技能；③避免过度劳累和激动，避免暴饮暴食、过度受凉、吸烟和酗酒等；④及时处理高危因素，如有室颤发作史者，有阵发性室速、心绞痛时出现室早、急性心肌梗死 6 个月内发生频发室早或不稳定型心绞痛，或处于应激状态同时伴有频发室早者。对于这些患者要给予适当的药物治疗或置入 ICD。

22. 如何紧急救护猝死者

　　医学上的心脏性猝死是指单纯由于心脏病发作而导致的出乎人们意料的突然的死亡。心脏性猝死的主要直接原因是心搏骤停和心室颤动。心搏骤停或心室颤动后心脏泵血功能均已停止，在 4min 后即可造成脑组织的不可逆损害，10min 后就可造成脑死亡。故对于心脏性猝死患者来说，抢救是否成功的关键是时间，而抢救生命的黄金时间是 4min，家属现场抢救非常重要，尤其是注意进行如下心肺复苏步骤。①判断意识：轻拍患者肩膀等部位，高声呼喊"喂，听到吗？"②高声呼救"救人啊，有人病倒了，赶快拨打 120"；③触摸颈动脉或桡动脉搏动，迅速将患者翻身形成仰卧姿势，并放在坚硬的平面上；④打开气道：抢救者位于患者左侧，左手置于患者颈后，向上托起，右手按压前额使其后仰，此是通气的最佳位置；⑤判断呼吸：包括看胸部有无起伏，听有无呼吸声，感觉有无呼出气流拂面（注意判断呼吸时间应在 5～10s 及以上）；⑥人工呼吸：右手掌放在患者的前额上（左利手者相反），其拇指和示指捏紧患者鼻翼左右两侧，吸一口气后，用双唇紧密贴紧患者的双唇，缓慢持续将气体吹入，注意吹气时间为 1s 以上，吹气量 700～1100ml（吹气使患者胸部隆起即可，避免过度通气），首先连呼 4 次之后，每分钟以 8～10 次的频率进行通气；⑦胸外心脏按压：患者仰卧在硬板上，下肢可稍抬高以利回流，抢救者位于患者的一侧，将一手掌根部放在患者胸骨下端，另一手掌根部压在前一手背上，两臂伸直，以上身的重力垂直下压，使胸骨下端下移3～5cm，之后放松，胸骨复原，但手掌始终不离开患者的胸骨下端，手指不触及胸骨，如此反复按压，每分钟100次，按压与通气之比为30：2，做5个循环后可以观察一下患者的呼吸和脉搏。此外，按压无效或胸骨部有严重创伤无法按压者，需要专人进行胸内按压，但要具备一定条件。

经过上述抢救后，患者心肺复苏有效指征为：面色、口唇由苍白、青紫转为红润；出现恢复自主呼吸及触及脉搏搏动；患者眼球出现活动，手足开始抽动，有呻吟音。

23. 心肌梗死患者入院后应注意什么

急性心肌梗死患者入院后，除必须严格按规定卧床休息，配合医护人员进行心电监护和血流动力学监测及治疗外，还要注意：①睡硬板床，平卧，吸氧；②保持安静，避免情绪激动、精神刺激，必要时可要求服些镇静药或止痛药（疼痛剧烈时）；③不能大声谈话，尽量不要用力咳嗽、翻身、大小便，不要强行自己活动；④饮食要清淡，少量多餐，每日可分4～6餐，不可过饱；⑤严禁饮酒、吸烟；⑥主动配合医护人员，真实反映病情变化，如主诉症状、发现的体征等，配合定时测血压及体温；⑦严格按计划安排活动的时间和活动量，不可盲目活动；⑧患者要尽量配合医护人员，采取保护性医疗措施，解除恐惧和紧张心理，树立战胜疾病的信心；⑨患者不得擅自离开病房，不得随意改变饮食，不得随意翻阅病历，以免误解病情引起不必要的恐慌等。

此外，陪护人员也要服从医务人员的安排，尽量减少探视，保证病房安静有序，注意不要谈及影响患者健康的话题。帮助患者在住院期间掌握一些冠心病基本防治常识，有助于疾病的康复和治疗。

24. 心肌梗死患者出院后应注意哪些事项

由于许多心肌梗死患者在出院后，不注意按医嘱或正确的医疗预防常识进行防护，使得其病情复发或加重。为了防止病情反复，心肌梗死患者应注意以下事项：

（1）保持心理健康：尽量保持心情愉快、心态平静，避免情绪激动和过度疲劳。

（2）尽快改变生活方式：包括①饮食要清淡，多食新鲜的蔬菜和水果，提倡低脂、低盐、低热量、低胆固醇、易消化饮食，要少食多餐，勿过饱；②定时排便，保持大便通畅；③保持合理的饮食结构；④戒烟限酒，运动要适量；⑤节制性生活，切忌纵欲；⑥保持情绪稳定，避免过喜过悲，防止过度劳累，保证足够的睡眠。

（3）坚持合理用药：患者出院后多数要继续服药治疗以减少再梗死的发生，这属于冠心病的二级预防范畴。要充分了解各种药物的作用、用法、剂量、副作用及注意事项等，按时服药，不要擅自随意增减或停药。注意随身携带常用的硝酸甘油、异山梨酯（消心痛）等药物，要注意避光、防潮保存。此外，保健盒要经常检查，及时更换，防止药物过期失效。

（4）出院后定期复查：要定期行心电图检查，当出现典型或不典型症状时，要随时到医院就诊，及时调整用药。

25. 心肌梗死患者如何实施康复计划

急性心肌梗死康复计划是指在规范的专业治疗基础上，对患者进行运动训练、生活方式、精神和心理上的综合指导，以安全有效地预防心脏病并发症，降低心脏病恶化的危险性，提高患者的生存质量。急性心肌梗死康复计划包括运动、教育、社会和心理支持。要根据病情需要尽量早下床、早活动，争取早日出院。早期实施康复计划对于防止肌肉和血管神经的调节紊乱以及稳定患者情绪，均有明显的益处。一般将急性心肌梗死康复计划分成 4 个阶段或时期，概括起来如下。阶段 I：发病后 3~5 天，病情较危重，住在监护病房；阶段 II：病情相对稳定，在普通病房住院期间；阶段 III：病情缓解，出院后至 8 周内，在家休息；阶段 IV：患者康复，恢复工作以后的任何时间。康复计划各阶段的具体实施方案如下。

康复计划阶段 I：患者刚发病入院，这时病情危重，除抢救治疗外，该阶段康复计划的重点包括如下几点。①对患者进行心理治疗，包括有关健康知识教育；②选择恰当的时机开始康复活动：对于无并发症、无胸痛、病情相对稳定的患者，在向其本人和家属解释后，可以逐渐开始递增的体力活动，如先做被动肢体活动，再做主动肢体活动，逐渐进行自主喝水，床上洗脸、进餐，床边便桶大小便，床边坐椅子等。需要指出的是，进行这些康复计划时应有医护人员在场监护，并配有抢救设备。要注意避免以下情况出现：心率超过 110 次/分；胸痛、呼吸困难症状不缓解或过度疲劳；心电血压监护出现心律失常、有心肌缺血性改变及收缩压升高超过 30mmHg、舒张压下降等。

康复计划阶段Ⅱ：这一阶段患者病情相对稳定，可以转入普通病房，临床治疗项目也相对减少，体力活动允许相应增多，如逐步肢体活动、坐起、增加下床活动的量并延长其时间，进行散步，上、下楼梯等活动。此阶段应注意：①活动前后要有充分的休息时间，餐后要休息半小时以上；②各项活动要有专人指导，避免做等长性活动，如举重、俯卧撑等；开展新的活动项目时应有监护；③活动前、后要注意数脉搏、测血压，必要时要行常规心电图检查，活动中仔细观察患者的症状和体征；④认真实施康复活动计划，注意冠心病常识、饮食、活动、戒烟、用药等宣传教育。

康复计划阶段Ⅲ：这一阶段患者病情缓解，可以出院并在家疗养，一直持续到患者恢复工作时期。其特点为患者久病出院，精神相对兴奋，急于进行社会交往，饮食相对过多等，对此应加以注意：患者回家后短期内要维持出院前活动水平，不能过度劳累，在病情允许的情况下，可做一些简单的轻体力劳动，但应避免重体力活动。

康复计划阶段Ⅳ：此阶段患者已经康复，这是一段时间较长的冠心病防治的核心阶段，即自恢复工作到生命结束的其余时间。为了观察心脏的耐受程度，这一阶段最好先做运动负荷试验，以确定最大心率和最大耗氧量，然后按规定进行康复训练以达到防病治病，延长生命的目的。

26. 血脂异常患者的饮食应注意什么

血脂异常但无其他合并症时，患者大多没有不适感觉，但因为血脂异常是动脉硬化、冠心病的预警信号，这时患者应开始注意控制饮食，拒绝高脂食物。高血脂者在饮食上应注意"一个平衡"和"五个原则"。

（1）"一个平衡"即平衡饮食，人们从饮食中获得的各种营养物质应该种类齐全、比例适当，若一个人在 2 周内所摄入食物种类未超过 20 种，则说明其饮食结构失衡。

（2）"五个原则"即低热量、低胆固醇、低脂肪、低糖、高纤维饮食。低热量即控制饮食的量以达到和维持理想体重。一般体重指数的理想值为 22kg/m²。低胆固醇即每日胆固醇总摄取量低于 300mg。胆固醇只存在于动物性食物中，植物性食物不含胆固醇。在各种肉类中，每 50g 肉平均含 20～30mg 胆固醇。低脂肪、低糖即尽量少吃含饱和脂肪酸的食物；烹调用油宜选择不饱和脂肪酸含量较高的油；鱼类及豆类的饱和脂肪酸含量较少，可考虑取代肉类作为蛋白质的来源；不吃或尽量少吃高油高糖食物（如坚果类、蛋糕、西点、中式糕饼、巧克力、冰淇淋等）。高纤维食物包括各类水果、豆类、燕麦片、木耳、海带、紫菜、菇类、瓜类、荚豆类及蔬菜茎部。

27. 坚果具有降脂作用吗

美国加州 Loma Linda 大学 Sabaté 教授的研究结果显示,食用坚果可显著改善血脂水平,其疗效甚至与他汀类药物相当,Sabaté 等检索出来自 7 个国家的 25 项临床干预试验，共入组 583 例血脂正常者或高胆固醇血症患者，其均未使用降脂药物，主要给予坚果类食物（主要为杏仁和核桃），每日食用量 23～132g，平均 67g，坚持食用 3～8 周。

分析结果显示，平均每日食用坚果 67g 者，血脂指标分别下降如下：总胆固醇 10.9mg/dl（5.1%），LDL-C 10.2mg/dl（7.4%），LDL-C/HDL-C 比值 0.22（8.3%），总胆固醇/HDL-C 比值 0.24（5.6%）。单纯高甘油三酯血症患者（基线水平≥150mg/dl）甘油三酯平均降幅为 20.6mg/dl（10.2%），而 HDL-C 水平似乎不受影响。

分析研究发现，坚果摄入量与血脂水平改善程度呈剂效关系：如果日常饮食中 20%的能量来自坚果，则总胆固醇及 LDL-C 水平分别下降 4.5%和 6.5%；如果 10%的能量来自坚果，则两者降幅分别为 2.8%和 4.2%。依据 FDA 的建议，每日平均食用坚果 43g，则总胆固醇及 LDL-C 水平分别下降 3.2%和 4.9%。

对于 LDL-C 基线水平较高而体重指数较低的患者，如果这些患者采用典型西方饮食（大量摄入胆固醇和饱和脂肪酸）方式，这时食用坚果的降脂效果会更显著。研究者指出，与他汀类药物相比，坚果的降 LDL-C 作用虽然稍逊于他汀类药物，但坚果除具有降脂作用外，还可以通过改善血管内皮功能、降低氧化应激和脂蛋白水平等来预防心血管疾病。

28. 常见食物中的胆固醇含量如何

常见食物中的胆固醇含量见表 6-1。

表 6-1　常见食物中的胆固醇含量（mg）

食物	胆固醇含量 （每100g食物）	食物	胆固醇含量 （每100g食物）	食物	胆固醇含量 （每100g食物）	食物	胆固醇含量 （每100g食物）
猪脑	3100	甲鱼	77	羊肺	215	鸡肉	117
牛脑	2670	带鱼	97	猪心	158	填鸭	101
羊脑	2099	平鱼	68	牛心	125	广东腊肠	123
鹅蛋黄	1813	大黄鱼	79	羊心	130	北京腊肠	72
鸡蛋黄	1705	马哈鱼	86	猪舌	116	火腿肠	70
鸭蛋黄	1522	鳗鱼	186	羊舌	147	粉肠	69
皮蛋黄	2015	梭鱼	128	牛舌	125	蒜肠	61
鹅蛋	704	水发鱿鱼	265	猪肾	405	羊奶	34
鸡蛋	680	墨鱼	275	牛肾	340	牛奶	13
鹌鹑蛋	3640	黄鳝	117	羊肾	340	酸牛奶	12
皮蛋	69	桂鱼籽	495	猪肚	159	炼乳	39
鸭蛋	634	鲫鱼籽	460	羊肚	124	全脂奶粉	104
虾子	896	鱼肉松	240	牛肚	340	脱脂奶粉	28
小虾米	738	螃蟹	235	猪肥肠	159	炼羊油	110
青虾	158	海蜇皮	16	羊肥肠	111	炼鸡油	107
虾皮	608	水发海蜇皮	5	牛肥肠	148	奶油	163
对虾	150	羊肝	161	肥牛肉	194	人造奶油	0
凤尾鱼	330	牛肝	257	肥羊肉	173	花生油	0
桂鱼	96	鸭肝	515	肥猪肉	107	水果	0
鲫鱼	93	鸡肝	429	瘦猪肉	77	蔬菜	0
鲤鱼	83	猪肝	158	瘦牛肉	63	马铃薯	0
青鱼	90	猪肺	314	瘦羊肉	65		
草鱼	81	牛肺	234	兔肉	83		

注：胆固醇含量 90mg 以上的尽量少食。

29. 科学饮水是否有益于冠心病防治

　　冠心病患者不仅要坚持清淡饮食，还应适当补充体内水分，特别是在晚上，最好喝上 3 杯水。第一杯水要在临睡前半小时喝，最好是温开水；第二杯水要在深夜醒来时喝；第三杯水一般在早晨醒来后喝。

　　水能够稀释血液、补充血容量。患者在一夜的休息之后，不仅从尿中排出了大量的水分，经呼吸道也丢失了很多水分。由于体内水分的缺乏，会导致血液变得黏稠，促进血栓形成。而在早晨，人体的血压升高，患者的血小板活性增加，容易使平时附着在血管壁上的脂肪沉积块脱落，从而阻塞血管。早晨起床后 2～3h 是心脑血管事件的好发时间段。专家建议，患者在早晨起床后，应该适当活动四肢，及时喝一些温水或凉开水，这样不仅可以促进胃肠的蠕动和肝肾的新陈代谢，保证大便的通畅，而且对稀释血液、补充血容量、改善脏腑器官血液循环、防止病情发作等也有更为直接的功效。

　　水能预防心肌梗死。水不仅有止渴、镇静、散热、润滑、利尿、运输营养物质、稀释血液等作用，还可防治冠心病发作。由于老年人生理衰老，新陈代谢变得缓慢，其血液黏度也比较高，而大多数老年人由于神经中枢对缺水的反应不太敏感，常常因为"不渴"而不愿意喝水，故老年人身体时常处于轻度脱水的状态，最好在晨起喝 200ml 温开水。

30. 预防冠心病的药食两用中草药有哪些

　　有些草药既可以作药，又可以当作食物，还可以作为药膳来用。常见冠心病患者的药膳食物主要有以下几种。

　　（1）大蒜：可用作药食两用的中草药。具有降血脂、降低血黏度、降血糖、降血压等功效。

　　（2）仙人掌：对高血压、糖尿病、动脉硬化、肥胖症、高脂血症、冠心病等疾病有非常显著的功效，也是一种药食两用的绿色保健食品。

　　（3）马齿苋：可用于防治冠心病及高脂血症等疾病，不仅能够降低血压、抑制血清胆固醇和甘油三酯，而且具有消炎止痛、散血消肿、清热解毒的作用。

（4）山药：既富含营养成分，又能够治疗多种疾病，它所含的皂苷具有抗肝脏脂肪浸润的功效，可防止脂肪肝和胶原病的发生，还可以降低血糖，可用于防治动脉粥样硬化和冠心病。

（5）槐花：富含多种营养成分，具有清热泻火、软化血管、改善心脏血液循环、凉血止血、降低血压、治疗痔疮出血、扩张冠状动脉等作用。

（6）桂圆：具有补气、补血、安神、益脾的作用，还能够用来降低血脂、增加冠状动脉血流量。

（7）葛根：味辛凉，既是一种中药，又是营养丰富的蔬菜，能够用来防治高血压、冠心病、动脉粥样硬化、糖尿病等疾病。

（8）薤白：属百合科，是多年生草本植物小根蒜和薤的球形鳞茎，可用于辅助治疗冠心病和动脉粥样硬化等疾病。

（9）昆布：即日常生活中常见的海带，具有止血、软坚、清热的功效，可广泛用于冠心病、高血压、动脉硬化、高脂血症等疾病的辅助治疗。

第七章

国际上关于心血管疾病一级预防和冠心病血运重建的新观点

- 2019 年《ACC/AHA 心血管疾病一级预防指南》（简称 ACC/AHA 指南）中共有 10 个信息要点。

- 2019 年 ACC/AHA 指南关于改善动脉粥样硬化性心血管疾病（ASCVD）患者生活方式中营养和饮食提出了正确的指导性建议。

- 2019 年 ACC/AHA 指南分别对高胆固醇血症、高血压、2 型糖尿病及吸烟的成年人给出了相应的建议。

- 对慢性冠脉综合征患者行血运重建术不一定比最佳药物治疗的临床效果更佳。

- 小血管病变进行 PCI 治疗时，主要不良心血管事件和支架内再狭窄引起的重复的靶病变血运重建（TLR）发生率较高，药物洗脱支架（DES）厚度对小血管病变预后有影响。

- 生物可吸收支架克服了 DES 的局限性，提高了远期疗效，但在短期和中期随访中，置入生物可吸收支架者与置入 DES 者相比，前者心脏事件发生率更高。

- 接受 PCI 并置入 DES 者，进行 3 个月双联抗血小板治疗（DAPT）后改为替格瑞洛单药治疗，与继续 DAPT 相比，出血风险降低而缺血风险并不增加。

- 2021 年《ESC 心血管疾病预防临床实践指南》对于血脂异常管理提出了更高的要求。

1. 2019 年 ACC/AHA 指南提及的 10 个信息要点是什么

（1）预防心血管疾病最为重要的方法是维持终身的健康生活方式。

（2）医生要充分评估影响患者健康的社会因素，并及时告知治疗决策。

（3）成年人（40～75 岁）心血管疾病一级预防要进行 10 年 ASCVD 风险评估，包括与患者进行风险讨论、药物治疗（如降压药物、他汀类药物或阿司匹林等）。

（4）成年人要保持健康饮食，强调摄入蔬菜、水果、坚果、全谷物或动物蛋白质的重要性，尽量减少摄入反式脂肪、加工肉类、精制碳水化合物和加糖饮料。对于超重和肥胖者，建议限制热量摄入，以便减肥。

（5）成年人每周应进行累计至少 150min 中等强度体力活动或 75min 剧烈强度的体力活动。

（6）对于患 2 型糖尿病的成年人，其生活方式改变（包括饮食习惯和体力活动）至关重要，药物治疗首先考虑二甲双胍，其次是钠-葡萄糖共同转运体 2 抑制剂或胰高血糖素样肽-1 受体激动剂。

（7）强烈建议所有人戒烟。

（8）阿司匹林不应常规用于 ASCVD 的一级预防。

（9）对于 LDL-C 水平升高（≥190mg/dl）、患糖尿病（40～75 岁）和 ASCVD 的患者，他汀类是预防 ASCVD 的一线药物。

（10）对所有成年高血压患者推荐进行非药物干预，对需要药物治疗的高血压患者，其目标血压一般为＜130/80mmHg。

2. 2019 年 ACC/AHA 指南关于心血管风险评估的建议如何

（1）对于 40～75 岁的成年人，要定期评估其传统危险因素（使用 ASCVD10 年风险评估方程进行评估）。

（2）对于 20～39 岁的成年人，至少每 4～6 年评估 1 次 ASCVD 传统危险因素。

（3）对于处于边缘风险（10 年期间发生 ASCVD 的风险为 5%至＜7.5%）或

中等风险（10 年期间发生 ASCVD 的风险≥7.5%至＜20%）的成年人，在采取预防性干预措施时要考虑到其他风险因素，如早发 ASCVD 家族史、慢性炎症、狼疮或艾滋病、勃起功能障碍、慢性肾病、代谢综合征、慢性的炎性指标升高或脂质异常等。

（4）对于中等风险（风险≥7.5%至＜20%）或边缘风险（风险为 5%至＜7.5%）的成年人，冠状动脉钙化测量值可以作为改进预防性干预（如他汀类治疗）风险评估的指标，并可依据钙化测量值对患者的个体风险进行重新分类。

（5）对于 20～59 岁的成年人，如果处于边缘风险或其以下，可以评估其终身或 30 年 ASCVD 风险。

3. 2019 年 ACC/AHA 指南关于改善 ASCVD 患者生活方式中营养和饮食的建议如何

（1）强调摄入蔬菜、水果、豆类、坚果、全谷类和鱼类，以减少 ASCVD 发生。

（2）膳食以单不饱和脂肪酸及多不饱和脂肪酸为主，并代替饱和脂肪，可有助于降低 ASCVD 风险。

（3）严格控制胆固醇和钠的摄入将有利于降低 ASCVD 风险。

（4）尽量减少加工肉类、精制碳水化合物和加糖饮料的摄入量，以降低 ASCVD 风险，并将其作为健康饮食的一个环节。

（5）避免摄入反式脂肪也作为健康饮食的一个环节。

4. 2019 年 ACC/AHA 指南关于控制 ASCVD 患者生活方式中体育运动的建议如何

（1）成年人应定期进行医疗咨询，以优化体育运动的方式。

（2）成年人每周至少应进行累计 150min 中等强度体力活动或 75min 剧烈强度有氧体力活动。

（3）对于无法满足最低体力活动量的成年人，从事一些中等或剧烈强度的体力活动，即使低于上述建议量，也有利于降低 ASCVD 风险。

（4）减少成年人的久坐行为，以降低 ASCVD 风险。

5. 2019 年 ACC/AHA 指南对于 2 型糖尿病成年患者的建议如何

（1）建议制定健康营养饮食计划，以便控制血糖和体重，并改善其他 ASCVD 危险因素。

（2）每周至少应进行 150min 中等强度体力活动或 75min 的剧烈强度体力活动，以便控制血糖，并在需要时实现减肥。

（3）当患者诊断为 T$_2$DM 时，当即启动二甲双胍一线治疗，同时进行改善生活方式干预。

（4）对于 T$_2$DM 合并其他 ASCVD 风险因素（如早发 ASCVD 家族史、慢性炎症、狼疮或艾滋病、勃起功能障碍、慢性肾病、代谢综合征、慢性的炎性指标升高或脂质异常等）患者，除改善生活方式和二甲双胍治疗外，还可以启动钠-葡萄糖共同转运体-2 抑制剂或胰高血糖素样肽-1 受体激动剂治疗，以便控制血糖，降低 ASCVD 风险。

6. 2019 年 ACC/AHA 指南对于高胆固醇血症成年患者的建议如何

（1）在中等风险（10 年期间发生 ASCVD 的风险≥7.5%至<20%）的成年人中，他汀类药物治疗可以降低 ASCVD 风险。在风险评估的前提下，如启动他汀类药物治疗，则推荐中等强度的他汀类药物。

（2）在上述中等风险患者中，LDL-C 水平降幅应该≥30%。在高危患者（10 年期间发生 ASCVD 风险≥20%）中，LDL-C 水平降幅应该≥50%。

（3）在患糖尿病（40～75 岁）的成年人中，无论估计其 10 年 ASCVD 风险如何，采用中等强度他汀类药物治疗极为重要。

（4）在 LDL-C 水平≥190mg/dl（4.9mmol/L）的患者（20～75 岁）中，应该推荐最大耐受量的他汀类药物治疗。

（5）在合并多种 ASCVD 危险因素糖尿病成年患者中，推荐高强度他汀类药物治疗，其目标是 LDL-C 水平降幅≥50%。

（6）在中等风险的成年人中，风险因素的增加将促进启动他汀类治疗及强化治疗的实施。

（7）在中等风险或边缘风险的成年人中，为了便于治疗可以测量冠状动脉钙化评分，如果冠状动脉钙化评分为零，只要没有高风险因素（如糖尿病、过早冠心病家族史、吸烟），则可以在 5～10 年内继续保留他汀类药物治疗并进行重新评估；如果冠状动脉钙化评分为 1～99，对于多数患者而言，启动他汀类药物治疗是合理的；如果冠状动脉钙化评分为 100 或更高，对于所有患者而言，启动他汀类药物治疗是合理的。

（8）在上述边缘风险的成年人中，风险因素增加可能证明启动中等强度他汀类药物治疗是合理的。

7. 2019 年 ACC/AHA 指南对于高血压成年患者的建议如何

（1）对于患高血压的成年人，包括需要抗高血压药物治疗的患者，均建议采用非药物干预措施来降低血压，其中包括：减轻体重（最佳目标是理想的体重，但现实目标是至少减少 1kg 的体重）、健康饮食（如富含水果、蔬菜、全谷物和低脂乳制品的饮食，降低饱和脂肪酸摄入）、减少饮食中钠摄入量（最佳目标值是＜1.5g/d，但现实目标值是至少减少 1g/d）、强化膳食钾的摄入（目标值是 3.5～5.0g/d）、体育活动（有氧运动，每周 90～150min，达到 65%～75% 心率储备，即最大心率的 65%～75%）、控制饮酒。

（2）在估计 10 年 ASCVD 风险为 10% 或更高、平均收缩压≥130mmHg 或平均舒张压≥80mmHg 的成年人中，建议使用降压药物来预防心血管疾病。

（3）在确诊高血压和 10 年 ASCVD 风险为 10% 或更高的成年人中，建议血压控制目标值＜130/80mmHg。

（4）在患有高血压和慢性肾病的成年人中，建议血压目标值为＜130/80mmHg。

（5）在高血压合并 T_2DM 的成年人中，当血压≥130/80mmHg 即开始降压药物治疗，血压目标值为＜130/80mmHg。

（6）在 ASCVD 风险＜10% 且收缩压≥140mmHg 或舒张压≥90mmHg 的成年人中，建议开始即使用降压药物治疗。

（7）在没有额外 ASCVD 风险增加的成年人中，血压目标值为＜130/80mmHg 可能是合理的。

8. 2019 年 ACC/AHA 指南对于吸烟的建议如何

（1）所有成年人都应该在每次保健访问者访问、评估时，如实将其吸烟情况记录在案，以此促使其戒烟。

（2）要实现戒烟，建议所有吸烟的成年人都应该戒烟。

（3）在吸烟的成年人中，行为干预还要与建议的药物治疗相结合，从而最大程度地提高戒烟成功率。

（4）在吸烟的成年人中，戒烟可以降低 ASCVD 风险。

（5）为了促进戒烟工作的开展，建议将接受过专门培训的工作人员安排到各个保健系统开展针对性戒烟治疗。

（6）所有成年人和青少年应避免二手烟草暴露（即自己不吸烟，但与吸烟者在一起被动吸到烟味）。

9. 2019 年 ESC 提及的慢性冠脉综合征的概念及定义是什么

2019 年 ESC 发布的《2019 ESC 慢性冠脉综合征诊断和管理指南》提及，冠状动脉疾病（CAD）是一种病理过程，其特征在于冠状动脉内的动脉粥样硬化斑块形成有不同的表现形式，可以是阻塞性的和非阻塞性的，CAD 可以处于长期的稳定状态，也可以随时处于不稳定状态，斑块的破裂或侵蚀可以引起急性冠脉血栓事件，临床上 CAD 通常是进展性的，即使没有明显的临床症状，其病变也可能很严重，为了更好地管理 CAD，ESC 将其分为急性冠脉综合征（ACS）和慢性冠脉综合征（CCS）。

CCS 定义为不同 CAD 进展阶段，指除急性冠状动脉血栓形成在临床上占主导地位（如 ACS）之外的情况。临床上可疑和确诊 CCS 最常见的情况如下：①怀疑 CAD，有心绞痛综合征和（或）呼吸困难的患者；②怀疑 CAD 并出现新发心力衰竭或左心室功能障碍的患者；③ACS 后 1 年内或近期行血运重建的无症状或病情稳定的患者；④初次诊断或血运重建 1 年以上的无症状和有症状的患者；⑤心绞痛中疑似存在血管痉挛或微血管疾病的患者；⑥筛查时发现 CAD 的无症状者。虽然上述情况均归类为 CCS，但由于冠状动脉血管病变的复杂性，其未来的心血管事件风险不同，且其风险可能随时发生改变。

10. 慢性冠脉综合征的血运重建术较最佳药物治疗的临床效果更佳吗

目前，针对 PCI 改善慢性冠脉综合征患者预后价值的研究结果不一。

一项回顾性分析表明，对于缺血性心肌负荷＞5%～10%的患者，早期手术或 PCI 可改善预后。但血管再通术和强化药物治疗临床结果评价研究（COURAGE 研究）结果事后分析并未证实这些现象。该研究经过近 8 年的随访，发现与最佳药物治疗相比，PCI 联合最佳药物治疗并不能改善预后。

另一项是介入干预与最佳药物治疗效果的比较研究（ISCHEMIA 研究），其研究对象是稳定缺血性心脏病患者，并且均伴有中重度心肌缺血，该研究的目的也是比较在最佳药物治疗基础上进行常规介入治疗术与单纯最佳药物治疗的疗效及其安全性。经过 3.3 年的随访发现，两组间主要复合终点事件发生率无显著差异。研究表明，与单纯最佳药物治疗相比，在此基础上进行介入治疗并不能使伴有中重度心肌缺血的稳定性冠心病患者获益更多。

11. ESC 关于慢性完全闭塞病变的处理策略是怎样的

根据 2018 年 ESC 联合欧洲心胸外科学会（EACTS）发布的《ESC/EACTS 心肌血运重建指南》建议，并结合随机对照研究的结果，欧洲慢性完全闭塞病变（CTO）俱乐部强调，尽管存在最佳药物治疗方法，但如果出现明显症状，应该进行 CTO 的血管再通术；如果患者无明显症状，建议先进行缺血负荷评估，只要有证据表明缺血心肌负荷增加（心肌缺血≥左心室质量的 10%），则建议进行 CTO 血运重建。

近期发表的慢性闭塞性病变最佳药物治疗与介入治疗联合最佳药物的选择策略研究（DECISION-CTO 研究）结果再次佐证了上述推荐。该研究随访 4 年，发现 CTO-PCI 组与无 CTO-PCI 组在死亡、心肌梗死、脑卒中或血运重建的复合终点及生活质量方面无明显差异。研究表明，在多支血管病变中，建议在处理 CTO 之前应考虑对非 CTO 病变的血运重建处理，并及时对局部缺血程度及患者症状进行重新评估。

12. ESC 关于新型支架的推荐研究如何

2018 年《ESC/EACTS 心肌血运重建指南》推荐在临床上使用第二代 DES。COMFORTABLE-AMI 后期随访研究进一步证明 DES 在 STEMI 患者中的疗效比裸金属支架优越。生物可吸收支架（BVS）的临床应用克服了 DES 的局限性，提高了远期疗效。但是，这些支架在短期和中期随访中其心脏事件发生率增加，故目前不推荐常规临床使用。

最近一项荟萃分析比较了 BVS 和依维莫司洗脱支架的随机研究结果，发现在 5 年随访中，BVS 的靶病变血运重建术（TLR，即导致病变的血管再次进行血运重建治疗术）发生率更高。另一项研究分析表明，在随访的 3 年内，BVS 组的事件发生率更高，但在随访的 3~5 年期间（其前提为在最初 3 年中没有发生过事件的患者中），两组之间的心源性死亡、靶血管心肌梗死、局部缺血性 TLR 和支架血栓形成的发生率相似。这些发现从时间点方面为 BVS 发生不良事件提供了首次的依据，其意义表明支架完全吸收后的长期事件发生率较低。

13. 关于 PCI 患者抗血小板治疗策略和持续时间的研究近况如何

2019 年美国经导管心血管治疗学术会议（TCT 年会）上公布的冠状动脉介入后高危患者替格瑞洛与阿司匹林联合应用试验（TWILIGHT 试验）结果显示，接受 PCI 并置入 DES 者，进行 3 个月双联抗血小板治疗（DAPT）后改为替格瑞洛单药治疗，与继续 DAPT 相比，出血风险降低而缺血风险并不升高。

然而，GLOBAL LEADERS 研究结果表明，针对复杂 PCI 术后患者而言，长期单用替格瑞洛策略（1 个月 DAPT 后单用替格瑞洛）与标准抗血小板治疗策略（1 年 DAPT+1 年阿司匹林）相比，前者结果可能会更佳。此外，还有研究表明，在低出血风险患者，特别是接受复杂 PCI 的患者中，延长 DAPT 治疗时间，缺血事件发生率降低；相反，在高出血风险患者中，长期服用 DAPT 并不会降低缺血事件风险，反而会增加出血风险。

近几年，针对房颤患者经 PCI 治疗后联合抗血小板同时抗凝治疗会增加出血风险的问题，国外研究开展了多项大规模随机对照研究，以评价这类患者的最佳治疗方案的疗效。2019 年 ACC 年会公布的房颤合并冠心病患者的最佳抗栓方案研究（AUGUSTUS 试验）结果显示，在近期发生急性冠脉综合征（ACS）或接受 PCI 的房颤患者中，采用阿哌沙班+P2Y12 抑制剂的抗栓治疗方案，二联方案与华法林+DAPT 治疗方案（三联方案）相比，其出血风险显著降低，而缺血事件发生率无显著差异。ENTRUST-AF PCI 研究也得出类似的结果，该研究证实了艾多沙班+P2Y12 抑制剂的双联抗栓治疗的效果，其主要研究终点（大出血和临床相关的非大出血）不劣于华法林（VKA）的三联治疗。同年，另一项荟萃分析也证实了上述结论，但也发现接受双联抗栓治疗的患者发生支架内血栓的风险更高。

14. 2021 年《ESC 心血管疾病预防临床实践指南》是怎样推荐调脂治疗的

2021 年 ESC 指南继续肯定了他汀类药物在降低血胆固醇、预防 ASCVD 方面的关键性作用，并继续推荐其作为一线药物应用，而依折麦布（一种胆固醇吸收抑制剂）作为二线药物，与他汀类药物联合应用可以显著降低血胆固醇幅度，特别是降低心血管事件风险。对于不能耐受他汀类药物的患者，也可以单独应用依折麦布，但要注意其降低胆固醇幅度低于他汀类药物。此外，无论是在他汀类药物或依折麦布基础上联合应用新型药物 PCSK-9 抑制剂，均可使 LDL-C 降低幅度达 60% 以上，并能最大幅度地降低 ASCVD 事件的风险，目前的主要问题是 PCSK-9 抑制剂价格昂贵，且其在 ASCVD 一级预防中的作用尚待进一步验证。

15. 2021 年《ESC 心血管疾病预防临床实践指南》推荐调脂治疗具体对象有哪些

（1）对于存在特定心血管疾病风险的患者，推荐最大剂量他汀药物治疗，以便使 LDL-C 达标。

（2）对于年龄<70 岁、心血管疾病风险很高危但一般身体状况良好者，考虑

LDL-C 降至＜1.4mmol/L 且较基线水平降低 50%。

（3）对于年龄＜70 岁、心血管疾病风险高危但一般身体状况良好者，考虑 LDL-C 降至＜1.8mmol/L 且较基线水平降低≥50%。

（4）对于确诊 ASCVD 疾病者，推荐将 LDL-C 降至＜1.4mmol/L 且较基线水平降低≥50%。

（5）经最大耐受剂量他汀类药物治疗后，如果 LDL-C 未达标，推荐联合应用依折麦布。

（6）对于非家族性高胆固醇血症且心血管疾病风险很高危者，经最大耐受剂量他汀联合依折麦布治疗后如果 LDL-C 仍不达标，可以考虑 PCSK-9 抑制剂用于心血管疾病的一级预防。

（7）对于 ASCVD 患者，经最大耐受剂量他汀联合依折麦布治疗后如果 LDL-C 仍不达标，推荐联合 PCSK-9 抑制剂。

（8）对于家族性高胆固醇血症且心血管疾病风险很高危者，经最大耐受剂量他汀联合依折麦布治疗后如果 LDL-C 仍不达标，推荐联合 PCSK-9 抑制剂。

（9）经过重复尝试不能耐受任何剂量他汀类药物治疗者，建议使用依折麦布。

（10）备孕妇女或未采取恰当避孕措施的女性，禁用他汀。

（11）≥70 岁的老年患者应用他汀的原则与中青年相同。

（12）≥70 岁的心血管疾病风险高危或很高危者，可以考虑启动他汀类药物治疗作为 ASCVD 疾病的一级预防。

（13）对于明显肾功能受损患者，推荐从低剂量他汀类药物开始应用。

（14）对于 2 型糖尿病且心血管疾病风险很高危者，应进行强化降胆固醇治疗，将 LDL-C 降至＜1.4mmol/L 且较基线水平降低≥50%。

（15）对于 2 型糖尿病且心血管疾病风险高危且年龄≥40 岁者，将 LDL-C 降至＜1.8mmol/L 且较基线水平降低≥50%。

16. 2021 年《ESC 心血管疾病预防临床实践指南》推荐调脂治疗的意义如何

该指南对降胆固醇治疗与降低 ASCVD 事件风险之间的关系进行了进一步阐

述，更进一步肯定了降胆固醇治疗在 ASCVD 防治中的关键地位。该指南进一步下调了心血管疾病风险高危/很高危患者的 LDL-C 控制目标值，充分体现了将"LDL-C 降低一些更好"的理念，这些推荐、建议与我国最近发布的相关指南的观点具有相似性，但其所推荐的胆固醇目标值较我国更低。需要说明的是，欧美国家指南大多数以最大耐受剂量的他汀类药物治疗为基础，而我国建议常规剂量（中等剂量）的他汀类药物作为主要治疗手段，必要时联合依折麦布或（和）PCSK-9抑制剂（注：后者目前在我国多数医院尚未开展使用）。